NEUROLOGIE

DESCRIPTION ANATOMIQUE

ou

NERFS DU CORPS HUMAIN

PAR J. SWAN,

MEMBRE COURONNÉ DU COLLÈGE ROYAL DES CHIRURGIENS DE LONDRES

CHASSAIGNAC

NÉVROLOGIE.

PARIS. — IMPRIMERIE DE BOURGOGNE ET MARTINET,
rue Jacob, 30.

NÉVROLOGIE

OU

DESCRIPTION ANATOMIQUE

DES

NERFS DU CORPS HUMAIN,

PAR

J. SWAN,

OUVRAGE COURONNÉ PAR LE COLLÉGE ROYAL DES CHIRURGIENS DE LONDRES;

TRADUIT DE L'ANGLAIS AVEC DES ADDITIONS

PAR

E. CHASSAIGNAC,

PROSECTEUR DE LA FACULTÉ DE MÉDECINE DE PARIS, PROFESSEUR AGRÉGÉ A LA FACULTÉ,

VICE-PRÉSIDENT DE LA SOCIÉTÉ ANATOMIQUE,

PROFESSEUR PARTICULIER D'ANATOMIE ET DE MÉDECINE OPÉRATOIRE.

Accompagné de 25 Planches gravées à Londres.

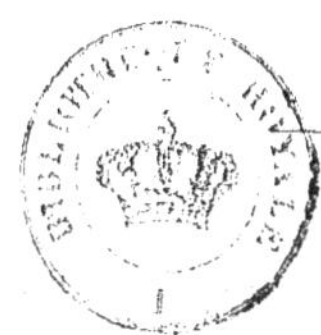

A PARIS,

CHEZ J. B. BAILLIÈRE,

LIBRAIRE DE L'ACADÉMIE ROYALE DE MÉDECINE,

RUE DE L'ÉCOLE-DE-MÉDECINE, 15 BIS.

1838.

CONSIDÉRATIONS

SUR LE SYSTÈME NERVEUX.

Un appareil organique qui fournit à la pensée son instrument le plus immédiat, aux organes de nos sensations leur élément fondamental; un appareil qui suffit à la vie intellectuelle de l'individu, et sans lequel, dans une multitude d'espèces animales, la vie végétative ne saurait se maintenir, sera toujours de la part du philosophe, du naturaliste et du médecin, l'objet d'une étude aussi curieuse qu'instructive. On ne saurait donc faire trop d'efforts pour reculer de plus en plus la limite de nos connaissances sur le système nerveux, pour multiplier sous toutes les formes, et pour rendre accessibles à tous et dans tous les instants, celles que nous possédons déjà.

S'il était toujours possible à celui qui étudie, de puiser incessamment dans la dissection, la connaissance anatomique du système nerveux, il faudrait renoncer à se servir des dessins qui ont pour objet la représentation plus ou moins fidèle de ce système. Quel que soit, en effet, le degré de perfection apporté dans l'exécution de ce genre de travail, il ne saurait jamais remplacer qu'avec désavantage l'examen anatomique des parties que l'on veut connaître. Que de détails de rapports, de direction, de forme même échappent au dessinateur le plus habile ! que de changements apportés dans l'état naturel des parties par le seul fait de la préparation, changements qui ne peuvent être bien appréciés que par celui qui fait la dissection lui-même. Toutes ces notions si importantes sur le degré d'adhérence d'un cordon nerveux au vaisseau qu'il accompagne, sur le degré si variable de consistance des filets nerveux et des ganglions, sur le degré de résistance des nerfs à leur origine, comment peuvent-elles être exprimées par la représentation iconologique ? On ne peut donc se le dissimuler, les planches anatomiques, comme élément exclusif d'étude, ne sauraient être qu'un moyen très défectueux. Mais quand on réfléchit aux obstacles qui s'opposent à ce que l'on puisse immédiatement acquérir par la dissection les connaissances dont on éprouve le besoin à un moment donné; quand on songe que par une sorte de nécessité, il faut déjà connaître presque le système nerveux avant de pouvoir le disséquer avec fruit; quand on tient compte de la difficulté de conserver les sujets pendant un temps assez long pour faire des dissections complètes, du travail minutieux et prolongé qu'exigent certaines préparations, qui par là sont souvent inabordables pour un grand nombre de personnes; on sent que l'étude pratique du système nerveux ne saurait être à la portée de tous ceux qui étudient, et l'on éprouve le besoin impérieux de recourir à des moyens spéciaux pour fixer les souvenirs et pour peindre aux yeux des dispositions qu'il est si souvent impossible, dans un temps voulu et à une époque donnée, de retrouver et de mettre en évidence sur le cadavre. Telles sont enfin les difficultés que présente la dissection de certaines parties du système nerveux, qu'alors même qu'il n'existerait plus de dessins anatomiques pour les autres organes, il en faudrait encore pour les nerfs, et l'on peut dire qu'en ce qui les concerne, les planches peuvent faire acquérir des connaissances que le langage écrit ne saurait représenter.

Cette nécessité une fois reconnue, et d'une autre part l'impossibilité d'atteindre une entière perfection dans la représentation de la nature étant constatée, quel doit être le but de celui qui se livre à des travaux iconologiques? Ce doit être de compenser par le nombre et les aspects variés des dessins les imperfections nécessairement inhérentes à ce genre de travail; de faire en sorte que des objets qui ne pourraient être présentés simultanément sans confusion, viennent tour à tour réclamer l'attention de celui qui étudie. Sans avoir la prétention de suppléer complétement l'examen du cadavre, on doit se proposer de fournir une base solide aux lectures et aux souvenirs. La précision et la netteté du dessin, mais surtout cette dernière condition, dût-elle être obtenue par le sacrifice de quelques détails et de certaines règles d'art, doivent toujours dominer un travail de cette nature; car les planches trop chargées de détails présentent à l'œil une confusion qui rebute, et, loin de soulager l'esprit dans ses recherches, le fatiguent par la multitude des objets sur lesquels l'attention se dissémine. Puisqu'on ne peut avoir la prétention de tout reproduire, au moins faut-il faire un choix intelligent de ce qui doit être conservé et de ce qui ne doit pas l'être.

Une autre question se présente : doit-on, dans la représentation d'une série d'organes comme les nerfs, ne s'attacher dans chaque planche qu'à ce qui fait l'objet principal de la planche, en négligeant le dessin des autres organes, qui ne sont à la vérité, dans le moment, que d'une importance secondaire? en un mot, doit-on viser à une perfection égale dans la représentation de l'objet principal et dans celle du substratum de cet objet? J'avoue que je ne saurais à cet égard partager l'opinion de M. Swan, et je regrette que dans les planches de son ouvrage, des détails d'anatomie nerveuse rendus avec autant de netteté que de précision se trouvent appliqués en quelque sorte sur un cadre beaucoup moins parfait. Cette négligence apparente et qui n'a pu être que volontaire, cause une disparate qui frappe dès le premier abord; et lorsque, par exemple, dans les planches qui représentent le grand sympathique, à côté de détails qui supposent une patience inouïe et une grande habileté iconologique, on voit dans la même figure des détails secondaires qui sembleraient appartenir à des planches de beaucoup inférieures et faites en quelque sorte par une main différente, les yeux sont choqués de ce contraste, et celui qui se bornerait à un premier aperçu pourrait concevoir contre l'exactitude générale du dessin des préventions qui seraient assurément fort injustes. Telle est en effet, dans l'ouvrage de M. Swan, la minutieuse exactitude apportée dans l'exposition des détails du système nerveux, que toutes les fois qu'une portion de ce système présente sur l'un des côtés de la ligne médiane, des dispositions qui diffèrent tant soit peu de celles du côté opposé, une planche distincte est destinée à faire ressortir les différences latérales. Ces différences, comme on sait, s'observent à l'égard de toutes les portions du grand sympathique, qui, tout en offrant des deux côtés du corps une conformité générale dans les dispositions d'ensemble, présentent néanmoins dans les détails, une insymétrie qui contraste avec l'uniformité parfaite des autres nerfs. C'est encore ce qui a lieu pour le nerf pneumo-gastrique; aussi la représentation de tout le grand sympathique et du pneumo-gastrique est-elle donnée du côté droit et du côté gauche; ce qui a obligé de multiplier les planches et de présenter les mêmes objets sous des aspects multiples et variés.

Ce genre de perfection, qu'on chercherait en vain dans des ouvrages d'ailleurs justement estimés, ajoute singulièrement à la valeur du travail de M. Swan, et le rendra précieux dans les dissections, en permettant à celui qui fait alternativement la préparation d'un même nerf, du côté droit, puis du côté gauche, de suivre un guide à l'aide duquel il est averti de ce qui doit être rencontré, suivant qu'on étudie sur tel ou tel côté du sujet. L'on saura d'autant plus de gré à l'auteur du surcroît de travail nécessité pour la représentation double de toutes les portions du grand sympathique et du pneumo-gastrique, qu'il est certainement peu de parties du système nerveux qui soient hérissées de plus de difficultés.

Une disposition qui se rencontre fréquemment dans le système nerveux ganglionnaire, c'est l'existence d'expansions nerveuses membraniformes, qui unissent les nerfs entre eux et qui se rencontrent principalement dans le lieu de jonction de chaque plexus hypogastrique avec les troisième et quatrième nerfs sacrés correspondants. Il arrive souvent, dans les dissections ordinaires, que le désir de suivre isolément le plus loin possible chaque cordon nerveux, conduit à détruire ces expansions dont ensuite on ne tient aucun compte dans la description des nerfs. Ces expansions membraniformes ont été représentées avec soin dans tous les points où elles ont été observées.

La détermination exacte du point de départ que l'on doit assigner à un filet nerveux qui s'étend soit d'un ganglion à un autre, soit d'un nerf à un ganglion, offre parfois de grandes difficultés; on sait, par exemple, que les anatomistes ont été long-temps en désaccord sur la source à laquelle doit être attribué le filet nerveux qui fait communiquer le ganglion cervical supérieur avec le nerf de la sixième paire. Il est un moyen qui peut résoudre les difficultés de ce genre, et qui a été indiqué par M. Swan, au sujet des connexions du ganglion cervical supérieur avec le ganglion de Gasser; ce moyen consiste à plonger dans une solution de potasse, les ganglions et les filets dont on veut déterminer l'origine réelle. Sous l'influence de ce moyen, les ganglions du grand sympathique et leurs filets prennent une transparence parfaite, tandis que les filets nerveux qui proviennent de nerfs ou de portions étrangères au grand sympathique, conservent leur blancheur accoutumée. Je suis convaincu qu'à l'égard du filet qui unit le nerf de la sixième paire au ganglion cervical supérieur, le moyen dont je viens de parler fournirait des résultats analogues et confirmerait l'opinion déjà adoptée par tous les anatomistes modernes, sur l'origine réelle de ce filet au ganglion cervical supérieur. Quoi qu'il en soit de cette supposition, l'on comprend tout l'avantage d'un moyen qui assigne aux filets nerveux leur origine, d'après l'identité de la texture, et non d'après des circonstances de rapports, de volume, de conformation, qui sont loin d'avoir la même importance.

Les auteurs décrivent généralement douze ganglions thoraciques; il n'en existe que onze. En effet, il n'y a que onze espaces intercostaux, dans chacun desquels se trouve un ganglion; ces ganglions sont les seuls qui soient situés dans le thorax; au-dessous commencent les ganglions lombaires : on ne doit donc compter que onze ganglions thoraciques.

Indépendamment des plexus cardiaque et pulmonaire, il existe dans la poitrine et sur les parties antérieure et latérale des premières vertèbres dorsales, des entrelacements nerveux qui n'avaient pas été assez étudiés jusqu'ici et qui méritent une description spéciale, sous le nom de plexus thoraciques, droit et gauche.

Dans leur distribution aux viscères abdominaux, les divisions nerveuses du grand sympathique sont étroitement accolées aux artères qu'elles accompagnent dans tout leur trajet; mais il ne faudrait pas croire pour cela, que chaque artère reçoit tous ses filets nerveux du même plexus. Quelquefois les différentes branches d'une artère empruntent leurs filets à des plexus différents de celui qui fournit des divisions au tronc artériel principal. C'est ainsi, par exemple, que la totalité de l'intestin grêle, et une partie du gros intestin, reçoivent le sang artériel par le seul tronc de la mésentérique supérieure, tandis que l'innervation arrive à cette portion du canal intestinal par des filets nerveux provenant de plusieurs plexus différents; en effet, les diverses branches de cette artère ne reçoivent pas leurs filets d'une même origine.

L'histoire des renflements qui se rencontrent dans une foule de points du système nerveux ne saurait être bien exacte qu'à la condition qu'on aura bien apprécié les différences qui existent entre ces divers renflements. La première chose à faire était donc de fixer le langage anatomique à cet égard, et d'assigner des classes distinctes et des dénominations différentes à des objets que leurs caractères séparent profondément; c'est ce que je

me suis attaché à faire dans des considérations où j'ai admis comme caractères exclusivement distinctifs, entre les *renflements nerveux* et les *ganglions* proprement dits 1° que ceux-ci ont un *axe distinct et indépendant*
de celui des cordons nerveux; 2° qu'ils servent de point commun d'origine
à des filets ayant une *direction contradictoire*; 3° qu'ils présentent constamment une *modification notable de la texture nerveuse*. Ce n'est qu'après
avoir établi auparavant les caractères de la texture des ganglions, que
j'ai constitué les déterminations dont je viens de parler. Parmi les autres
détails que j'ai ajoutés sur le système ganglionnaire à l'ouvrage de M. Swan,
je crois devoir indiquer quelques remarques sur le ganglion ophthalmique
chez le cheval, et sur les phénomènes sympathiques dont l'existence et les
anastomoses de ce ganglion peuvent rendre compte.

Il me semble, toutes les fois que je réfléchis à la texture générale du système nerveux en regard des fonctions de ce système, que les deux grandes
variétés de substance qui se rencontrent dans les centres nerveux doivent
avoir des attributions fonctionnelles de nature différente, attributions
que je considère comme étant, pour la substance blanche, *la transmission
de l'innervation*, et pour la substance grise, *la production de l'innervation*,
soit qu'il y ait acte de perception comme lorsque nous avons la sensation
des objets extérieurs, soit qu'il y ait acte de volition comme quand nous
imprimons des mouvements au système musculaire.

Voici sur quelles raisons se fonde cette manière de voir. 1° Les nerfs,
qui sont incontestablement affectés d'une manière exclusive à la transmission des excitations nerveuses, quel que soit leur point de départ, les
nerfs sont d'un blanc parfait. 2° Les commissures, qui ne sauraient être
envisagées comme des foyers d'innervation, et qui ne sont autre chose
que des *anastomoses du cerveau;* or, toute anastomose doit être considérée
comme étant essentiellement un organe de transmission; les commissures
sont constituées par de la substance blanche. Je me hâte de répondre à une
objection facile à prévoir relativement à ce qu'on appelle la commissure
grise, qu'il ne suffit pas à une partie quelconque pour constituer une
commissure entre les hémisphères du cerveau d'être située sur la ligne
médiane, et que rien ne prouve que la prétendue commissure grise ait
pour objet d'établir des communications, et soit plutôt une commissure
que le corps pinéal et le corps pituitaire qui comme elle sont situées sur la
ligne médiane.

M. le professeur Cruveilhier, à qui j'ai donné communication des idées qui précèdent sur l'usage exclusif auquel est affectée, suivant moi (1), la substance blanche, m'a dit qu'un fait propre à appuyer ma manière de voir, était l'état fibreux et linéaire que présente partout la substance blanche; car, d'après ce professeur, partout où un tissu organique se présente sous forme linéaire, il y a constamment des phénomènes de transmission.

S'il était un jour démontré qu'il existe des parties du système nerveux dans lesquelles la fonction exclusive de la substance blanche ou médullaire est bien évidemment un phénomène de transmission, n'est-il pas infiniment probable que partout où cette substance conserverait les mêmes caractères elle conserverait la même fonction exclusivement à toute autre? Or, en généralisant cette donnée, qui n'a pas, je l'avoue, une certitude expérimentale suffisante, mais en faveur de laquelle me paraissent s'élever de grandes probabilités, je suis conduit à établir en principe que *partout où il existe de la substance blanche ou médullaire il n'existe que des phénomènes de transmission nerveuse, et que partout où se trouve de la substance grise il y a centre d'excitation nerveuse, il y a foyer d'innervation.*

Si maintenant admettant que la réalité de ce principe sur la structure et [les fonctions des centres nerveux sera démontrée dans la suite, nous nous élevons aux conséquences incalculables qui peuvent en découler pour la physiologie et la pathologie; nous voyons d'abord qu'il simplifie de moitié les recherches des fonctions du cerveau, car il ne faut plus s'occuper pour toute la portion médullaire des centres nerveux de chercher aucune autre fonction spéciale que la transmission nerveuse; toute cette masse de substance blanche qui constitue le centre ovale de Vieussens, ne nous apparaît plus que comme une immense commissure dont chaque fibre sert à la transmission des influences que peut exercer un point donné de la substance corticale, soit sur le point correspondant de substance corticale du côté opposé, soit sur les nerfs allant se rendre dans tel ou tel organe, soit enfin sur telle ou telle autre portion de substance grise du centre nerveux, qui peut avoir besoin de

(1) J'apprends que l'idée d'attribuer exclusivement la production de l'innervation à la substance grise a été émise par d'autres physiologistes.

communiquer dans le but de ses fonctions avec le point précédemment indiqué. Nous n'avons donc plus de fonctions spéciales à chercher que pour la substance grise. Voulons-nous encore, d'après ce principe, savoir si un organe nerveux n'est qu'un appareil de transmission ou un foyer d'innervation; nous examinons sa texture, et si nous y trouvons de la substance blanche exclusivement, nous le considérons comme ne possédant en propre aucune fonction spéciale, mais comme étant un appareil simplement conducteur de l'innervation. En un mot, la substance blanche seule ne peut rien produire, en sorte que si l'on se représentait par la pensée la destruction de toute la substance grise, il ne resterait à la substance blanche aucune fonction, ses conditions seraient absolument les mêmes que celles où se trouve dans une machine électrique le *conducteur* sans le *plateau*. Ceci étant admis, la question de savoir si la moelle n'est autre chose qu'un simple conducteur intermédiaire entre les nerfs et le cerveau, ou bien si, indépendamment des phénomènes de transmission auxquels une partie de sa substance est nécessairement consacrée, elle jouit de fonctions qui lui soient propres, serait facile à résoudre; car à la vue de la substance grise qui occupe ses parties latérales je n'hésiterais pas à dire que la moelle a des fonctions propres; qu'elle n'est pas seulement un organe conducteur d'excitations nerveuses, mais qu'elle produit elle-même des phénomènes d'innervation; que, comme organe, elle peut se subordonner à d'autres organes, et ne pas pouvoir fonctionner sans eux; ainsi, par exemple, que le cerveau, comme organe, se subordonne au cœur, et ne peut fonctionner sans lui, bien que le principe des fonctions du cerveau ne réside pas dans le cœur, et que, hors les liens de vitalité, le cerveau soit, à l'égard du cœur, dans une complète indépendance.

Les inductions qui servent de base au principe que j'ai précédemment posé sur l'attribution exclusive de la substance blanche à des phénomènes de transmission, ne me paraissent pas, je l'avoue, suffisantes pour fonder une conviction dans la question présente, et par conséquent le principe qui en découle partage à mes yeux l'incertitude de toute donnée établie *à priori*, et qui ne repose que sur des probabilités. Mais du moment qu'en émettant des idées *à priori* on fait connaître la défiance qu'elles inspirent; du moment qu'on en signale soi-même le fort et le faible, il

ne peut être logiquement interdit d'avancer des propositions propres à
faire envisager sous de nouveaux aspects des questions non encore résolues.
L'erreur en pareille matière n'existe que dans l'exagération du degré de
probabilité que mérite une hypothèse; et l'on peut, je crois, dans certains
cas, exposer avec utilité pour la science des idées de cette nature,
beaucoup plus encore comme problèmes à résoudre que comme vérités
déjà acquises.

Les nerfs présentent à leur origine une circonstance anatomique bien
digne de frapper l'attention : c'est le mode de connexion des filets
d'origine avec les centres nerveux; cette connexion n'a que très peu de
solidité; quand on a détruit ou enlevé le névrilème, la traction la plus légère
suffit pour opérer la solution de continuité au niveau de l'origine du nerf.
C'est ce qu'on observe de la manière la plus prononcée pour l'origine du
nerf pathétique, pour celle du nerf spinal, et même pour la cinquième
paire au niveau de la protubérance. Cela est encore très marqué pour
les origines des nerfs vertébraux; ceux-ci, en effet, naissent par des filets
isolés qui individuellement ne peuvent opposer qu'une faible résistance ;
on conçoit dès lors comment les nerfs des muscles, par exemple le plexus
brachial, qui se porte dans des parties douées des mouvements les plus
étendus, auraient pu être exposées à des déchirures.

Parmi les dispositions anatomiques propres à prévenir les conséquences
fâcheuses des tractions extérieures, nous devons noter en première ligne
les adhérences très solides que les gaînes des nerfs contractent à leur sortie
du crâne, adhérences qui préviennent tout tiraillement fâcheux, car les
tractions s'exercent sur le névrilème et tendraient à rompre les adhérences
de la gaîne des nerfs aux conduits osseux, avant d'opérer la séparation du
nerf à son origine. Est-ce, ainsi que le pense M. Swan, à ce même usage de
résistance aux tractions extérieures, que se rapporte l'existence des ganglions
spinaux? Il est assez remarquable, à la vérité, que chaque cordon des racines
antérieure et postérieure des nerfs de la moelle, quelle que soit la longueur
du trajet qu'il parcourt dans le canal rachidien, et pour quelques uns,
notamment les nerfs lombaires et sacrés, le trajet parcouru est considérable, puisqu'il a plus d'un demi-pied d'étendue, quelle que soit, disons-
nous, la distance comprise entre le point d'origine à la moelle et le point
de sortie du canal vertébral, ce n'est que dans le lieu de leur sortie du

canal que les nerfs présentent le ganglion. Or, cette dernière circonstance ne semblerait-elle pas conduire à penser, qu'indépendamment du rôle spécial que joue le ganglion à l'égard de l'entrelacement et du mélange des filets nerveux, il aurait encore pour utilité de devenir pour chaque nerf un moyen de résistance qui, en reliant ensemble tous les filaments nerveux isolés, s'oppose à ce que les insertions si délicates des nerfs ne soient exposées à des ruptures ?

Assigner un tel but d'existence aux ganglions spinaux, c'est circonscrire d'une manière bien étroite la fonctionalité de ces corps; j'aimerais mieux croire que s'ils sont placés tous au point de sortie des nerfs hors du canal rachidien, il faut voir dans la disposition qui les exclut de ce canal moins un élément de résistance pour les nerfs, qu'une condition qui tend à maintenir la moelle dans la possession exclusive de toute la capacité du canal rachidien et à la garantir de toute compression produite par le gonflement accidentel des renflements ganglionnaires.

Notre manière de concevoir la transmission au centre sensitif, des impressions produites dans tous les organes, nous ramène sans cesse à penser que toutes celles des parties de l'organisme qui, dans telle circonstance donnée, peuvent devenir sensibles et douloureuses, possèdent des nerfs, et gardent, d'une manière latente, il est vrai, la possibilité d'une communication nerveuse avec les centres généraux de perception. Cette vérité, dont nous avons plutôt le sentiment que la démonstration, et vers laquelle nous sommes presque invinciblement ramenés en dépit de ce que nous démontre l'examen anatomique de quelques organes, se dégage en quelque sorte peu à peu et fait un pas nouveau dans notre esprit, chaque fois que des filets nerveux sont découverts dans des organes qu'on avait jusque là considérés comme en étant dépourvus. L'ouvrage de M. Swan a sous ce rapport beaucoup ajouté à nos connaissances.

Tout investigateur jaloux de reculer encore sous ce point de vue les limites de la science anatomique, doit s'imposer dans ses dissections l'obligation de ne pas se borner, dans l'étude des filets nerveux, à les suivre jusqu'à leur destination apparente, pas plus qu'il ne faut, en remontant à leur naissance, s'arrêter au point où se trouve leur origine apparente : tel nerf qui semblait à nos devanciers provenir de la protubérance annulaire, est universellement reconnu aujourd'hui comme provenant d'une partie plus reculée; eh bien! de même tel filet nerveux que l'on croit exclusivement destiné à un organe, traverse cet organe en lui donnant, à la vérité, la plus grande partie de sa substance, mais il va plus loin : il appartient quelquefois à deux organes différents et subvient à deux fonctions différentes, alors qu'on lui croyait une destination unique. — Ainsi par exemple, M. Swan a reconnu que des filets nerveux, regardés jusqu'à lui comme exclusivement destinés aux fibres musculaires, après avoir traversé ces fibres, au lieu de s'y terminer en totalité, vont se distribuer dans un os ou à la capsule d'une articulation.

D'ailleurs, même après les travaux de tant de grands anatomistes qui nous ont précédés, il est bien rare que l'on s'occupe avec quelque persévérance d'un sujet d'anatomie, sans trouver quelque circonstance de structure inaperçue jusque là; et pour me borner à citer des faits de détail peu importants, mais qui viennent à l'appui de ce que j'avance, je rappellerai que la corde du tympan ne passe point par la scissure de Glazer, ainsi que le disaient naguère encore les anatomistes français, bien que depuis près de huit années M. Filippo Civinini ait connu l'existence du conduit de la corde du tympan et qu'il en ait publié la description en mars 1830, dans le deuxième fascicule de ses Recherches anatomiques. A côté du conduit de la corde du tympan, je mentionnerai la scissure ou canal du nerf auriculaire, qui n'est exactement connue que depuis la publication de l'ouvrage d'anatomie descriptive du professeur Cruveilhier.

M. Swan a décrit, avec plus de soin qu'on ne l'avait fait avant lui, les nerfs des gaînes des tendons; mais la science anatomique lui est surtout redevable d'avoir donné, le premier peut-être, la description des nerfs destinés aux articulations. Il a indiqué, pour chaque articulation, quelle est la source des nerfs qui s'y distribuent; et, à cette occasion, il a été conduit à diviser les articulations en deux classes : 1° celles qui reçoivent des branches nerveuses qui se terminent exclusivement aux parties constituant l'articulation : telles sont l'articulation de l'épaule et celle de la cuisse; 2° celles qui reçoivent des branches nerveuses distribuant à la fois une partie de leurs filets à l'articulation et une autre partie à la peau : telle est l'articulation du genou et celle du coude.

L'on conçoit qu'il peut résulter de l'unité de source nerveuse, pour une

articulation et pour les téguments qui la recouvrent, des données importantes sous le rapport de la pathologie des articulations.

La disposition de certains nerfs qui, avant de pénétrer dans les os ou
dans les articulations, donnent des filets à des muscles ou à des viscères,
porte M. Swan à se faire quelques questions curieuses à résoudre.
Dans les maladies des articulations, un nerf qui est commun à une articulation et aux muscles voisins (*nerf articulaire et musculaire*), peut-il
exercer sur l'articulation une influence différente de celle qu'exercera, par
exemple, un nerf *articulaire et cutané ?*

Et, d'un autre côté, les vertèbres et leurs ligaments qui reçoivent leurs
filets du grand sympathique, et qui, par là, contractent des rapports
de communauté d'origine nerveuse avec certains viscères, seraient-ils
susceptibles de souffrir, par l'effet de l'affection des viscères, de même
que les articulations souffrent du froid et des maladies qui affectent
la peau ?

L'étude du système nerveux est déjà sans doute extrêmement avancée,
et chaque travail nouveau fait sur la nature recule encore, sur un point
ou sur l'autre, la limite de nos connaissances, et vient accroître le champ
des applications à la physiologie et à la pathologie. A présent que des
connexions nerveuses sont reconnues entre certaines articulations et la
peau qui les recouvre, espérons que dans la pathologie de ces articulations,
quelques conséquences nouvelles se rallieront bientôt au fait anatomique
qui vient d'être signalé. Depuis plusieurs années, et bien avant cette
publication en France de l'ouvrage de Swan, M. le professeur Cruveilhier
avait été conduit, par la seule exactitude de ses recherches anatomiques,
à signaler l'existence des nerfs des articulations.

Jusqu'ici, les nerfs de la dure-mère, dans les Traités d'anatomie, n'é-
taient indiqués qu'à l'occasion de chacun des nerfs qui donnent des filets à
cette *aponévrose du cerveau.* Je me suis attaché à en présenter l'histoire d'un
seul trait, et j'ai été conduit, à cette occasion, à discuter l'origine des
filets de la tente du cervelet, que j'attribue exclusivement au ganglion de
Gasser.

On avait perdu de vue les véritables termes dans lesquels doit être posée
la question de l'existence des nerfs du cœur, et tous les anatomistes admet-
taient, dans le tissu charnu de cet organe, un mode de distribution ner-

veuse, absolument identique à celui des nerfs dans les muscles volontaires; mais dans le cœur, les nerfs sont beaucoup plus étroitement liés aux artères, ainsi, du reste, qu'on l'observe à l'égard de tous les nerfs qui émanent du grand sympathique, d'où il résulte que les nerfs du cœur ne peuvent pas être isolés des parois artérielles à une aussi grande distance dans le cœur que dans les autres muscles; en sorte qu'on peut se demander si, anatomiquement parlant, les nerfs cardiaques ne sont pas exclusivement destinés aux artères du cœur, et si le tissu charnu du cœur n'est pas privé de nerfs. A l'occasion de la question précédente, se trouve rappelée l'existence des nerfs récurrents du cœur; fait anatomique qu'on ne retrouve plus dans aucun des écrits publiés de nos jours sur l'anatomie.

Des nerfs accompagnent les veines de même que les artères, bien qu'ils soient beaucoup moins nombreux pour les premiers de ces vaisseaux que pour les autres. J'ai cité des faits qui prouvent incontestablement l'existence des nerfs dans les parois de la veine pulmonaire, de la veine cave supérieure, des veines faciales, de la veine cave inférieure. Quant aux artères, je me suis attaché à distinguer ceux des filets nerveux des artères qui peuvent être désignés sous le nom de *nervi vasorum*, de plusieurs autres filets nerveux, satellites des artères, et j'ai été conduit à diviser en quatre ordres les filets nerveux accolés aux artères : *Premier ordre.* Grands cordons nerveux, satellites des grandes artères, comme le pneumo-gastrique pour la carotide. — *Deuxième ordre.* Les nerfs viscéraux, accolés à des artères, se rendant à une destination plus ou moins éloignée, mais étroitement accolés aux vaisseaux dans leur trajet, et pouvant quelquefois être considérés comme les nerfs propres aux artères. — *Troisième ordre.* Les nerfs anastomotiques qui s'adossent étroitement à des artères dans le trajet qu'ils parcourent depuis un nerf ou un ganglion jusqu'à un nerf ou un ganglion anastomosé avec le premier. — *Quatrième ordre.* Les nerfs des parois artérielles, nerfs artériels proprement dits, *nervi vasorum*.

Personne encore n'a déterminé la proportion dans laquelle la substance nerveuse doit être, dans chaque organe, mélangée avec les éléments constitutifs de l'organe pour déterminer une action. Ainsi, par exemple, afin d'employer un terme de comparaison, savons-nous si chaque fibre musculaire doit avoir sa molécule nerveuse, ou bien si quelques traînées de substance nerveuse suffisent pour déterminer la contraction de la substance charnue de tout un muscle? Savons-nous si, à la manière des substances explosibles, une traînée de substance nerveuse dans un muscle ne suffit pas à la production de la contractilité? Savons-nous, enfin, puis-qu'on a tant de fois comparé, dans leurs effets et dans leur essence même, la force électrique et la force nerveuse, savons-nous si quelques traces de substance nerveuse n'agissent pas à distance et ne déterminent pas, comme les appareils électriques, des phénomènes qui se produisent sans le contact nécessaire de la substance nerveuse sur chaque partie de l'organe?

Quelle que soit la valeur qu'on attache à ces suppositions, on ne peut méconnaître que les diverses parties de l'organisme reçoivent des pro-portions très différentes de matière nerveuse. La proportion paraît être en rapport avec diverses circonstances, parmi lesquelles on doit, je pense, noter le degré d'activité de la fonction. Ainsi, par exemple, les organes de certains sens qui, de même que l'œil et l'oreille, sont dans une activité continuelle pendant toute la durée de la veille, et qui recueillent incessam-ment des impressions qui sont transmises au cerveau, présentent les nerfs proportionnellement les plus volumineux: il en est de même des muscles de l'œil qui participent nécessairement à la continuelle activité de cet organe. Ce n'est donc ni le degré de sensibilité, ni la nature de la fonc-tion, qu'elle soit motrice ou sensitive, qui influe sur le volume du nerf, c'est le plus ou moins d'activité de la fonction.

Il est des filets nerveux déliés qui peuvent être suivis à une distance considérable, dans diverses parties, sans présenter aucune diminution de volume.

La longueur plus ou moins considérable que présente un filet nerveux, depuis son origine jusqu'à sa terminaison, exerce-t-elle quelque influence sur le degré d'énergie de ses fonctions? Quand nous comparons le tact dé-licat dont jouit la pulpe des doigts, qui, comparativement à d'autres por-tions de la surface de la peau, se trouve à une distance considérable des centres nerveux; quand, d'un autre côté, nous comparons le trajet du nerf pathétique à celui du nerf moteur oculaire commun, et que nous réflé-chissons à l'équilibre appréciable de force nerveuse qui anime ces diverses parties, nous sommes disposé à admettre que la longueur du trajet des nerfs est sans influence sur le degré d'énergie de leurs fonctions; en outre, chez les divers animaux, ainsi que le remarque M. Swan, on trouve le même nerf destiné aux mêmes usages, bien qu'offrant des différences considérables dans la longueur du trajet qu'il est obligé de parcourir à raison des dimensions si différentes du même organe dans diverses espèces.

Il existe dans l'économie quelques organes qui, tout en restant habituellement sous l'empire de la conscience et de la volonté, peuvent, dans tel moment donné, y être soustraits au grand avantage de la conservation de l'individu : telles sont, par exemple, les puissances musculaires de la respiration ; tels sont les appareils servant de réceptacle à des matières qui doivent être expulsées de l'organisme, la vessie et le rectum, par exemple. On comprend en effet que si une part d'influence exercée par la volonté sur ces organes, et les perceptions qu'ils transmettent au centre commun, rentrent avec utilité dans le plan général de l'organisation, d'un autre côté, ces appareils, en les supposant sous la dépendance exclusive de la volonté, pourraient, quand cette faculté se suspend, suspendre aussi leurs fonctions pendant un temps plus ou moins prolongé, comme dans le sommeil, l'apoplexie et les affections cérébrales, ce qui entraînerait les conséquences les plus fâcheuses.

Le système nerveux présente dans ses rapports avec le système vasculaire, ceci de remarquable, que constamment chaque nerf, près de sa terminaison, s'accole aux divisions artérielles de la partie dans laquelle il se termine. On voit bien dans leur trajet les gros troncs nerveux s'éloigner des troncs vasculaires et en paraître tout-à-fait indépendants ; mais, au terme du trajet, chaque branche nerveuse retrouve une branche artérielle à laquelle elle se réunit pour former un faisceau commun. Quelle est l'utilité de ce rapprochement des vaisseaux et des nerfs ? cela tient-il à ce que les lois par lesquelles sont régies les artères à leur terminaison, étant identiquement les mêmes que celles qui président à la distribution des nerfs, il est tout simple que ces objets ne fassent qu'un même faisceau ? ou bien cet accolement tient-il à quelque nécessité inconnue dans sa nature, en vertu de laquelle les nerfs auraient besoin de la présence et du contact des artères pour remplir leurs fonctions, ou *vice versâ* à l'égard des artères par rapport aux nerfs ? ou bien enfin les deux ordres d'organes exerceraient-ils l'un sur l'autre une réciproque influence qui exigerait leur rapprochement ? J'inclinerais vers cette dernière opinion, car s'il est reconnu que la ligature des artères détermine la paralysie plus ou moins prolongée d'un membre, on sait d'un autre côté que dans un membre paralysé par lésion des nerfs, les phénomènes de la nutrition ne tardent pas à subir de graves atteintes. Toutefois, s'il faut établir une différence dans le degré auquel l'un de ces agents est nécessaire à l'autre, il me paraît évident que l'influence nerveuse est beaucoup moins indispensable à l'action artérielle que l'action artérielle n'est indispensable à l'action nerveuse. Il en est ici comme du cerveau par rapport au cœur et du cœur par rapport au cerveau. La cessation d'action du cœur détermine la suspension immédiate des fonctions du cerveau, tandis que l'influence cérébrale cessant, le cœur n'est pas instantanément paralysé dans ses mouvements. En résumé, pour changer de formes et de lieux, les éléments vasculaires et nerveux n'intervertissent pas leurs rapports ordinaires de subordination.

Celui qui dans ses travaux anatomiques n'apporte qu'un esprit de détails et se circonscrit dans les étroites limites de chacun des objets qu'il a actuellement sous les yeux et qu'il considère isolément sans chercher aucun de ces rapports qui parlent à l'imagination, flattent l'esprit et le soutiennent dans ses recherches, celui-là, sauf la satisfation que peut donner l'exercice d'une patience forte et d'une grande habileté manuelle, ne saurait trouver de plaisir réel et intelligent dans les travaux d'anatomie. Celui, au contraire, qui porte dans la culture de cette science des vues de généralisation et qui systématise les faits de détails en leur cherchant des relations qui rallient chaque fait isolé à de grands ensembles, celui-là, dis-je, trouve dans la contemplation des faits anatomiques des charmes qui dédommagent des longueurs de l'étude et de la perte matérielle de temps qu'entraîne inévitablement la pratique de l'anatomie. A l'occasion du plexus pharyngien, se trouvent quelques considérations propres à faire comprendre l'esprit qu'il convient d'apporter dans l'étude de plusieurs divisions du système nerveux.

Il y a, sous le rapport du mode de distribution des nerfs sensitifs et des nerfs moteurs, une remarquable différence qui n'a pas assez frappé les anatomistes; voici en quoi elle consiste. Les nerfs moteurs, en arrivant à un organe, pénètrent dans le corps de cet organe et s'y perdent en se rapprochant de plus en plus de ses parties les plus profondes; les nerfs sensitifs au contraire traversent en quelque sorte l'organe et viennent s'épanouir à la périphérie. Je choisis pour démontrer cette proposition, l'organe de la vue, par ce motif que c'est précisément celui qui pourrait être cité comme faisant objection à ce qui vient d'être avancé. Quelle est en effet la disposition de la rétine? ne se trouve-t-elle pas au-devant de la choroïde et de la sclérotique, et n'est-elle pas réellement dès lors la plus périphérique des membranes de l'œil, bien que paraissant en être la plus profonde? Il faut en effet voir l'organe, non dans l'appareil placé au-devant du nerf, mais bien dans l'ensemble des trois membranes qui dans leur situation réelle sont disposées ainsi d'avant en arrière : *rétine, choroïde, sclérotique;* qu'on examine au contraire les nerfs qui se rendent dans les muscles de l'orbite, et l'on voit qu'ils se perdent dans le tissu de chaque muscle à mesure qu'on les examine plus profondément.

A l'occasion des nerfs qui se distribuent dans les muscles de l'orbite et dans les muscles du membre thoracique, j'ai rappelé ces lois si curieuses que suit, à quelques exceptions près, le système nerveux dans sa distribution au système musculaire. Le nombre des filets nerveux destinés à chaque muscle, la source nerveuse d'où provient chaque filet, la hauteur à laquelle chaque filet nerveux pénètre dans le corps charnu du muscle auquel il est destiné, celle des surfaces du muscle par laquelle se fait l'immersion du filet nerveux, l'angle d'incidence du filet nerveux par rapport à l'axe du muscle, ont été indiqués d'une manière détaillée dans des tableaux qui ont servi de base à des déductions physiologiques d'une certaine importance. Les esprits positifs verront peut-être avec quelque satisfaction que des données qui semblaient au premier coup d'œil n'offrir qu'un intérêt de curiosité, peuvent être utilisées dans la pratique de la chirurgie.

L'étude de l'immersion des nerfs dans les organes autres que les muscles peut aussi donner lieu à des considérations intéressantes. Par exemple, l'entrée du nerf optique dans le globe de l'œil ne se fait pas chez tous les animaux dans le même point; l'homme est peut-être celui chez lequel l'insertion du nerf optique se rapproche le plus de l'axe antéro-postérieur du globe de l'œil; les différences qui existent sous ce rapport méritent quelque attention de la part de l'anatomiste et du physiologiste. J'ai indiqué des recherches à cet égard.

Le genre de modification que subit la substance nerveuse à l'extrémité terminale des nerfs, parait être identique dans tous les organes, en ce sens que la substance nerveuse se convertit en une pulpe grisâtre qui, selon toute probabilité, est partout la même, mais qui présente dans sa situation relative sur chaque organe, dans sa quantité, dans son degré d'évidence, dans ses rapports avec les divers éléments constitutifs de chaque organe, les différences les plus multipliées. Dans certains organes, la pulpe nerveuse forme une portion isolée qui, de même que la membrane rétine, est distincte de toutes les autres parties de l'organe; mais dans d'autres organes, le mélange avec les divers éléments constitutifs est tellement intime, qu'il est extrêmement difficile, et dans beaucoup de cas tout-à-fait impossible, d'assigner dans chaque portion d'organe la portion d'élément nerveux qui s'y trouve.

E. CHASSAIGNAC.

NÉVROLOGIE.

PREMIÈRE PARTIE.

DU GRAND SYMPATHIQUE.

Le grand sympathique s'étend depuis le nerf de la sixième paire, jusqu'à l'extrémité inférieure du sacrum.

Sa conformation générale est, à peu de chose près, la même des deux côtés du corps, puisque de chaque côté se trouve un cordon nerveux qui en est évidemment la continuation ; mais chez une foule de sujets, le nerf grand sympathique d'un côté, comparé à celui du côté opposé, n'offre de symétrie parfaite ni sous le rapport du volume que présente le cordon nerveux du grand sympathique, ni sous celui de la grandeur et du nombre des ganglions et de leurs rameaux.

Le cordon formé par le grand sympathique, ainsi que tous les nerfs émanant des ganglions, présentent un aspect blanc ou perlé, dans l'absence de toute inflammation, ou bien, sont colorés par une exsudation, soit sanguine, soit composée d'un produit excrétoire, et ressemblent aux nerfs spinaux, pendant que ceux-ci sont encore renfermés dans la gaîne névrilématique que leur forme la dure-mère.

Les ganglions, chez un sujet sain, sont fermes, presque blancs ou perlés, et sans vaisseaux sanguins. Quand on les divise on y remarque un aspect pulpeux ; mais si on les comprime on leur trouve de la résistance, et il ne s'en échappe qu'une petite quantité de sang. Les vaisseaux sanguins proviennent de ceux qui passent dans le voisinage des ganglions, et sont semblables à ceux de la conjonctive oculaire et de la sclérotique. Ils deviennent apparents, ainsi que ces derniers, par le secours de l'injection, ou sous l'influence de l'inflammation ou de toute autre excitation spéciale.

Après une dissection attentive, voici ce qu'on observe dans un ganglion

La terminaison du grand nerf splanchnique se divise en un nombre considérable de ramifications, qui s'entremêlent avec la substance du ganglion semi-lunaire ;

"

ultérieurement à ce mélange, les nerfs provenant du ganglion se présentent d'abord au milieu de la substance ganglionnaire sous la forme de stries blanches très fines, qui s'agglomèrent en filets, et se réunissent pour former les rameaux nerveux qui vont se distribuer dans les viscères.

Dans les autres ganglions du grand sympathique, la structure est, à peu de chose près, identique à celle du ganglion semi-lunaire. Les divisions qui procèdent de chaque ganglion naissent de la même manière.

Voici le procédé qui, jusqu'ici, m'a paru le plus satisfaisant pour l'étude du grand sympathique. Après avoir enlevé les ganglions et celles de leurs branches qui communiquent avec les nerfs spinaux, on les soumet à la macération dans l'eau, pendant deux ou trois jours, ensuite on les laisse pendant vingt-quatre heures dans un mélange à parties égales, d'eau et d'une solution de potasse, après quoi on les place sur du papier, pour les examiner à la loupe, en ayant soin d'instiller sur ces ganglions un peu d'alcool qui rend plus distincts les petits filets nerveux.

Dans l'homme et dans quelques animaux, les ganglions du grand sympathique paraissent constitués par une substance particulière, qui, sous plusieurs rapports, diffère de la substance constitutive des nerfs attachés à ces ganglions ; mais dans plusieurs animaux la structure des ganglions est plus simple : ils présentent des fibres distinctes, et se composent de filaments nerveux entrelacés (1).

(1) Aux détails qu'on vient de lire sur la texture des ganglions, j'ajouterai les considérations suivantes :

Tout ganglion du grand sympathique est essentiellement constitué par deux éléments : 1° des filaments nerveux plus ou moins longs, plus ou moins volumineux, plus ou moins apparents ; 2° une matière surajoutée aux filaments, et qui constitue une espèce de gangue, dans le sein de laquelle semblent se fondre les filaments nerveux. Ce sont donc ces deux objets principaux, les filaments et la pulpe, qui doivent avant tout faire le sujet de notre examen.

Les filets nerveux qui concourent à la formation des ganglions, varient beaucoup en nombre, suivant le lieu où l'on examine la structure de ces renflements. Dans quelques uns, en effet, ceux de la région dorsale, par exemple, chaque ganglion est l'aboutissant ou le point de départ d'un très petit nombre de filets nerveux ; au plexus solaire et dans la région cervicale, au contraire, on trouve des ganglions qui communiquent avec des filets nerveux multipliés. Le nombre de filets qui communiquent avec un ganglion est assez généralement en rapport avec le volume de ce ganglion, soit que les filets eux-mêmes coopèrent à l'accroissement de volume par leur présence dans le ganglion, soit que la substance surajoutée se trouve en plus grande abondance là où des filets plus nombreux viennent converger en un point commun.

Les filets nerveux étudiés dans les ganglions, y affectent des situations et des aspects différents. Tantôt on observe qu'arrivés au contact de la substance ganglionnaire, ils se fondent et s'identifient avec elle à un point tel qu'il est absolument impossible de les suivre au-delà du lieu d'immersion. Ailleurs, au contraire, la pulpe nerveuse, ajoutée en quelque sorte par accident, sur le trajet du filet nerveux, laisse à celui-ci toute son évidence pendant le trajet qu'il parcourt au contact de la substance ganglionnaire. C'est ce qu'on observe de la manière la plus distincte au ganglion de Meckel, où l'on voit les nerfs palatins se présenter, sans aucune interruption, au sein de la substance

Parmi les ganglions il en est qui offrent une conformation semblable dans les diverses régions, néanmoins ils sont soumis à de nombreuses variétés dans leur forme et dans leur volume. Le ganglion cervical supérieur, chez l'homme, est toujours oblong, mais présente chez les différents sujets des différences considérables dans sa longueur ; le ganglion cervical inférieur est aplati, mais épais, et ne présente pas une forme bien arrêtée ; le premier ganglion thoracique est oblong, plus large à sa partie supérieure, rétréci inférieurement ; les autres ganglions contenus dans la cavité thoracique sont souvent beaucoup plus étendus, aplatis et comme membraneux. Dans l'abdomen, le ganglion semi-lunaire est aplati, mais d'ordinaire épais, et d'une forme non déterminée ; sa continuation est souvent membraniforme. Les ganglions lombaires et sacrés sont un peu plus épais que les ganglions thoraciques, mais ils offrent moins de largeur.

ganglionnaire, en sorte que si l'on a disséqué sans précaution, on détruit quelquefois toute la substance pulpeuse, et l'on ne trouve plus que les filets nerveux se continuant sans aucun intermédiaire avec les branches d'origine, ce qui avait conduit quelques anatomistes à élever des doutes sur l'existence réelle d'un renflement nerveux dans le lieu où réside le ganglion de Meckel. Si, par opposition, l'on cherche, dans plusieurs des ganglions du grand sympathique, à enlever la substance pulpeuse sur le trajet des filets nerveux, on détruit toute continuité entre les filets, et l'on reconnaît qu'il est impossible de saisir une continuation directe entre les filets qui entrent et ceux qui sortent, comme cela se voit dans le ganglion de Meckel. Un fait analogue à ce qu'on observe dans ce ganglion, se remarque encore dans quelques uns des ganglions thoraciques, à l'occasion des filets nerveux qui donnent naissance au nerf grand splanchnique, car on observe que quelques uns de ces filets passent dans les ganglions, en conservant les caractères de couleur, de direction, etc., qu'ils avaient en y pénétrant, et qu'ils établissent la continuité la plus directe entre les nerfs splanchniques proprement dits, et les cordons nerveux provenant de la moelle épinière.

Les différences dans la manière dont les filets nerveux se comportent à l'égard des ganglions, ne consistent pas seulement en ce qu'il en est qu'on peut suivre sans interruption, tandis que pour d'autres la chose est impossible : elles s'observent encore dans la manière dont les filets s'unissent aux ganglions.

Dans quelques ganglions, les filets nerveux, arrivés à la surface du corps ganglionnaire, peuvent encore y être suivis quelques instants ; leurs filaments s'écartent, et dans les intervalles, semble s'être déposée de la matière pulpeuse. Il y a un épanouissement bien réel. Ailleurs le filet nerveux ne s'épanouit pas, il se termine en pointe, ne semble pas se continuer avec le corps du ganglion, et c'est à peine, le névrilème étant détruit, si le filet nerveux paraît avoir avec le ganglion d'autre rapport qu'un simple contact sans aucune continuité de substance ; enfin, dans d'autres ganglions, la fusion est tellement homogène qu'il semblerait que c'est la substance même du ganglion qui est épanchée dans la gaîne névrilématique du filet nerveux, et qu'aucune ligne de démarcation n'est saisissable entre le ganglion et le filet qui en émane.

Quant à la pulpe nerveuse on conçoit qu'elle doit revêtir, suivant la disposition des filets qui la traversent ou qui y abordent, des caractères un peu différents, mais ses caractères essentiels se retrouvent partout : c'est une substance d'aspect gélatineux, ayant beaucoup d'analogie de couleur et même de consistance avec certaines parties de l'huître. Sa couleur cendrée, souvent jaunâtre dans quelques parties, contracte souvent, par suite de l'état dans lequel se trouvent les vaisseaux propres au ganglion, une rougeur toute vasculaire et qui n'appartient jamais à la substance ganglionnaire dans son état sain.

E. CHASSAIGNAC.

Il n'est pas rare de rencontrer à la place d'un ganglion, une expansion membraniforme qui unit les nerfs entre eux, et cette particularité s'observe, non seulement dans les points habituellement occupés par des ganglions, mais encore dans les différents plexus et dans quelques parties du mésentère et du mésocolon, particulièrement dans les points de jonction de chaque plexus hypogastrique avec les troisième et quatrième nerfs sacrés correspondants. Il faut, dans la dissection, s'attacher à conserver ces expansions membraneuses, sous peine de détruire nombre d'anastomoses, et de n'obtenir qu'une préparation confuse et peu satisfaisante. Cette disposition membraneuse s'observe aussi quelquefois dans d'autres nerfs, mais nulle part elle ne se produit aussi manifestement que dans le grand sympathique. Chez les sujets forts et vigoureux, toutes les parties du grand sympathique sont beaucoup plus volumineuses que chez les sujets d'une complexion plus faible, aussi convient-il de choisir les premiers pour ce genre de dissection, toutes les fois que la plus grande partie de la substance adipeuse a été résorbée, sous l'influence d'une maladie suffisamment prolongée.

CHAPITRE PREMIER.

PORTION CERVICALE ET PORTION THORACIQUE DU GRAND SYMPATHIQUE.

SECTION PREMIÈRE.

CÔTÉ DROIT.

La sixième paire de nerfs, au moment où elle croise le trajet de la carotide interne, présente des connexions avec un plexus très confus (plexus carotidien).

Ce plexus fournit plusieurs filaments au ganglion de Gasser, d'autres filets remontent le long de la carotide interne et vont s'anastomoser avec quelques uns des nerfs de l'orbite. Il sera fait une mention particulière de ces filets dans la description des nerfs crâniens. Vers le milieu du canal carotidien le plexus reçoit la branche inférieure du nerf vidien, et c'est dans ce point que chez plusieurs sujets le plexus prend l'aspect d'un renflement ganglionnaire.

Le plexus carotidien reçoit un filet de la branche tympanique du glosso-pharyngien, particularité anatomique sur laquelle nous reviendrons, dans la description des nerfs crâniens (1).

(1) Cette dénomination de *nerfs crâniens*, qui, sans rien préjuger sur le point d'origine des nerfs, indique seulement une circonstance de leur trajet, et sert à désigner sans aucune équivoque les nerfs appelés par les anciens auteurs

Le plexus fournit des filaments à la membrane qui tapisse le canal carotidien, et quelques portions de ce plexus contractent parfois avec cette membrane des adhérences tellement serrées, qu'il est très difficile de l'en séparer. Une portion du plexus passe au devant, l'autre, en arrière de l'artère carotide, pour se terminer au ganglion cervical supérieur.

Le nerf grand sympathique, a, dit-on, pour origine, la sixième paire de nerfs et le filet inférieur du nerf vidien ; mais cette assertion ne saurait se concilier ni avec ce que nous savons de l'origine des nerfs, ni avec le mode ordinaire de description de cette origine. Si nous nous bornons à examiner seulement la sixième paire de nerfs, nous supposerons que les filets qui en proviennent, forment les origines du grand sympathique ; mais si après avoir ouvert le canal carotidien on suit avec le plus grand soin le grand sympathique, à partir du premier ganglion cervical ; si ensuite l'on divise la seconde et la troisième branche de la cinquième paire, de manière à soulever suffisamment le bord externe du ganglion de Gasser, on verra que les filets nerveux qui recouvrent la carotide ne sont pas seulement destinés à se réunir au nerf vidien et à la sixième paire, mais communiquent de la même manière, par quelques unes de leurs divisions, avec le ganglion de Gasser.

Chez plusieurs animaux, il est manifeste que les branches ascendantes du ganglion cervical supérieur, ont pour principal objet d'établir un connexion entre ce ganglion et celui de la cinquième paire.

Bien que, dans quelques animaux, il y ait existence de la communication avec la sixième paire, chez d'autres, cette communication n'existe pas, et généralement, quand on la compare aux branches qui s'étendent du premier ganglion cervical au ganglion de Gasser, elle paraît tellement insignifiante, que le filet de jonction doit être considéré comme se rendant du ganglion cervical à la sixième paire. En effet, bien que chez l'homme il semble qu'au premier aspect le filet nerveux de communication procède de la sixième paire et se rende vers le grand sympathique, cependant quand on réfléchit aux particularités de ce mode de connexion, on est porté à conclure que c'est du ganglion cervical que naissent les branches qui communiquent avec la sixième paire, avec le ganglion sphéno-palatin et le ganglion de la cinquième paire.

Ayant plongé dans une solution de potasse le premier ganglion cervical d'un mouton et le ganglion de Gasser avec une portion des nerfs qui en émanent, le ganglion cervical et ses divisions prirent une transparence parfaite et conservèrent le même aspect

---

et par M. Swan, *nerfs du cerveau,* étant une dénomination de beaucoup préférable, je l'ai substituée partout à celle de *nerfs du cerveau, de nerfs cérébraux,* qui n'est propre qu'à entretenir dans l'esprit de ceux qui étudient des idées erronées sur le mode d'origine des nerfs.   E. Chassaignac.

à leur union avec le ganglion de Gasser ; ce ganglion, au contraire, avait conservé sa blancheur, et par conséquent, si c'eût été de lui que fussent provenus les rameaux de communication pour le premier ganglion cervical du grand sympathique, ces rameaux auraient présenté aussi eux la même blancheur. On peut donc rationnellement inférer de là, que les filets nerveux de communication entre les deux ganglions, procèdent du ganglion cervical supérieur au ganglion de Gasser, et non du ganglion de Gasser au ganglion cervical.

Le ganglion cervical supérieur commence d'ordinaire au niveau de la partie supérieure de la deuxième vertèbre ; sa longueur est variable, et, chez quelques sujets, il se prolonge inférieurement jusqu'à la cinquième vertèbre. Il est placé en arrière de la carotide interne. Ses connexions avec le glosso-pharyngien et le pneumo-gastrique seront examinées dans la description des nerfs crâniens. En dehors, il fournit plusieurs divisions formant un plexus (pl. I, 34) et s'anastomosant avec le tronc du pneumogastrique, le sous-occipital et les premier et second nerfs cervicaux ; une autre branche s'en détache encore, pour se réunir à la première paire cervicale ; une dernière, enfin, pour le deuxième nerf cervical ; celle-ci offre la disposition membraneuse ganglionnaire (pl. I, 12). Du côté interne, se détache une branche volumineuse (pl. I, 32) et quelques autres plus petites, qui vont concourir à la formation du plexus pharyngien. Ce plexus sera étudié lors de la description des nerfs crâniens. Vers sa partie inférieure, le premier ganglion cervical fournit une branche qui s'anastomose avec le laryngé externe ou supérieur (pl. I, 33) et qui donne un rameau à la branche faisant partie du plexus cardiaque latéral droit (pl. I, 45). Le rameau qui fait suite inférieurement au ganglion cervical supérieur passe en arrière de l'artère carotide et fournit en dehors un petit rameau (pl. I, 35) qui communique avec la branche fournie par le second nerf cervical à l'anse de la neuvième paire et au plexus indiqué (pl. I, 34) ; il fournit en dedans (pl. I, 36) un rameau qui va s'anastomoser avec le troisième nerf cervical et avec la branche (pl. I, 40) naissant du second ganglion cervical ; il fournit aussi un rameau qui va inférieurement se joindre au plexus cervical (pl. I, 39) sur les divisions de l'artère sous-clavière. En dedans, le rameau inférieur du ganglion cervical supérieur communique avec le nerf de la huitième paire ; ce rameau envoie un filet au plexus cardiaque du côté droit (pl. I, 45). Plus bas, il fournit un rameau (pl. I, 47) qui se divise en plusieurs filets et s'anastomose avec les nerfs cardiaques (pl I, 45, 48) et le plexus nerveux de l'artère thyroïdienne inférieure. Il donne ensuite un autre rameau (pl. I, 48) qui se porte au plexus cardiaque du côté droit, et, après avoir donné au plexus cervical (pl. I, 39) plusieurs petits filets, il se termine au second ganglion cervical.

Le second ganglion cervical est situé au niveau de la partie inférieure de la sixième vertèbre. En dehors il fournit les branches (pl. I, 4o, pl. III, 45) qui traversent le muscle scalène antérieur, pour se réunir au quatrième nerf cervical; une autre branche (pl. I, 38, pl. III, 44) pénètre conjointement avec l'artère vertébrale, dans le canal des apophyses transverses cervicales, se réunit avec une branche (pl. III, 46) provenant du troisième ganglion cervical, et forme, sur l'artère vertébrale, un plexus qui communique avec le cinquième nerf cervical et le nerf sous-occipital. Plusieurs filaments se réunissent pour communiquer avec la branche qui se rend au quatrième nerf cervical (pl. I, 4o, pl. III, 45) et qui se termine dans le cinquième nerf cervical.

En dedans, le ganglion cervical inférieur donne une branche qui se porte au nerf cardiaque (pl. I, 48) et plusieurs autres qui se rendent au plexus nerveux entourant l'artère sous-clavière et ses branches (pl. I, n. 3g). Le rameau inférieur du deuxième ganglion cervical présente la continuation de la structure ganglionnaire, jusqu'au troisième ganglion cervical.

La partie supérieure du troisième ganglion cervical reçoit quelques unes des branches du plexus dont les rameaux entourent la sous-clavière (pl. I, 39) et envoie une branche de communication à ce plexus et au nerf phrénique; les divisions nerveuses qui embrassent l'artère, ne sont fréquemment, que des branches données par le troisième ganglion cervical au premier ganglion thoracique. Par son côté externe, le troisième ganglion cervical fournit une branche (pl. III, 47) qui donne un rameau au sixième nerf cervical et fournit un autre rameau (pl. III, 46) qui s'anastomose avec celui qui pénètre dans le canal cervical (pl. III, 44), sur l'artère vertébrale; deux branches de communication sont données l'une pour le sixième, l'autre pour le septième nerf cervical (pl. III, 48). Le rameau qui fait suite au ganglion passe au-dessous de l'artère sous-clavière et se termine au niveau de la première côte, dans le premier ganglion thoracique.

Le premier ganglion thoracique est difficilement séparable du troisième ganglion cervical, car il n'existe entre ces deux ganglions aucune interruption de la texture ganglionnaire. En dehors, il fournit des branches qui vont s'anastomoser avec le septième nerf cervical et le premier nerf dorsal (pl. III, 49 et 5o) : il envoie aussi une branche au second nerf dorsal.

Par son côté interne, il donne deux filets, qui, réunis à un troisième, provenant du rameau de communication avec le ganglion suivant, se portent au plexus pulmonaire droit; ensuite ce ganglion, continué inférieurement par le rameau de communication avec le troisième ganglion, se confond avec ce ganglion au niveau de la tête de la deuxième côte.

Le second ganglion thoracique fournit en dehors trois rameaux au second nerf dorsal ; en dedans, il fournit deux filets au plexus pulmonaire droit. Le rameau qui unit ce deuxième ganglion thoracique au troisième , est très court et se termine sur la tête de la troisième côte.

Le troisième ganglion thoracique fournit, en dehors, un rameau, qui, réuni à un autre rameau provenant du cordon nerveux qui s'étend du troisième ganglion au quatrième, se porte au troisième nerf dorsal.

Le quatrième ganglion thoracique fournit en dehors quatre rameaux au quatrième nerf dorsal, et une branche au cinquième ; en dedans, il envoie trois branches au plexus thoracique droit (1) , et un rameau à l'aorte.

Le cinquième ganglion thoracique donne en dehors, deux branches au cinquième nerf dorsal ; en dedans, il donne une branche qui envoie plusieurs filets à l'aorte , et se réunit au nerf grand splanchnique ; il donne encore une autre branche destinée à l'aorte.

Le sixième ganglion donne en dehors deux rameaux au sixième nerf dorsal ; en dedans, deux rameaux à l'aorte.

Le septième ganglion fournit en dehors, deux rameaux au septième nerf dorsal ; en dedans , il envoie plusieurs branches à l'aorte et aux ligaments vertébraux, puis une branche volumineuse qui, après avoir donné des filets à l'aorte, se perd dans le grand nerf splanchnique.

Le huitième ganglion thoracique donne en dehors une branche au huitième nerf dorsal ; en dedans, il donne un rameau considérable au nerf grand splanchnique, et un autre rameau qui, réuni à un filet provenant du neuvième ganglion, se porte sur l'aorte.

Le neuvième ganglion donne, en dehors , un rameau volumineux au neuvième dorsal. En dedans , il envoie plusieurs filets à l'aorte.

Le dixième ganglion thoracique fournit plusieurs filets au dixième nerf dorsal ; en dedans, il envoie un rameau qui, réuni à un autre rameau provenant du cordon qui unit le dixième ganglion au onzième , va s'unir au nerf grand splanchnique gauche et contribue à le former, puis s'engage à travers le diaphragme pour se terminer dans le plexus rénal droit. Le prolongement nerveux qui fait communiquer ce ganglion avec le onzième, donne , en dehors , une division au onzième nerf dorsal, et en dedans , un filet qui accompagne la dernière artère intercostale.

(1) Reportez vous, pour l'intelligence du mot plexus thoracique, à la description qui est donnée de ce plexus dans un article ci-après sur les nerfs du cœur et des poumons.   E. C.

Le onzième ganglion donne en dehors un gros rameau pour le onzième nerf dorsal et un autre pour le douzième; en dedans , il donne un filet qui accompagne la dernière artère intercostale; puis il fournit deux rameaux (pl. III, 87) qui se réunissent au plexus rénal dans lequel ils se terminent. Le prolongement qui continue ce ganglion à sa partie inférieure, passe à travers le diaphragme, fournit en bas deux branches au douzième nerf dorsal, et se termine dans le premier ganglion lombaire, un peu au-dessus de la deuxième vertèbre lombaire.

SECTION DEUXIÈME.

CÔTÉ GAUCHE.

Le plexus , formé par les divisions du grand sympathique gauche sur la carotide interne, diffère très peu de celui qui est formé par le même nerf du côté droit; il y a seulement chez le sujet de la préparation qui a servi pour le dessin de la pl. II, ceci de particulier, que ce plexus se termine par deux divisions qui se rendent au premier ganglion cervical, en passant derrière la carotide interne.

Le premier ganglion cervical du côté gauche donne , en dehors , une branche de communication avec la neuvième paire, le nerf sous-occipital et le premier nerf cervical; plus bas, une autre branche qui s'anastomose avec la précédente, donne un filet au périoste qui recouvre l'apophyse transverse de la deuxième vertèbre, et se termine dans le premier nerf cervical; ensuite deux branches (pl. II, 31) au premier nerf cervical; un peu plus bas il en naît une autre pour le second nerf cervical; un rameau est donné à la membrane qui revêt le muscle grand droit antérieur de la tête. De la partie supérieure du ganglion, et en dedans, naissent deux grosses branches (pl. II, 29), qui se portent au plexus pharyngien, et plus bas, deux autres qui se portent à cette division du plexus pharyngien, ordinairement désignée sous le nom de nerf laryngé externe (pl. II, 3o); encore plus bas naît une branche qui, après avoir communiqué avec la précédente, se porte en avant pour se réunir au nerf qui est donné au plexus cardiaque gauche (pl. II, 42).

Le rameau inférieur du ganglion cervical supérieur gauche envoie en dehors un filet qui s'unit au troisième nerf cervical; un autre rameau (pl. II, 34) se divise, et envoie en haut, un filet qui va se réunir à un autre filet provenant du plexus de l'artère thyroïdienne inférieure, pour pénétrer profondément entre les fibres du muscle long du col; l'autre portion de la branche précédente communique avec une branche du plexus de l'artère thyroïdienne inférieure et la branche (pl. II, 37) qui naît du deuxième ganglion cervical, et se réunit aux quatrième et cinquième nerfs cervicaux; il naît ensuite un rameau volumineux (pl. II, 33) qui passe entre les fibres du muscle long du col et communique 1° avec les quatrième et cinquième nerfs cervicaux ; 2° avec les rameaux envoyés par le troisième ganglion cervical le long de l'artère vertébrale. Le rameau inférieur du deuxième ganglion fournit en dedans un filet, qui, réuni à un autre du premier ganglion cervical, se rend à un nerf destiné à entrer dans la formation du plexus cardiaque gauche (pl. II, 42). Plus bas, ce rameau inférieur fournit un autre filet qui s'anastomose avec le précédent, et passe derrière l'artère carotide pour communiquer avec le nerf récurrent ; il envoie sur l'artère thyroïdienne inférieure, un ramuscule qui communique avec le plexus nerveux appartenant à cette artère. Plusieurs filets sont ensuite donnés pour se réunir en une branche qui se confond avec la continuation du nerf indiqué (pl. II, 42). Plus bas enfin, naît une branche considérable qui se porte au petit ganglion situé à la partie inférieure du nerf indiqué (pl. II, 42), et communique avec le plexus de l'artère thyroïdienne inférieure.

Le second ganglion cervical envoie en dehors une branche volumineuse (pl. II, 37) qui se divise en quatre rameaux et perce les fibres du scalène antérieur pour se rendre aux quatrième et cinquième nerfs cervicaux ; une autre branche (pl. II, 35) se rend au nerf phrénique, et communique avec le plexus qui revêt les divisions de l'artère sous-clavière ; à sa partie inférieure, cette branche fournit un rameau volumineux (pl. II, 61) envoyant un filet au renflement gangliforme (pl. II, 48), sur la sous-clavière, et contournant cette artère pour se joindre au troisième ganglion cervical ; ensuite naît une branche qui se réunit au renflement gangliforme (pl. II, 47), communique avec la branche précédente donnée au renflement gangliforme indiqué (pl. II, 48), et envoie un rameau derrière l'artère vertébrale au troisième ganglion cervical. Deux rameaux passent en avant, et d'autres en arrière de l'artère vertébrale, pour établir la communication avec le troisième ganglion cervical.

Le troisième ganglion cervical fournit en dehors un rameau volumineux (pl. II, 38, pl. IV, 43), qui accompagne l'artère vertébrale et s'anastomose avec une branche naissant du grand sympathique (pl. II, 33, pl. IV, 41), et les six premiers nerfs cervicaux, plus le nerf sous-occipital ; il fournit ensuite trois branches, pl. IV, n° 45, pour les sixième et septième nerfs cervicaux, et une autre (pl. IV, 46) qui se divise et se termine au dernier nerf cervical et au premier dorsal. A son côté interne, ce ganglion donne une branche à l'artère sous-clavière et une autre qui se divise pour donner, 1° au nerf indiqué (pl. IV, 96), et au renflement gangliforme (pl. IV, 64). Ce rameau reçoit un filet (pl. IV, 95, pl. II, 61), un autre rameau est envoyé au renflement gangliforme (pl. IV, 64) ; ensuite le troisième ganglion cervical communique par son rameau inférieur avec le premier ganglion thoracique.

Le premier ganglion thoracique est volumineux, et placé précisément vis-à-vis la tête de la première et de la deuxième côte; en dehors, il fournit au premier nerf dorsal un filet anastomotique; en dedans, il donne un filet qui communique avec un rameau provenant du renflement gangliforme (pl. IV, 64), et s'unit au plexus thoracique gauche (pl. IV, 77); un autre rameau est encore donné à ce plexus par le cordon de prolongement qui unit le premier ganglion thoracique au deuxième.

Le second ganglion thoracique est situé au niveau de la tête de la deuxième et de la troisième côte; en dehors, il fournit deux rameaux au deuxième nerf dorsal, un autre rameau passe derrière le cordon de prolongement du deuxième au troisième ganglion, pour se porter au plexus thoracique gauche (pl. IV, 79). De son côté interne naissent encore deux filets qui se portent dans le plexus thoracique gauche (pl. IV, 77).

Le troisième ganglion thoracique communique, en dehors, au moyen d'un rameau avec le troisième nerf dorsal; à son côté interne il donne un rameau (pl. IV, 78) au plexus thoracique gauche.

Le quatrième ganglion thoracique donne en dehors deux rameaux au quatrième nerf dorsal. En dedans il donne plusieurs filets qui se réunissent bientôt et se terminent dans le plexus thoracique gauche (pl. IV, 79); il envoie en bas un rameau au plexus aortique; un peu plus loin il envoie un autre rameau sur l'aorte, dont le plexus reçoit encore deux divisions, provenant du cordon de prolongement qui unit le quatrième ganglion thoracique au cinquième.

Le cinquième ganglion thoracique donne, en dehors, deux rameaux qui se rendent au cinquième nerf dorsal. En dedans, il envoie deux rameaux au plexus qui recouvre l'aorte; il donne une division au nerf grand splanchnique; ensuite la texture ganglionnaire se continue sans interruption, jusque sur la tête de la sixième côte, où l'on admet, plutôt par convention que comme réalité anatomique, l'existence d'un sixième ganglion.

Le sixième ganglion envoie, en dehors, deux branches au sixième nerf dorsal. En dedans, il donne une branche au plexus de l'aorte, et une autre qui va concourir à la formation du nerf grand splanchnique. Le renflement nerveux formé par ce ganglion diminue ensuite lorsqu'on approche du septième ganglion thoracique.

Le septième ganglion thoracique donne, en dehors, deux rameaux au septième nerf dorsal, et un rameau aux ligaments antérieurs de la colonne vertébrale. En dedans, il donne deux rameaux d'inégale grosseur au grand nerf splanchnique. Le cordon de prolongement fournit un rameau pour l'aorte, et passe sur la tête de la huitième côte, pour se terminer au huitième ganglion.

Le huitième ganglion thoracique donne en dehors deux rameaux au huitième nerf dorsal. En dedans, il donne un rameau à l'aorte; puis un rameau volumineux qui va s'unir au plexus l'aortique, et se termine dans le nerf grand splanchnique. Le cordon qui unit le huitième ganglion au neuvième, donne un rameau à l'aorte.

Le neuvième ganglion fournit en dehors deux rameaux au neuvième nerf dorsal. En dedans, il donne un filet au rameau qui, du huitième ganglion thoracique, se porte au nerf grand splanchnique. Le cordon de prolongement du neuvième ganglion au dixième devient très gros et fournit un rameau volumineux au grand nerf splanchnique et deux rameaux à l'aorte; ensuite il diminue et s'unit au dixième ganglion thoracique sur la tête de la dixième côte.

Le dixième ganglion thoracique donne en dehors un rameau volumineux au dixième nerf dorsal. Le cordon de prolongement semble se continuer dans le nerf splanchnique gauche (pl. IV, 92). Il donne deux rameaux à l'aorte, et envoie en dehors un rameau volumineux formant, sur la tête de la onzième côte le onzième ganglion thoracique.

Le onzième ganglion communique à son côté externe avec les onzième et douzième nerfs dorsaux. A son côté interne, il donne un rameau à l'aorte. Le cordon de prolongement passe ensuite à travers le diaphragme, et vers la partie supérieure de la seconde vertèbre lombaire, il se termine dans le premier ganglion lombaire (1).

(1) Dans l'étude d'une portion du système nerveux, où l'on rencontre à chaque pas et sous leurs aspects les plus variés, ces deux formes de réunion nerveuse, qu'on désigne sous les noms de *plexus et anastomose*, il importe de ne pas perdre de vue la véritable signification anatomique de ces deux expressions. Je rappellerai donc dans la note suivante les caractères essentiels de ces deux objets, plexus et anastomose.

Les plexus ne sont autre chose que le degré le plus complexe, et la répétition la plus réitérée de l'union ou simple anastomose des nerfs. Il convient donc, avant de parler du plexus, d'indiquer les principales variétés du mode en quelque sorte élémentaire de l'union des nerfs.

L'*anastomose* consiste dans l'adossement intime de filets appartenant à des cordons nerveux distincts. Ces cordons nerveux peuvent être :

1° Des branches différentes d'un même nerf ; telles sont, par exemple, les anastomoses entre les branches primaires, secondaires et tertiaires du nerf facial ;

2° Des branches appartenant à des nerfs différents, mais situés du même côté ; telles sont les branches qui, dans toute la hauteur du rachis, font communiquer entre elles les paires des nerfs vertébraux, depuis le sous-occipital jusqu'au dernier nerf coccygien ;

3° Enfin des branches homologues, appartenant aux deux nerfs d'une même paire ; telles sont, par exemple, les divisions terminales du nerf de la huitième paire.

Les plexus ne sont que l'anastomose élevée à la deuxième puissance. Au lieu de voir ici les branches s'adosser entre elles, on les voit se partager en ramifications très déliées, en filaments très nombreux, qui s'entrelacent sous les angles les plus variés avec des filaments provenant d'origine diverse, et former ainsi un mélange tellement intime que les nerfs qui succèdent au plexus renferment chacun des éléments provenant de plusieurs sources.

E. Chassaignac.

CHAPITRE DEUXIÈME.

NERFS DU COEUR ET DES POUMONS.

Les nerfs du cœur et des poumons doivent être rattachés aux plexus suivants :

Plexus cardiaques latéraux, droit et gauche ;

Plexus auriculaire ;

Plexus ventriculaire ;

Plexus pulmonaire antérieur, droit et gauche ;

Plexus pulmonaire postérieur, droit et gauche ;

Plexus thoracique, droit et gauche.

Les branches formant l'origine des nerfs cardiaques présentent chez presque tous les sujets des différences de disposition ; elles proviennent généralement 1° de cette partie du plexus pharyngien qu'on appelle nerf laryngé externe ; 2° du pneumo-gastrique ; 3° du grand sympathique et de ses ganglions. Les communications qu'entretiennent les uns avec les autres ces différents nerfs, constituent un plexus extrêmement compliqué dont la plus grande partie est située derrière la carotide primitive, et peut être appelé plexus cardiaque latéral. La plus grande partie des rameaux qui naissent de chaque plexus passe derrière l'artère innominée à droite, et la courbure de l'aorte à gauche. Les autres passent au devant de ces vaisseaux et des artères sous-clavières, et se terminent spécialement dans les plexus auriculaire et ventriculaire.

Le plexus cardiaque latéral droit commence avec le nerf indiqué (pl. I, 45) ; il reçoit une branche du cordon de prolongement qui du premier ganglion cervical se rend au deuxième, se porte en bas et se divise en deux branches principales ; l'une, placée en dehors, reçoit un rameau du grand sympathique (pl. I, 47), et se termine dans le nerf indiqué (pl. I, 48) sur l'artère sous-clavière ; l'autre branche, située en dedans, reçoit du premier ganglion cervical un rameau communiquant avec le nerf laryngé externe (pl. I, 33), se divise et se termine en se confondant avec les rameaux du nerf indiqué (pl. I, 48), lesquels passent l'un en avant, l'autre en arrière de l'artère sous-clavière.

Une branche indiquée (pl. I, 46) est alors fournie par le tronc du pneumo-gastrique droit ; cette branche reçoit bientôt du même nerf un autre rameau ; elle donne un filet au muscle sterno-hyoïdien, et passe sur l'artère sous-clavière pour se terminer dans le nerf indiqué (pl. I, 48).

Une grosse branche indiquée (pl. I, 47) naît du grand sympathique dans l'intervalle compris entre le premier ganglion cervical et le deuxième; cette branche se divise en plusieurs rameaux très petits, l'un se réunit à la branche externe du nerf indiqué (pl. I, 47), l'autre au nerf indiqué (pl. I, 48), et au plexus de l'artère thyroïdienne inférieure.

La branche suivante (pl. I, 48) naît du grand sympathique, très près du deuxième ganglion cervical; elle communique avec le plexus qui entoure l'artère thyroïdienne inférieure; ensuite cette branche se porte un peu en bas, et se divise en deux rameaux; l'un plus petit, passe sur l'artère sous-clavière, communique avec le plexus que fournissent à cette artère le tronc du pneumo-gastrique droit et le troisième ganglion cervical, reçoit des rameaux du nerf indiqué (pl. I, 45), communique sur l'artère sous-clavière avec le tronc du pneumo-gastrique droit, et s'anastomose avec la branche du pneumo-gastrique, indiquée (pl. I, 46) près de la jonction des principales branches de ce nerf (pl. I, 48). Le plus gros rameau se divise en deux autres qui passent derrière l'artère sous-clavière; l'un, interne, communique avec le nerf récurrent, et en passant derrière l'artère sous-clavière, croise la direction du rameau externe, de manière à venir se placer plus en dehors que lui, et se termine à peu de distance du plexus ventriculaire; l'autre rameau, qui, au contraire, est externe, se porte en dedans, et après avoir communiqué avec les autres branches provenant du nerf indiqué (pl. I, 48) et le plexus ventriculaire, fournit les branches indiquées (pl. I, 51, 51, 51; pl. II, 52, 52, 52) qui se portent à l'artère innominée, ainsi qu'à l'aorte, et communiquent avec les branches qui naissent de la partie antérieure du plexus ventriculaire.

Les plexus (pl. I, 39, 39) situés sur l'artère sous-clavière, et ses branches, sont si intimement liées au plexus cardiaque latéral, qu'ils peuvent être considérés comme en faisant partie.

Du côté gauche, le nerf indiqué (pl. II, 42) communique : 1° avec le nerf laryngé externe (pl. II, 30); 2° avec le premier ganglion cervical du grand sympathique; 3° avec la portion du grand sympathique, comprise entre le premier ganglion cervical et le deuxième; ses deux principales terminaisons ont lieu l'une à un rameau fourni par le tronc du pneumo-gastrique gauche (pl. II, 43) qui se porte au plexus ventriculaire; l'autre, après avoir reçu une branche formée par plusieurs filets provenant de la portion du grand sympathique comprise entre le premier ganglion cervical et le deuxième, se porte à un petit ganglion; celui-ci donne inférieurement deux rameaux, l'un en dedans se divise en deux filets, le premier qui s'unit au récurrent, le second qui s'unit à la branche indiquée (pl. II, 46) pour se terminer dans le plexus ventriculaire; le deuxième rameau, fourni par le petit ganglion, communique avec le premier, et se termine dans un autre petit ganglion (pl. II, 44).

Une branche provenant du tronc du pneumo-gastrique gauche (pl. II, 43) reçoit une portion du nerf indiqué (pl. II, 42), communique avec la branche interne, fournie par le petit ganglion (pl. II, 44) et passant sur la crosse de l'aorte, se termine dans le ganglion cardiaque, qui forme en avant le centre du plexus ventriculaire (pl. II, 40).

Le petit ganglion indiqué (pl. II, 44), dans lequel se termine la branche externe du nerf indiqué (pl. II, 42), reçoit un rameau assez gros, qui naît du grand sympathique, immédiatement au-dessus du deuxième ganglion cervical; il envoie en bas, sur la crosse de l'aorte, un rameau qui s'unit à un autre rameau provenant du renflement gangliforme indiqué (pl. II, 48) et situé sur l'artère sous-clavière; il se continue ensuite en bas, pour s'unir encore à un autre rameau provenant du renflement gangliforme indiqué (pl. II, 48); il communique avec le plexus ventriculaire, et passe sur l'artère pulmonaire à laquelle il fournit plusieurs filets; il communique aussi avec des filets du plexus auriculaire, venant de dessous l'artère pulmonaire, et envoie en bas une branche indiquée (pl. I, 50) pour fournir des filets à l'artère pulmonaire, et communiquer avec des filets d'un rameau volumineux (pl. I, 49) accompagnant l'artère coronaire antérieure; l'autre rameau provenant du ganglion (pl. II, 44) se termine un peu plus bas, dans un autre petit ganglion (pl. II, 45).

Le petit ganglion (pl. II, 45) fournit en dehors un rameau peu volumineux qui se termine sur l'artère sous-clavière, à l'une des divisions du renflement gangliforme (pl. II, n. 48). Le même ganglion fournit encore à sa partie externe un rameau plus volumineux, qui se réunit à un rameau du petit ganglion, recevant la branche externe du nerf indiqué (pl. II, 42), et forme le rameau indiqué (pl. II, 46). Le rameau provenant du côté interne de ce ganglion se dirige en bas (pl. II, 45), et se divise en deux filets qui passent derrière la crosse de l'aorte, pour se porter l'un dans les tuniques de ce vaisseau, l'autre dans le plexus ventriculaire (pl. I, 53, pl. IV, 62).

La branche indiquée (pl. II, 46, et pl. IV, 63) se divise en deux rameaux qui passent derrière la crosse de l'aorte, et se terminent dans le point indiqué (pl. IV, 70), c'est-à-dire dans le lieu de la communication entre les plexus auriculaire, ventriculaire, thoraciques droite et gauche, et les nerfs pneumo-gastrique et récurrent gauches.

Le renflement gangliforme (pl. II, 47, et pl. IV, 64) formé par les branches provenant du deuxième ganglion cervical, envoie plusieurs filets derrière l'artère sous-clavière ; deux de ces filets vont se rendre au troisième ganglion cervical, l'un (pl. II, 63, et pl. IV, 97) contourne la concavité de l'artère sous-clavière pour se réunir au renflement gangliforme (pl. II, 48), l'autre se rend au plexus thoracique (pl. IV, 77) ; une branche passe sur la convexité de l'artère sous-clavière, se divise en deux rameaux, l'un se porte au renflement gangliforme (pl. II, 48) ; le rameau principal, que l'on peut considérer comme la continuation du tronc primitif, se porte vers la partie postérieure de l'aorte et donne plusieurs filets à l'artère sous-clavière. Une branche indiquée (pl. IV, 66) reçoit un rameau du renflement gangliforme (pl. IV, 64) ; une division de ce rameau se voit à la concavité de l'artère sous-clavière (pl. II, 57), communique avec le nerf récurrent, puis, passant derrière l'artère pulmonaire gauche, se porte au plexus pulmonaire postérieur ; la deuxième division du rameau précédemment indiqué (pl. IV, 66, et pl. II, 58), se termine (pl. IV, 70) dans le point de réunion entre le tronc du pneumo-gastrique gauche, le nerf récurrent, le plexus cardiaque latéral gauche, le plexus ventriculaire, et les divisions des plexus thoraciques droit et gauche. Le nerf indiqué (pl. IV, 65) envoie un rameau (pl. II, 64, et pl. IV, 98) pour se réunir au renflement gangliforme (pl. II, 48) ; il communique ensuite, avec des rameaux provenant du côté gauche du plexus thoracique droit, et se termine dans le plexus cardiaque latéral gauche et dans le plexus ventriculaire.

Le renflement gangliforme (pl. I, 48) reçoit une branche du grand sympathique (pl. II, 61), passe sur l'artère sous-clavière, reçoit aussi plusieurs petits filets provenant de la branche du deuxième ganglion cervical qui se rend au renflement gangliforme (pl. II, 47), envoie deux filets pour communiquer avec les nerfs indiqués (pl. II, 44) sur la crosse de l'aorte, et deux branches qui passent sur la face supérieure de l'artère sous-clavière, l'une se réunit au nerf (pl. II, 61, et pl. IV, 65) ; une autre (pl. II, 64, et pl. IV, 98) se réunit à une branche du nerf indiqué (pl. IV, 65), venant du même renflement gangliforme (pl. II, 47, et pl. IV, 64).

S'il s'agissait de donner un nom à chacune des divisions du plexus cardiaque latéral, à droite le nerf indiqué (pl. I, 45) pourrait être appelé *nerf cardiaque superficiel*, celui indiqué (pl. I, 48) *grand nerf cardiaque*, puis le *petit nerf cardiaque profond* (pl. I, 47) ; à gauche (pl. II, 42) se trouverait le *cardiaque superficiel*, qui aurait pour continuation le nerf indiqué (pl. II, 44). Quant aux nerfs

(pl. II, 45, 46, 47, 48), on leur donnerait le nom de *nerfs cardiaques profonds*.

Tous ces nerfs, au reste, s'entrelacent tellement les uns avec les autres, qu'il est difficile de déterminer avec précision leur point de départ et leur terminaison comme nerfs.

Si le grand sympathique et ses ganglions offraient chez les différents sujets une disposition parfaitement identique, et fournissaient pour la formation des nerfs cardiaques des rameaux qui fussent tout-à-fait semblables, il serait avantageux sous tous les rapports d'avoir pour chaque nerf une dénomination particulière ; mais le grand sympathique et ses ganglions présentent dans la situation, le volume et le nombre des branches qu'ils fournissent, des variétés individuelles si multipliées, qu'il est beaucoup moins embarrassant pour celui qui étudie d'appeler du nom commun de *plexus cardiaque latéral droit* et *gauche* l'ensemble des nerfs qui proviennent du grand sympathique et du pneumo-gastrique à la région du col, et vont se porter au cœur et aux gros vaisseaux.

Le plexus ventriculaire (pl. I, 41, pl. II, 40, et pl. IV, 61) est situé immédiatement au-dessous de la partie moyenne de la crosse de l'aorte, et c'est à la partie centrale de ce plexus qu'on peut donner le nom de ganglion cardiaque.

Dans une dissection rapide on peut prendre un ganglion lymphatique pour le ganglion cardiaque ; ce ganglion présente, comme tous ceux du grand sympathique, des variétés d'aspect. Quelquefois il est comme charnu, d'autres fois il ressemble à du tissu cellulaire épaissi ; mais il n'est ni aussi mou, ni aussi friable qu'un ganglion lymphatique. Le plexus ventriculaire reçoit les branches principales de chacun des plexus cardiaques. Il communique avec le plexus auriculaire et le plexus pulmonaire gauche, et se divise en rameaux qui contournent la crosse de l'aorte, l'aorte ascendante et l'artère pulmonaire, après quoi ces rameaux, s'accolant aux artères coronaires antérieure et postérieure, vont se distribuer aux ventricules.

Nous avons dit que les divisions de chaque plexus cardiaque latéral allaient se terminer en grande partie dans le plexus ventriculaire ; il nous reste donc à décrire d'une manière spéciale les autres connexions du plexus ventriculaire, ainsi que ses terminaisons.

Indépendamment de plusieurs petits rameaux qui se distribuent à l'aorte et à l'artère pulmonaire, le plexus ventriculaire donne (pl. I, 61, et pl. II, 33) une branche qui se porte à la partie antérieure de l'aorte, contourne ce vaisseau (pl. I, 49) pour fournir des rameaux et former des anastomoses sur l'aorte et

3

l'artère pulmonaire; ensuite elle accompagne l'artère coronaire antérieure, fournit deux filets à l'oreillette droite, et se termine dans les ventricules.

Le plexus ventriculaire fournit deux autres rameaux (pl. I, 58, et pl. II, 54); ceux-ci passent sur l'aorte, communiquent avec le plexus que forment sur cette artère de petits filets nerveux; ils s'engagent ensuite au-dessous de l'artère pulmonaire (pl. II, 50), communiquent avec le nerf indiqué (pl. II, 49), et s'accolent à quelques branches de l'artère coronaire postérieure pour se terminer sur le ventricule gauche.

Le plexus ventriculaire donne encore (pl. I, 57, et pl. II, 59) deux autres branches qui passent derrière l'artère pulmonaire ; l'une, plus petite, se termine dans les parois de cette artère ; l'autre, plus volumineuse, se porte dans le plexus (pl. II, 50) ; une autre branche (pl. I, 56), après avoir donné un filet au plexus auriculaire, passe d'abord derrière la branche droite de l'artère pulmonaire, ensuite se porte en avant, envoie sur le tronc pulmonaire droit un rameau au plexus pulmonaire antérieur (pl. I, 43); ensuite il se divise, se porte à la partie postérieure de l'artère pulmonaire, puis gagnant la partie inférieure de cette artère (pl. II, 49), il communique avec le plexus nerveux de l'artère pulmonaire, et accompagne l'artère coronaire postérieure jusqu'à sa terminaison dans les ventricules.

A la partie postérieure de la crosse de l'aorte, au moment où cette artère devient descendante, le plexus ventriculaire s'anastomose avec le nerf récurrent (pl. II, 56, et pl. IV, 69) ; en outre, il communique avec le plexus pulmonaire postérieur gauche et les plexus thoraciques droit et gauche (pl. IV, 70).

Le plexus auriculaire est situé à la partie antérieure de la bifurcation de la trachée; il communique avec le plexus ventriculaire, avec le plexus cardiaque latéral droit et celui du côté gauche, avec le nerf récurrent gauche et le plexus pulmonaire antérieur droit ; il envoie des rameaux derrière le tronc droit de l'artère pulmonaire, et ceux-ci (pl. I, 60, 60), après avoir passé à la partie inférieure de ce vaisseau, en s'anastomosant dans ce point avec les branches du plexus pulmonaire antérieur droit (pl. I, 43), se distribuent à l'oreillette droite et aux veines pulmonaires. Le rameau indiqué (pl. II, 51), ainsi que plusieurs autres, passent au-dessous de la branche droite de l'artère pulmonaire, se réunissent à des rameaux fournis par le plexus pulmonaire antérieur gauche (pl. II, 41, 41), ainsi qu'à d'autres rameaux du plexus cardiaque latéral gauche (pl. II, 44), et se termine sur l'oreillette gauche et les veines pulmonaires (1).

(1) Tout ce qui se rattache à l'histoire de la distribution du système nerveux dans le cœur, doit appeler d'autant plus vivement l'attention des anatomistes, qu'il règne encore des dissidences plus profondes qu'on ne le pense au

Les plexus pulmonaires antérieurs (pl. I, 43, et pl. II, 41, 41) sont situés à la partie antérieure de chaque poumon, et sont formés par deux ou trois rameaux venant de chaque côté du tronc du pneumo-gastrique et du récurrent ; ces rameaux

sujet de la question des nerfs du cœur. C'est en vue de l'importance qui s'attache à cette question, que j'entrerai dans les détails suivants, dont on excusera la longueur, en raison du désir que j'ai de mettre sous les yeux du lecteur toutes les pièces nécessaires pour porter un jugement sur des points, qui, de nos jours, comme à des époques antérieures, ont été l'objet d'assez vives controverses.

Je commencerai par dire un mot de la préparation des nerfs du cœur.

Cette préparation doit, si je puis parler ainsi, se faire en deux temps, c'est-à-dire qu'il faut étudier isolément : 1° l'origine et le trajet des nerfs du cœur jusqu'à leur arrivée au contact de cet organe, c'est-à-dire jusqu'au plexus auriculaire et ventriculaire, ainsi qu'au ganglion cardiaque ; 2° la disposition des nerfs du cœur quand ils ont atteint cet organe.

Pour la première partie de la préparation, il importe de l'exécuter exclusivement au point de vue de l'anatomie des nerfs du cœur ; si l'on a la prétention de préparer en même temps d'autres nerfs, et de ne pas subordonner tout le travail au but unique vers lequel on doit tendre, presque toujours, dans la préparation des autres filets nerveux, on divise quelques uns de ceux qui servent d'origine ou d'auxiliaires aux nerfs cardiaques, et la préparation est incomplète.

Quant à la préparation qu'on doit faire subir aux nerfs dans leur terminaison, il faut soumettre le cœur à la macération pendant huit, dix ou douze jours, au bout de ce temps les nerfs deviendront beaucoup plus faciles à reconnaître.

On peut encore retirer d'assez grands avantages du racornissement produit par l'action de l'eau bouillante sur le tissu du cœur : par suite du resserrement, ainsi causé, les nerfs deviennent plus apparents.

Avant de passer à l'exposé des recherches, qu'à diverses époques les anatomistes ont faites sur les nerfs du cœur, je crois extrêmement utile, pour donner à l'esprit du lecteur une sorte de critérium qui lui serve de guide dans l'appréciation des travaux qui ont été faits, et des controverses qui se sont élevées, de poser bien nettement la question de l'existence des nerfs du cœur.

Depuis bien long-temps aucun anatomiste éclairé ne conteste que des filets nerveux, réunis en plexus, et provenant de diverses sources, ne se portent à l'organe central de la circulation. La question n'est pas là. S'il existait des anatomistes assez inattentifs pour ne s'être pas aperçus de l'existence de ces nerfs, ce serait sur eux que retomberait de toute sa force, le superbe démenti que, suivant l'expression d'un chirurgien français, Scarpa a donné à ceux qui niaient l'existence des nerfs du cœur. Il ne s'agit pas de cela, mais il s'agit de savoir si les nerfs du cœur se distribuent à la substance charnue de cet organe, ou bien s'ils se bornent à accompagner dans leur distribution les artères du cœur, sans que l'on puisse jamais trouver un filet nerveux bien isolé qui pénètre dans la substance de l'organe, comme cela s'observe dans les muscles de l'avant-bras et du bras, par exemple. En un mot, le cœur, indépendamment de ses nerfs artériels, a-t-il des nerfs qui lui soient propres? C'est là ce que je ne puis concéder, car je n'ai jamais vu de filets nerveux distincts pénétrer dans le tissu du cœur, à la manière des filets nerveux qui pénètrent dans le deltoïde, par exemple. Quel que soit le soin qu'on apporte dans la dissection, l'on reconnaît que les filets nerveux, soit qu'ils aient resté accolés aux artères dans tout leur trajet, soit qu'ils aient marché pendant une partie de ce trajet à une certaine distance des artères, finissent par se réunir intimement aux ramifications artérielles, sans qu'il soit possible de les suivre au-delà des parois de ces artères. Au reste, quel que soit l'avenir de cette assertion, qui, de même que celles qui portent sur la négation de faits qu'on n'a peut-être pas été assez heureux ou assez habile pour apercevoir, pourrait peut-être, un jour venant, être réfutée par d'autres observateurs, il est bon de faire connaître les recherches des anatomistes qui nous ont précédés, c'est le meilleur moyen

communiquent avec des divisions du plexus auriculaire, et se terminent à la partie antérieure de la racine du poumon, de l'artère et des veines pulmonaires.

Les plexus pulmonaires postérieurs (pl. III, 69, et pl. IV, 71) sont situés à la

de définir encore plus exactement la question qui nous occupe, et l'on sait qu'un problème, par cela seul qu'il est nettement posé, a déjà fait un grand pas vers sa solution.

Les anciens ne pensaient pas que le cœur eût des nerfs; Galien croyait que les nerfs du péricarde se perdaient dans cette membrane, et ne pénétraient point jusqu'au cœur; Vésale découvrit le premier un nerf pénétrant dans le cœur, et auquel il donna le nom de nerviculus cordis.

Fallope, son élève, est le premier qui ait aperçu les plexus cardiaques.

Vers la base du cœur, dit-il, se trouve un plexus semblable à ceux que j'ai remarqués dans l'abdomen. Du reste, Fallope ne reconnaît que cinq nerfs dans le plexus; il pense qu'ils viennent tous de la huitième paire. Sa description, quoique bien inférieure à celles qui ont été faites depuis, ne manque pas d'une certaine exactitude, et on a à lui reprocher plutôt des erreurs que des omissions. Les nerfs qu'il a décrits le sont exactement; mais il a méconnu tous les filets envoyés par le grand sympathique.

Willis reconnut parfaitement l'origine double des nerfs du cœur, à la huitième paire d'un côté, et au grand sympathique de l'autre; il décrit deux plexus formés par ces nerfs. Cette description est extrêmement inexacte; il en est de même des explications qu'il donne sur la portion des ganglions et du nerf vague, d'où sortent les nerfs du cœur, et des indications qu'il fournit sur la manière dont ils se comportent dans leur trajet.

Vieussens a donné le premier une assez bonne description des filets qui se rendent au cœur. Cependant, dans son ouvrage on trouve encore de nombreuses erreurs; de bonnes choses y sont altérées par leur mélange avec beaucoup d'inexactitudes; il admet plusieurs ganglions dans le nerf de la huitième paire.

Lancisi trouve l'origine des nerfs cardiaques dans cinq paires de nerfs; ce sont:

1° Les nerfs vagues;

2° Les intercostaux supérieurs; il appelle ainsi le ganglion cervical supérieur;

3° Le deuxième ganglion, placé vers la septième vertèbre cervicale;

4° Le troisième ganglion:

5° La paire des nerfs phréniques.

Il fait de ces nerfs la description suivante. Trois rameaux cardiaques partent, d'après lui, du ganglion cervical supérieur; l'un va sur la partie antérieure du cœur, les deux autres dans le plexus cardiaque.

Le troisième se divise en plusieurs branches, dont les principales suivent le trajet de la veine cave supérieure, pour se jeter dans le plexus.

Le quatrième, après avoir perforé le péricarde, serpente sur la veine cave supérieure, sur l'oreillette droite, et pénètre dans le cœur.

Enfin, le cinquième ou celui qui provient du phrénique envoie des branches à l'aorte, à la veine cave supérieure, à l'estomac, au plexus cardiaque.

Indépendamment de ces nerfs, qu'on peut appeler descendants, Lancisi en admet d'autres qui sont les nerfs récurrents du cœur; ils remontent des plexus rénaux et stomachique, rampent sur la surface de la veine cave inférieure, et remontent jusqu'à l'oreillette.

Hunaud et Bertin reprirent ces recherches; le premier n'a pu voir qu'un de ces nerfs; le deuxième a constaté leur origine, mais n'a pu les suivre dans leur trajet.

Lancisi a fait plusieurs expériences curieuses pour faciliter l'étude des nerfs du cœur.

Duverney, dont les travaux sont antérieurs à ceux de Lancisi, bien qu'ils n'aient été publiés qu'après ceux de ce

partie postérieure de la racine de chaque poumon, et consistent en plusieurs rameaux très considérables, envoyés de chaque côté par le tronc du pneumo-gastrique ; quelques petites divisions sont données au tissu propre du poumon,

dernier anatomiste, n'a pas avancé par ses recherches l'histoire des nerfs du cœur. La description qu'il en fait n'a rien de remarquable, il décrit d'une manière vague l'origine du pneumo-gastrique et du ganglion cervical inférieur.

La description donnée par Lieutaud est assez claire, mais fort peu étendue. Les nerfs cardiaques, dit-il, naissent de l'intercostal et du nerf vague. Ils vont former vers la naissance de l'aorte, un plexus d'où partent deux rameaux qui se divisent en plusieurs ramifications sur les artères coronaires.

Haller a fort bien vu les trois nerfs cardiaques, provenant des ganglions supérieur, moyen et inférieur, communiquant avec le pneumo-gastrique et en recevant des rameaux, notamment l'anastomose du cardiaque supérieur avec le laryngé. D'après lui, le premier nerf cardiaque se termine au devant de l'aorte, le deuxième entre l'aorte et l'artère pulmonaire ; le troisième en arrière de cette artère.

D'après Sénac il y a deux plexus cardiaques, l'un rampant sur la partie antérieure de l'aorte et sur l'origine de l'artère pulmonaire ; le deuxième, placé devant la trachée-artère, entre les branches de l'artère pulmonaire et le grand sinus de l'aorte. Quant à l'origine des nerfs du cœur, il l'a décrite bien mieux que ses contemporains, mais d'une manière qui laisse encore beaucoup à désirer.

Du reste, il admet l'existence des nerfs récurrents ; il dit les avoir vus souvent, bien que leur ténuité en rende la dissection très difficile. Ces nerfs proviennent du nerf diaphragmatique dans le plexus solaire ; ils remontent sur la veine cave et se portent sur l'oreillette droite.

Du reste, Sénac avoue ingénument qu'il n'a pu suivre les filets nerveux cardiaques jusque dans la substance du cœur, cela lui paraissant, dit-il, fort inutile.

En 1792, Behrends publia un mémoire dans lequel il avança que les nerfs cardiaques ne pénétraient point dans la substance propre du cœur, que, par conséquent, cet organe était dépourvu de nerfs, eu égard à ses fibres charnues.

J'ai suivi, dit-il, avec soin les nerfs cardiaques sur les artères du cœur, mais je n'ai vu aucun des rameaux quitter les parois des vaisseaux pour se porter dans la substance du cœur.

D'un autre côté, les nerfs du cœur viennent du grand sympathique, et tous les nerfs du grand sympathique se distribuent aux parois des artères.

Les rameaux du grand sympathique, lorsqu'ils sont parvenus aux vaisseaux, prennent un aspect particulier, ils deviennent plus mous, pour ainsi dire pulpeux, s'aplatissent sur les parois de l'artère qu'ils embrassent étroitement, et dont il est fort difficile de les séparer.

Tous les arguments que Behrends invoque ensuite, pour démontrer l'absence des nerfs dans le tissu charnu du cœur, sont totalement étrangers à l'examen anatomique, il en est de même des objections de Zerener ; il s'agit de part et d'autre d'inductions physiologiques sur le rôle du système nerveux dans les mouvements du cœur ; mais, hors le fait anatomique cité par Behrends, et qui concorde avec ce que j'ai vu, il n'y a rien qui se rapporte directement à la simple question de fait qui consiste à savoir si les filets nerveux pénètrent dans la substance charnue, ou si l'on ne peut les suivre que sur les artères.

Or, dans la question qui nous occupe, il ne s'agit point de déterminer quelles sont les conséquences physiologiques qui pourront être déduites pour l'explication des fonctions du cœur, il s'agit tout simplement de savoir, si quelqu'un a démontré par la préparation anatomique, l'existence de filets nerveux, pénétrant d'une manière distincte, dans le tissu charnu du cœur. C'est donc exclusivement sous ce point de vue que j'examinerai les travaux de Scarpa.

Lorsque les nerfs du cœur, remarquables par leur volume et leur nombre, ont atteint le commencement des

mais la plus grande partie se porte le long des divisions de la trachée, et se termine dans les cellules aériennes.

Les plexus *thoraciques droit et gauche* sont formés par plusieurs divisions artères coronaires, ils se divisent en rameaux moindres, et en filaments ténus qui accompagnent ces artères. Partout où les artères coronaires se divisent, les nerfs se partagent de même en rameaux plus petits ; lorsque les artères sont encore à l'état de gros troncs, les filets nerveux sont, les uns placés autour d'elles, les autres répandus sur la surface du cœur. Mais au moment où les artères, plus divisées, pénètrent la substance de cet organe, soit à la base, soit au milieu, soit à la pointe, *ils se rapprochent des artères les plus voisines, et s'enfoncent avec elles dans la substance du cœur.*

Les oreillettes et sinus veineux du cœur, qui reçoivent la plupart de leurs vaisseaux des artères coronaires, reçoivent aussi leurs nerfs des cardiaques qui *accompagnent partout ces artères.*

Dans les gros animaux à sang chaud, tels que le cheval, le bœuf, on peut suivre assez facilement à l'œil nu, les nerfs du cœur qui *accompagnent les artères coronaires jusqu'à la troisième ou quatrième division de ces artères ; mais alors, tout-à-coup, même sur les plus gros animaux, leurs rameaux acquièrent une telle ténuité, une telle mollesse, qu'il est impossible de les suivre plus loin, même avec des instruments d'optique.*

Les nerfs du cœur, tant chez l'homme que chez les animaux, offrent une grande mollesse et une transparence gélatineuse, ce qui ne permet pas d'apercevoir à l'œil nu, sur les filets que ces nerfs distribuent au cœur, cette apparence de fibres qu'on aperçoit même sur les filets les plus ténus des autres nerfs.

Chez l'homme, les principaux troncs des nerfs du cœur offrent des renflements gangliformes très marqués ; on n'observe rien de semblable sur les nerfs du cœur du bœuf et du cheval ; en effet, chez ces animaux les nerfs sont fournis en grande partie par la huitième paire.

Voilà quels sont les résultats des savantes recherches de Scarpa à l'égard du mode de distribution des nerfs dans le cœur. On y voit que ce grand anatomiste n'a jamais vu de filet nerveux pénétrant dans le tissu charnu du cœur, autrement qu'accolé aux artères et identifié en quelque sorte avec leur tunique externe, sans qu'il fût possible, au-delà des troisième ou quatrième divisions artérielles, de suivre encore les filets nerveux. Les recherches de Lobstein et de quelques autres anatomistes ne les ont pas, sous le rapport de la dissection, conduits plus loin que Scarpa, bien qu'ils aient admis l'existence de filets nerveux se distribuant ostensiblement au tissu du cœur.

J'étais donc bien fondé à poser les questions que ce travail a pour objet de résoudre, savoir : *Y a-t-il, indépendamment des nerfs artériels du cœur, des nerfs viscéraux pour cet organe ?* Or, je suis amené à nier l'existence anatomiquement appréciable de ces derniers. J'ai besoin de le redire, car il y a eu souvent dans cette discussion des malentendus qu'il faut éviter : par *nerfs viscéraux*, j'entends des filets nerveux qui, ayant, jusqu'au terme de leur distribution, une existence tout-à-fait distincte des parois artérielles, pénètreraient d'une manière évidente dans le tissu charnu. Maintenant, qu'au moyen d'inductions physiologiques plus ou moins sévères, ou parvienne à démontrer que le tissu du cœur doit avoir des nerfs qui lui soient propres et qui président à ces fonctions, je sois loin de combattre ces conjectures qui me paraissent rationnelles, mais je conteste qu'on en ait, jusqu'à ce jour, anatomiquement démontré la certitude.

Ce que je conteste encore, c'est l'identité du mode de distribution des filets nerveux dans la substance du cœur et dans les autres muscles. Dans les recherches que j'ai faites sur la distribution des nerfs dans les muscles volontaires, j'ai constamment remarqué que même dans les dernières divisions appréciables des artères et des nerfs, ceux-ci conservaient toujours une existence parfaitement distincte des artères, et qu'en outre de nombreux filets nerveux arrivaient au terme définitif de leur épuisement, de leur distribution dans le tissu musculaire, sans être satellites d'aucune subdivision artérielle, et sans qu'il fût possible de les considérer autrement que comme

nerveuses provenant des ganglions thoraciques les plus élevés ; ces nerfs communiquent les uns avec les autres, ainsi qu'avec les plexus pulmonaires antérieur et postérieur, et les plexus ventriculaires. Afin de mettre en évidence les connexions de ces différents plexus, il est nécessaire de couper l'aorte à sa crosse, après avoir fait une dissection presque complète des nerfs du cœur. Cette section de l'aorte sera faite avec de grands avantages quand il ne restera plus qu'à suivre les branches de chaque plexus thoracique, au moment où elles se terminent dans les plexus ventriculaires, et pulmonaires postérieurs ; mais il est nécessaire que, sous tous les autres rapports, la dissection des nerfs du cœur soit complètement achevée, car le déplacement des parties, et le changement des rapports, pourraient donner lieu à une extrême confusion.

Le plexus thoracique droit est constitué par des rameaux provenant du troisième ganglion cervical, et des premier, deuxième, troisième et quatrième ganglions thoraciques. Ces rameaux forment (pl. II, 81) un plexus qui communique avec les plexus pulmonaires postérieur et antérieur du côté droit (pl. III, 69, 69), et envoie quelques branches qui accompagnent l'artère bronchique, et se terminent dans le poumon ; ce plexus donne ensuite les branches (pl. III, 76, 77, 78, 79, 80, et pl. IV, 72, 73, 74, 75, 76) qui se portent derrière l'œsophage, et s'anastomosent avec le plexus ventriculaire et les plexus pulmonaires postérieur et thoracique gauche.

Le plexus thoracique gauche est constitué par des branches nerveuses provenant 1° du premier ganglion thoracique ; 2° du cordon qui s'étend de ce ganglion au deuxième ; 3° des deuxième, troisième et quatrième ganglions thoraciques ; ces branches forment un plexus (pl. IV, 77, 78, 79) qui communique avec le plexus thoracique droit, le plexus cardiaque latéral gauche (pl. IV, 64), et les plexus pulmonaire gauche et ventriculaire.

des filets nerveux tout-à-fait étrangers anatomiquement au système artériel, ce qu'on ne saurait faire pour les nerfs du cœur. Scarpa, qui a soutenu l'identité de distribution que je viens de combattre, convient lui-même, que quand des filets nerveux cardiaques se sont momentanément écartés des artères, ils se réunissent sans aucune exception aux parois de ces vaisseaux au moment où ceux-ci pénètrent dans le tissu du cœur. Or, il résulte de mes recherches que cet accolement n'existe pas pour un grand nombre de filets nerveux des muscles volontaires. Je suis donc amené à formuler ainsi la solution des questions précédemment posées :

1° La distribution du système nerveux dans le tissu du cœur diffère de celle qu'on observe dans les muscles volontaires ;

2° L'examen anatomique n'a constaté jusqu'à présent dans le cœur, que des *nerfs artériels* ; l'existence de filets nerveux, indépendants des vaisseaux et propres au tissu charnu, est encore à démontrer.

E. Chassaignac.

Les branches du grand sympathique, des ganglions thoraciques, et des nerfs splanchniques, qui ont été décrites comme se portant à l'aorte, peuvent être considérées comme une continuation des plexus thoraciques ; mais cependant il doit être bien compris que ces rameaux sont destinés aux tuniques de l'aorte, et de ses divisions, ainsi qu'aux lymphatiques, au tissu cellulaire, et aux ligaments de la colonne vertébrale.

CHAPITRE TROISIÈME.

PORTIONS LOMBAIRE ET SACRÉE DU GRAND SYMPATHIQUE.

SECTION PREMIÈRE.

CÔTÉ DROIT.

Le cordon formé par le grand sympathique, après avoir franchi l'ouverture du diaphragme, envoie en arrière, et en dehors, deux rameaux au douzième nerf dorsal ; en dedans, il envoie un rameau qui s'accole à la première artère lombaire, et donne des filets aux ligaments de la colonne vertébrale ; ensuite, vers le bord supérieur de la deuxième vertèbre lombaire, il se termine dans le premier ganglion lombaire. La portion lombaire du grand sympathique se rapproche de la partie antérieure des vertèbres lombaires, et les branches qui se portent des ganglions lombaires aux nerfs lombaires fournis par la moelle sont profondément cachées par les insertions du grand psoas.

Le premier ganglion lombaire donne en dehors une branche au premier, et une au second nerf lombaire ; en dedans, il communique avec le plexus rénal et avec l'expansion gangliforme, qui se joint au plexus aortique. Ensuite, le grand sympathique continue son trajet, et se porte au deuxième ganglion lombaire, au niveau du bord inférieur de la deuxième vertèbre lombaire ; ce ganglion envoie des filets nerveux au deuxième et au troisième nerfs lombaires ; en dedans, il donne un filet aux ligaments vertébraux, et un autre assez fort au plexus aortique. Ensuite, le cordon de communication, entre les deuxième et troisième ganglions lombaires, se perd dans le troisième ganglion, au niveau de la substance intervertébrale, placée entre la troisième et la quatrième vertèbre lombaire.

Le troisième ganglion lombaire envoie un rameau au quatrième nerf lombaire, et en dedans, il fournit des filets qui se rendent au plexus aortique, et aux ligaments vertébraux, après avoir passé derrière l'artère iliaque primitive. Ensuite, le cordon nerveux qui unit le troisième ganglion lombaire au quatrième se termine dans ce dernier ganglion, au niveau de la substance intervertébrale, placée entre la quatrième et la cinquième vertèbre lombaire.

Le quatrième ganglion fournit, en dehors, une branche au quatrième nerf lombaire, et une au cinquième. Cette seconde branche se subdivise en deux rameaux. Un de ces deux rameaux, avant de se réunir au cinquième nerf lombaire, s'anastomose avec la branche que le quatrième ganglion envoie au quatrième nerf ; en dedans, le quatrième ganglion donne des filets qui, après avoir passé derrière l'artère iliaque, vont se porter au plexus aortique et aux ligaments vertébraux. Le cordon nerveux du grand sympathique continue ensuite son trajet jusqu'au premier ganglion sacré, dans lequel il se termine au niveau de la partie supérieure du sacrum.

Le premier ganglion sacré envoie, en dehors, une branche au cinquième nerf lombaire et au premier nerf sacré ; en dedans, il donne des filets qui se perdent dans l'appareil ligamenteux et dans le tissu cellulaire placé à la partie antérieure du sacrum. Puis le cordon nerveux du grand sympathique continue son trajet, et précisément vis-à-vis le côté interne du premier trou sacré antérieur, se perd dans le deuxième ganglion sacré.

Le deuxième ganglion donne, en dehors, une branche au premier et au deuxième nerfs sacrés ; en dedans, il en donne une au plexus nerveux hypogastrique. Du même côté se voient quelques filets qui se perdent dans le tissu cellulaire. Le cordon du grand sympathique continue ensuite son trajet descendant, et, au côté interne du troisième trou sacré antérieur, s'unit au quatrième ganglion sacré.

Le quatrième ganglion donne, en dehors, une branche au troisième nerf sacré ; il en fournit une autre à l'une des divisions de ce nerf, pour aller ensuite avec elle se porter dans le plexus hypogastrique ; en dedans, il envoie une branche anasto-motique au quatrième ganglion sacré du côté gauche. Ensuite le cordon nerveux du grand sympathique du côté droit se confond avec le grand sympathique du côté gauche, dans le sein d'un ganglion unique, situé à l'extrémité terminale de ces deux nerfs.

Le petit ganglion terminal des deux grands sympathiques droit et gauche envoie des filets qui se perdent dans les ligaments sacro-coccygiens et dans le tissu cellu-laire qui se trouve au-devant du coccyx ; il communique avec le cinquième nerf sacré par une anastomose, et concourt à former, avec des filets provenant

4

des quatrième, cinquième et sixième nerfs sacrés de chaque côté , un plexus inextricable.

SECTION DEUXIÈME.

CÔTÉ GAUCHE.

Le grand sympathique du côté gauche, après son passage à travers le diaphragme, se termine dans le premier ganglion lombaire, au niveau de la partie supérieure de la deuxième vertèbre lombaire.

Le premier ganglion lombaire donne , en dehors , deux branches qui vont s'anastomoser avec le premier nerf lombaire ; un peu plus bas il fournit, toujours en dehors, un deuxième rameau qui se bifurque et donne un filet au premier nerf lombaire et un autre au second; en dedans, il envoie deux rameaux au plexus aortique. Le cordon du grand sympathique se continue ensuite jusqu'à la partie supérieure de la quatrième vertèbre lombaire, où il s'unit au deuxième ganglion lombaire gauche. Pendant ce trajet, entre le premier et le deuxième ganglion , le cordon du grand sympathique fournit, en dehors , deux rameaux au troisième nerf lombaire.

Le second ganglion lombaire donne, en dehors , un rameau au quatrième nerf lombaire, et un autre au cinquième ; le deuxième de ces rameaux donne quelques filets aux ligaments vertébraux ; en dedans , il donne quelques petits rameaux qui , après avoir passé derrière l'artère iliaque primitive, se portent au plexus aortique ; ce même ganglion donne encore, du côté interne, des filets aux ligaments vertébraux, à l'artère iliaque primitive et à l'uretère. Ensuite le cordon nerveux du grand sympathique se continue jusqu'au premier ganglion sacré , dans lequel il se termine au niveau de la partie supérieure du sacrum.

Le premier ganglion sacré donne, en dehors , une branche au cinquième nerf lombaire et une autre au premier nerf sacré ; il donne des filets à l'artère hypogastrique ; en dedans, il donne plusieurs filets aux ligaments et au tissu cellulaire qui recouvrent la face antérieure du sacrum. Ensuite le cordon nerveux du grand sympathique s'unit presque immédiatement au deuxième ganglion sacré, vers le milieu du premier trou sacré antérieur.

Le deuxième ganglion sacré donne, en dehors, plusieurs branches au premier nerf sacré , il en donne une inférieurement au deuxième ; en dedans, il donne des filets qui se perdent dans le tissu cellulaire. Ensuite le cordon du grand sympathique se rend dans le troisième ganglion auquel il s'unit au côté interne et inférieur du deuxième trou sacré antérieur.

Le troisième ganglion sacré donne, en dehors, une branche au deuxième nerf sacré ; en dedans, il donne une longue branche qui se porte dans le plexus hypogastrique et d'autres filets qui se perdent dans le tissu cellulaire. Ensuite le cordon du grand sympathique s'unit au quatrième ganglion sacré, au niveau de la partie supérieure et interne du troisième trou sacré antérieur.

Le quatrième ganglion sacré donne, en dehors, deux rameaux au troisième nerf sacré ; en dedans, il donne des filets aux ligaments et au tissu cellulaire qui recouvrent la partie antérieure du sacrum. Il donne un rameau d'anastomose au quatrième ganglion sacré du côté droit. Ensuite le cordon du grand sympathique, arrivé au niveau de la partie interne du quatrième trou sacré antérieur, se termine dans le cinquième ganglion sacré.

Le cinquième ganglion sacré donne, en dehors, une branche au quatrième nerf sacré ; en dedans, il envoie une branche au quatrième ganglion sacré du côté droit, un rameau au plexus hypogastrique et des filets qui se perdent dans le tissu cellulaire. Ensuite le cordon du grand sympathique, après avoir donné, en dehors, une branche au cinquième nerf sacré, se continue vers la partie moyenne et inférieure du sacrum, pour se confondre dans un ganglion unique avec le grand sympathique du côté droit. Ce ganglion donne des filets aux ligaments sacro-coccygiens antérieurs et au tissu cellulaire, et il forme un plexus inextricable avec des filets provenant des quatrième, cinquième et sixième nerfs sacrés des deux côtés.

Chez quelques sujets on trouve cinq ou six ganglions dans la portion lombaire du grand sympathique, et alors il arrive souvent que ces ganglions sont plus volumineux, mais moins longs qu'ils ne le sont dans la planche que j'ai fait représenter.

CHAPITRE QUATRIÈME.

DES NERFS SPLANCHNIQUES.

SECTION PREMIÈRE.

CÔTÉ DROIT.

Les branches qui concourent à la formation du grand nerf splanchnique sont : 1° une branche (pl. III, 82) venant du cinquième ganglion thoracique ; 2° une autre branche qui se joint à la précédente, et qui provient du septième ganglion (pl. III, 84) ; 3° une dernière (pl. III, 84) qui vient du huitième ganglion. Une fois formé, le grand splanchnique se dirige en bas (pl. III, 85), s'anastomose avec le petit nerf splanchnique (pl. III, 86), et passe à travers le diaphragme (pl. V, 42) pour se terminer dans le ganglion semi-lunaire.

Le ganglion semi-lunaire (pl. V, 43) est placé sur l'aorte, et se prolonge soit en conservant toute son épaisseur, soit sous l'aspect d'une expansion membraneuse sur l'origine des artères cœliaque et mésentérique supérieure; quelques portions se prolongent aussi sur les artères rénales.

Le petit nerf splanchnique (pl. III, 86) est formé par une branche provenant du dixième ganglion thoracique, et par une autre branche provenant du cordon même du grand sympathique. Ce nerf traverse le diaphragme en dehors du grand nerf splanchnique, et se termine (pl. V, 44) dans la portion du ganglion semi-lunaire qui donne naissance au plexus rénal. Une autre branche (pl. III, 87), naissant par deux racines du onzième ganglion thoracique, traverse aussi le diaphragme (pl. V, 45), et se termine dans la portion du ganglion semi-lunaire voisine du plexus rénal.

Un petit ganglion (pl. V, 46), reçoit un rameau du ganglion semi-lunaire droit, et un deuxième rameau (pl. V, 47) provenant du nerf phrénique droit; il donne ensuite plusieurs filets à la capsule du rein, et envoie une branche (pl. V, 53; pl. VII, 4) derrière les vaisseaux du foie, pour se réunir à une branche du plexus hépatique gauche, et distribuer des filets à la veine cave inférieure, à son passage à travers le diaphragme.

Le ganglion semi-lunaire donne des filets (pl. V, 76) à la capsule du rein; plusieurs de ces filets sont très petits, mais quelques autres sont plus volumineux, et chez certains sujets, l'union du ganglion semi-lunaire avec la capsule rénale (fig. 1 et 4, 9; pl. IX, fig. 2) est tellement intime, et tellement supérieure à ce qu'on observe habituellement, à l'égard des connexions entre les nerfs et les viscères, qu'on peut rationnellement inférer d'une pareille union que ces organes accomplissent, dans l'économie du système nerveux, quelque rôle extrêmement important.

Le plexus hépatique droit (pl. V, 48, 49, 50, 51, 52, et pl. VII, 19, 20, 23, 24) est constitué par un entrelacement très complexe des nerfs qui entourent l'artère hépatique et les vaisseaux biliaires. Le ganglion semi-lunaire droit fournit plusieurs branches à ce plexus, le gauche lui en fournit aussi, ou plutôt l'union de ce plexus avec l'expansion membraneuse (pl. VI, 44) fait partie du plexus cœliaque; le plexus hépatique droit s'anastomose avec le plexus hépatique gauche. Ce plexus envoie des filets à la vésicule du fiel et à son conduit, les autres divisions du plexus pénètrent dans le foie en s'accolant aux ramifications de l'artère hépatique et de la veine porte, pour se perdre dans la substance de l'organe. Les filets nerveux à leur entrée dans le foie sont presque exclusivement accolés aux divisions de l'artère hépatique ; mais lorsque ces divisions se sont subdivisées, on voit quelques uns des filaments nerveux passer, des rameaux artériels aux ramifications de la veine porte.

Le plexus hépatique droit envoie à l'estomac, le long de l'artère pylorique, les branches (pl. V, 61, pl. VII, 21) qui communiquent avec les branches (pl. VII, 22) provenant aussi, elles, du plexus hépatique et avec une branche provenant du nerf pneumo-gastrique droit ou postérieur (pl. VII, 14) et une branche du pneumo-gastrique gauche ou antérieur (pl. VII, 2). Le même plexus donne encore à l'estomac d'autres branches, et entre autres quelques unes qui, accolées à l'artère pylorique, vont communiquer avec des rameaux provenant du plexus hépatique gauche et du nerf pneumo-gastrique gauche ou antérieur; quelques autres (pl. VII, 20) accompagnent l'artère gastro-épiploïque droite, et vont se terminer à l'estomac ; d'autres (pl. V, 67) côtoyant cette même artère, se portent au duodénum, où elles s'unissent à une branche (pl. V, 68) venant du plexus mésentérique supérieur ; quelques filets se distribuent aussi au duodénum et au pancréas.

Le plexus hépatique gauche (pl. VII, 5, 6, 7, 8, 9, 10) est principalement formé par des branches venant du pneumo-gastrique antérieur ou gauche, par les branches (pl. V, 53, pl. VII, 4) venant d'un petit ganglion indiqué (pl. V, 46), et par les divisions (pl. VI, 63, 64, pl. VII, 11, 12) de la branche indiquée (pl. VI, 41). Ces branches se portent le long du petit épiploon jusqu'à l'éminence porte, communiquent avec celles du plexus hépatique droit, et pénètrent alors dans la substance du foie, au sein de laquelle elles accompagnent les divisions de l'artère hépatique et de la veine porte.

Le plexus cœliaque (pl. V, 64, pl. VI, 44, pl. VII, 17) forme à l'artère cœliaque une sorte de tunique nerveuse qui l'entoure complétement; ce plexus communique largement avec chacun des ganglions semi-lunaires, et avec une portion assez considérable du pneumo-gastrique droit ou postérieur (pl. VI, 83). Il envoie, le long de l'artère splénique, des rameaux qui se distribuent à la rate et au pancréas (pl. VI, 45). Le long de l'artère gastrique inférieure gauche (gastro-épiploïque gauche) marchent des filets qui se rendent à l'estomac (pl. VI, 46, pl. VII, 25). D'autres rameaux sont donnés au pancréas, et quelques uns accompagnent l'artère pancréatique (pl. VI, 47, pl. VII, 18). Le plexus cœliaque envoie aussi, le long de l'artère coronaire stomachique, des branches qui se portent à l'estomac ; il en envoie d'autres au plexus hépatique gauche.

Le plexus mésentérique supérieur entoure ordinairement l'origine de l'artère mésentérique supérieure, en lui formant une sorte de tunique nerveuse (pl. V. 65) ; ce plexus tire sa principale origine du ganglion semi-lunaire droit, mais communique largement avec le ganglion semi-lunaire gauche et le plexus cœliaque ; l'origine du plexus mésentérique (pl. VI, 5o) est en connexion avec la terminaison du pneumogastrique droit, dans le plexus cœliaque. Du plexus mésentérique supérieur naissent de nombreux filets nerveux qui accompagnent les divisions de la mésentérique supérieure, et fournissent des ramuscules qui se distribuent à l'intestin grêle et au mésentère; un rameau (pl. V, 68) accompagnant une branche de l'artère mésentérique, se porte au duodénum pour s'anastomoser avec un rameau du plexus hépatique droit (pl. V, 67), et envoie un filet à l'artère gastrique inférieure droite (gastro-épiploïque droite). Les rameaux nerveux qui accompagnent l'artère colique droite et la moyenne proviennent principalement du plexus aortique (pl. VIII, 3) ; mais ces rameaux s'anastomosent avec ceux envoyés par la mésentérique supérieure, et particulièrement avec les filets iléo-coliques donnés par cette artère.

Un fait qui mérite d'être noté , c'est que la totalité de l'intestin grêle et une partie du gros intestin reçoivent le sang artériel de la mésentérique supérieure, tandis que les filets nerveux qui accompagnent les divisions de cette seule artère proviennent cependant d'origines diverses; et par suite de la disposition du plexus aortique (pl. VIII. 3), la presque totalité du gros intestin reçoit ses filets principalement de ce plexus, tandis que la fin du gros intestin reçoit les siens du plexus hypogastrique.

Le plexus rénal (pl. V, 77) est situé en partie derrière cette artère ; il a de larges communications avec le ganglion semi-lunaire droit, en reçoit le nerf petit splanchnique (pl. III, 86, pl. V, 44), et le rameau (pl. III, 87, pl. V, 45) qui provient du onzième ganglion thoracique. Le plexus rénal a de nombreuses communications avec le plexus aortique, et accompagne les ramifications de l'artère émulgente dans la substance du rein.

Le plexus spermatique (pl. V, 78) naît, par plusieurs origines, du plexus rénal ; il s'anastomose avec le plexus aortique, donne un filet à l'uretère, et se porte en bas en formant plusieurs divisions qui accompagnent l'artère spermatique ; il s'anastomose avec le plexus hypogastrique par l'entremise du filet que celui-ci donne au canal déférent. Ce plexus commence alors à contracter avec les vaisseaux des adhérences tellement intimes, que la dissection en devient extrêmement difficile; puis il finit par se fondre et s'identifier tellement avec la partie inférieure du cordon spermatique, qu'il devient tout-à-fait impossible de suivre distinctement ses divisions jusqu'au testicule

Le plexus aortique (pl. V, 69; pl. VI, 53) est constitué par une réunion de filets spécialement situés sur l'aorte; il communique avec le plexus mésentérique supérieur et la portion du ganglion semi-lunaire qui donne des rameaux au plexus rénal; il communique aussi avec le ganglion semi-lunaire gauche, et la portion de ce ganglion qui fournit le plexus rénal gauche; il reçoit un rameau qui provient du cordon du grand sympathique au-dessous du premier ganglion lombaire; il reçoit des rameaux du second, du troisième et du quatrième ganglions lombaires, deux autres rameaux du premier ganglion lombaire gauche, et quelques uns plus petits, du second; il a des connexions avec les filets nerveux de la capsule rénale droite et le plexus hépatique droit, par l'entremise de la branche indiquée (pl. V, 71); il s'anastomose avec les plexus spermatiques, et se dirige en bas pour former sur la petite artère mésentérique, le plexus mésentérique inférieur. Dans son trajet il fournit plusieurs rameaux qui se terminent à l'aorte, aux artères iliaques, aux uretères et au canal thoracique, sur lequel on peut suivre quelques filets appartenant à ce plexus; il se divise au niveau de la dernière vertèbre lombaire, en deux portions qui vont former les plexus hypogastriques droit et gauche (pl. V, 79, 80, pl. VI, 57, 58) (1).

(1) La description que donne M. Swan des plexus vasculaires de l'abdomen, et du plexus aortique en particulier, nous conduit à dire quelque chose des nerfs des artères et des veines.

Si l'on cherche à détacher la gaîne celluleuse qui enveloppe les veines, on aperçoit des filaments nerveux provenant du système ganglionnaire, et qui forment autour de ces vaisseaux un plexus semblable à celui qu'on aperçoit autour des artères.

Sœmmering a démontré que le plexus pulmonaire antérieur envoie des nerfs à la veine pulmonaire, que le plexus phrénique en envoie à la veine cave supérieure, et que les veines faciales sont entourées de nerfs disposés sous forme de plexus, et qui n'adhèrent que lâchement aux parois veineuses. Ces filaments nerveux sont longs, fermes, et peuvent être suivis dans les tuniques,

Sur les gros mammifères, sur le cheval et le bœuf, non seulement Weber a suivi des nerfs jusqu'à la tunique de la veine cave inférieure, là où elle entre dans le sillon postérieur du foie, mais encore sur la partie de cette veine qui est cachée dans le foie, et qui par suite ne peut recevoir immédiatement aucun nerf dans ce lieu. Le même anatomiste a vu des filets nerveux ramper entre les deux membranes, et s'y subdiviser dans une certaine étendue. Il faut, à la vérité, tenir compte de la structure de la veine cave inférieure chez ces animaux. Elle y offre, en effet, près de sa terminaison une véritable tunique musculaire qu'on ne rencontre point chez l'homme. Ce n'est donc pas de ce seul fait qu'on pourrait tirer des conclusions satisfaisantes sur l'existence des nerfs dans les parois des veines chez l'homme.

Wützer a prétendu avoir pu suivre des rameaux du nerf grand sympathique qui se portaient sur la veine cave chez l'homme.

On voit quelquefois sur la veine cave supérieure un filet nerveux qui, au premier abord, semble appartenir à cette veine, mais je crois qu'il se porte jusqu'à l'oreillette droite.

Le plexus solaire fournit aussi des filets qui rampent à la surface de la veine cave inférieure. Le ganglion semi-lunaire droit en donne aussi quelques uns qui se portent sur la même veine.

Les artères ont, avec les veines, ceci de commun qu'elles sont accompagnées dans leur trajet par des divisions

Le plexus mésentérique inférieur (pl. V, 75, pl. VI, 54), est formé par des rameaux provenant du plexus aortique ; il donne de nombreux filets qui accompagnent les divisions de l'artère mésentérique inférieure, s'anastomose par l'entremise de la branche (pl. VIII, 7), avec cette portion du plexus aortique (pl. VIII, 3), qui accompagne l'artère colique moyenne, et se distribue à la portion gauche du colon, au mésocolon et à la portion supérieure du rectum.

nerveuses : ces divisions nerveuses, qu'il ne faut pas confondre avec les troncs nerveux dont les artères et les veines sont satellites dans plusieurs parties du corps, sont destinées aux parois des vaisseaux, ce sont les *nervi vasorum*, comme il y a les *vasa vasorum*. Mais si les artères ressemblent aux veines, sous ce rapport, elles en diffèrent par la quantité de filets nerveux qui se perdent sur leurs parois. Je pense que ces divisions nerveuses qui rampent à la superficie des artères ont beaucoup moins pour objet de présider à l'action propre des artères elles-mêmes, qu'aux fonctions des organes dans lesquels celles-ci vont se distribuer. Une des principales raisons que j'allèguerais en faveur de cette manière de voir, c'est que les artères ont des ramuscules nerveux d'autant plus considérables proportionnellement qu'elles sont plus petites. Si ces nerfs étaient exclusivement propres à l'organisation et aux fonctions des artères, n'est-il pas infiniment probable qu'il y aurait une proportionnalité directe entre leur abondance et le volume des artères. C'est le contraire qu'on observe

Les nerfs des artères leur proviennent des deux grands foyers de toute production nerveuse, c'est-à-dire du centre céphalo-rachidien et du grand sympathique.

Il n'existe aucune loi spéciale pour le choix du centre nerveux auquel telle ou telle artère emprunte ses filets, les rapports purement topographiques et de voisinage semblent être l'unique condition en vertu de laquelle telle artère reçoit ses filets nerveux du grand sympathique, tandis que telle autre reçoit les siens du centre céphalo-rachidien. C'est ainsi que nous voyons les artères des membres recevoir leurs filets des nerfs rachidiens qui se trouvent dans leur voisinage, tandis que l'aorte, l'origine des gros troncs artériels du col, mais principalement les artères de l'abdomen, reçoivent les leurs du grand sympathique.

Cependant quand on songe que les filets provenant de cette dernière origine sont comparablement plus nombreux et plus constants sur les parois des artères ; on ne peut s'empêcher de supposer une nécessité encore inconnue dans sa nature, de leur coopération à une même fonction avec ces vaisseaux. Il semble que le système ganglionnaire soit destiné presqu'en entier aux artères.

Quoi qu'il en soit, les nerfs des artères ne pénètrent pas au-delà de leur membrane externe.

Une circonstance anatomique vient fortifier l'opinion émise précédemment sur les attributions des filets nerveux satellites des artères ; voici cette circonstance : quand on examine avec une attention minutieuse le lacis ou réseau nerveux qui entoure une artère, on voit qu'il se divise en deux ordres de filets, les uns plus superficiels, mous, comme pulpeux et rubanés qui poursuivent leur trajet jusque dans le sein même de l'organe où l'artère va se perdre ; les autres, plus profonds, moins larges, non rubanés, plus secs et plus fermes que les autres, et qui vont se perdre dans les parois de l'artère. Enfin, un autre fait qui vient encore à l'appui de l'opinion que les nerfs sont moins importants qu'on ne le suppose dans l'économie intime des artères, c'est qu'il y a quelques uns de ces vaisseaux qui sont complétement dépourvus de filets nerveux, telles sont les artères ombilicales. A quoi il faut ajouter que dans certains viscères les nerfs disparaissent assez rapidement à la surface des artères ; or, comment se rendrait-on compte de ce fait anatomique si l'on ne se l'expliquait pas par la distribution des nerfs concomitants à d'autres parties qu'aux artères ? Il faut encore remarquer que souvent on a pris pour des nerfs destinés aux artères, des filets nerveux et des plexus qui n'ont d'autre usage que de constituer des anastomoses entre tels et tels nerfs. Serait-il permis, par

Le plexus hypogastrique droit (pl. V, 79) pénètre dans le bassin, communique avec le second ganglion sacré, donne des rameaux aux divisions de l'artère hypogastrique, se porte vers la partie postérieure et latérale de la vessie, dans le lieu où ce réservoir est en rapport avec le rectum, et forme avec les divisions des troisième et quatrième nerfs sacrés (pl. V, 86, 87) un entrelacement très complexe (pl. V, 81). En cet endroit, le plexus hypogastrique revêt la forme d'une expansion membraneuse épaisse, et fournit de nombreux rameaux qui se terminent sur le rectum, la vessie, l'uretère, la vésicule séminale, le canal déférent, la prostate, et envoie des filets qui accompagnent le canal déférent, et vont s'anastomoser sur le cordon avec le plexus spermatique.

SECTION DEUXIÈME.

CÔTÉ GAUCHE.

Le nerf grand splanchnique est formé par un rameau volumineux (pl. IV, 87), provenant du cinquième ganglion thoracique; ce rameau en reçoit un autre plus petit, venant du sixième ganglion, puis il reçoit du septième ganglion deux autres rameaux, l'un assez grêle, l'autre volumineux (pl. IV, 88). Ce nerf reçoit encore un rameau volumineux du huitième ganglion; un petit rameau provenant du neuvième ganglion, et un rameau considérable (pl. IV, 90), qui est donné par le cordon du grand sympathique, précisément dans le point où ce cordon va s'unir au dixième ganglion thoracique : le nerf (pl. IV, 91), ainsi formé, passe à travers le diaphragme (pl. VI, 38), et se termine dans le ganglion semi-lunaire gauche.

Le ganglion semi-lunaire (pl. VI, 39), repose en partie sur l'aorte; et se prolonge fréquemment, soit en conservant la texture ganglionnaire, soit de même que celui

exemple, d'attribuer à la carotide interne tous ces filets et plexus qui l'entourent dans le canal carotidien, quand on voit que toutes ces divisions nerveuses sont affectées aux communications qui lient le ganglion cervical supérieur, d'une part, au nerf de la sixième paire, et, d'une autre part, au filet inférieur du nerf vidien, et au ganglion de Gasser.

J'admets donc quatre ordres de nerfs qui accompagnent les artères:

Premier ordre. Les grands cordons nerveux, *satellites* des grandes artères, comme le pneumo-gastrique pour la carotide.

Deuxième ordre. Les nerfs *viscéraux,* accolés à des artères, et se rendant à une destination plus ou moins éloignée, mais étroitement accolés aux artères dans leur trajet, et pouvant quelquefois être considérés comme des nerfs propres aux artères.

Troisième ordre. Les nerfs *anastomotiques,* qui s'adossent étroitement à des artères dans le trajet qu'ils parcourent depuis un nerf ou un ganglion, jusqu'à un nerf ou un ganglion anastomosés avec le premier.

Quatrième ordre. Nerfs *artériels,* propres aux tuniques des artères, exemple : les petits filets qui se distribuent à la tunique externe et à la moyenne.

E. CHASSAIGNAC.

du côté droit, sous forme d'expansion membraneuse, jusque sur l'origine des artères cœliaque et mésentérique supérieure, une portion de ce plexus repose aussi sur l'artère rénale.

Le petit nerf splanchnique gauche (pl. IV, 92) est fourni par le dixième ganglion thoracique; il passe à travers le diaphragme (pl. VI, 40), en restant au côté externe du nerf grand splanchnique, et se termine dans le plexus rénal.

Le ganglion semi-lunaire fournit des filets qui accompagnent les divisions de l'artère phrénique dans leur distribution au diaphragme; il accompagne aussi la branche que donne cette artère à la région cardiaque de l'estomac, et à la capsule du rein.

Le nerf représenté (pl. VI, 41), donne aussi des filets à la capsule du rein, et d'autres qui communiquent avec le nerf phrénique gauche ; il envoie un rameau qui se subdivise (pl. VI, 63, 64 ; pl. VII, 11, 12), croise l'extrémité cardiaque de l'œsophage, donne des filets à cet organe, et se termine dans le plexus hépatique gauche. Les anastomoses entre le nerf phrénique gauche et le ganglion semi-lunaire gauche, sont réduites à très peu de chose, comparativement à celles qui existent entre ces mêmes parties du côté droit.

Le ganglion semi-lunaire établit une communication entre le plexus cœliaque et le pneumo gastrique postérieur ou droit (pl. VI, 44). Du côté gauche ainsi qu'à droite, naissent des rameaux qui, accolés à l'artère splénique, se portent à la rate et au pancréas; des rameaux indiqués (pl. VI, 50; pl. VIII, 5), sont aussi donnés à l'artère mésentérique supérieure pour faire partie du plexus mésentérique supérieur.

Le plexus rénal gauche (pl. VI, 60) est situé en partie au-devant de l'artère rénale, et en partie derrière cette artère. Il s'anastomose largement avec le ganglion semi-lunaire gauche, et reçoit le nerf petit splanchnique; il s'anastomose aussi avec le plexus aortique, et se divise en rameaux qui accompagnent les divisions de l'artère rénale, et vont se terminer dans la substance du rein.

Le plexus spermatique (1) gauche (pl. VI, 61) reçoit des rameaux provenant du

(1) Un obstacle à ce que l'on suive facilement les nerfs du cordon et du testicule, une fois qu'ils ont franchi l'anneau inguinal, c'est la présence des tendons du crémaster, et des prolongements fibreux qui accompagnent en grand nombre le canal déférent et l'artère spermatique, ces tendons et ces prolongements fibreux ayant eux-mêmes l'aspect de nerfs.

Les nerfs qui appartiennent à l'appareil formateur du sperme et à ses enveloppes, doivent être rapportés à deux classes distinctes: 1° ceux qui proviennent de la moelle épinière; 2° ceux qui naissent du système ganglionnaire.

Première classe de nerfs destinés à l'appareil sécréteur du sperme et à ses enveloppes. — Cette première classe est constituée par deux nerfs bien distincts, qui, tous deux, naissent du plexus lombaire, mais à des hauteurs différentes: l'un naît des premier et deuxième nerfs lombaires, l'autre naît du deuxième nerf lombaire seulement.

A. *Nerf provenant des premier et deuxième nerfs lombaire, ou nerf inguinal perforant.* — Ce nerf que l'on rencontre constamment sur le muscle carré des lombes, près du bord externe de ce muscle, après avoir côtoyé les parois

plexus rénal gauche, et s'anastomose avec le plexus aortique; il accompagne l'artère spermatique, et à la partie inférieure du cordon testiculaire, il s'anastomose avec les nerfs que le plexus hypogastrique envoie sur le canal déférent; il donne un filet à l'u-

abdominales, perfore le muscle petit oblique à peu de distance en dedans de l'épine iliaque antérieure, marche ensuite dans l'épaisseur de la paroi abdominale, entre le muscle petit oblique et l'aponévrose du grand oblique, descend parallèlement au ligament de Fallope, au-dessus et à une distance plus ou moins considérable duquel il est placé, puis arrivé à l'anneau inguinal externe, il le traverse en s'accolant au cordon spermatique chez l'homme, et au ligament rond chez la femme; à sa sortie de l'anneau inguinal superficiel, il se divise en un grand nombre de filets qui se distribuent les uns en dehors, à la peau du pli de l'aine, les autres en dedans, à la peau de la verge et du scrotum. Quelquefois la division du nerf en rameaux inguinaux et pubiens s'effectue avant la sortie à travers l'anneau; dans ce cas, ces deux ordres de filets sortent isolément.

Tous ceux qui ont disséqué avec attention les nerfs provenant du plexus lombaire, savent que ces nerfs sont soumis à une foule de variétés individuelles, plus apparentes que réelles, mais qui suffisent souvent, pour causer de l'incertitude et de l'hésitation dans la détermination des différents nerfs, et portent à suspecter l'exactitude des descriptions données par les auteurs. Il existe à l'égard du nerf que je décris, une circonstance de cette nature. Quelquefois, en effet, plusieurs filets distincts dans leur trajet, bien que provenant d'une source commune, perforent isolément le muscle petit oblique, en sorte qu'on se demande lequel de ces filets est le nerf *ilio-scrotal*. Mais quand on suit ces filets d'abord isolés, on voit, ou qu'ils s'unissent en un seul nerf au sortir de l'anneau inguinal superficiel, ou, dans tous les cas, qu'ils ont une destination parfaitement identique. Il font donc évidemment partie du même nerf.

B. *Nerf provenant du deuxième nerf lombaire.* — Ce nerf que je désignerai, avec sir A. Cooper, sous le nom de *spermatique externe*, après avoir traversé le muscle psoas, contre lequel il reste maintenu par une lame aponévrotique très fine, est situé plus près de la ligne médiane que le précédent, et lui est interne à son point de départ, comme il le lui sera dans sa distribution au cordon. Il se divise en deux rameaux, l'un qui s'engage au-dessous du ligament de Fallope, l'autre qui va s'unir aux vaisseaux spermatiques, et fournit de nombreux filets au muscle crémaster.

1° Le rameau qui passe au-dessous du ligament de Fallope est destiné à la peau: il passe au devant de l'artère iliaque, et se bifurque pour fournir des rameaux ascendants qui se distribuent à la peau de l'aine, et des rameaux descendants qu'on peut suivre assez loin dans la peau de la partie antérieure de la cuisse. Ce rameau pourrait être désigné sous le nom de nerf inguino-crural.

2° Le rameau spermatique proprement dit, et qui, eu égard à sa principale destination, mérite le nom de nerf du crémaster, s'accole aux éléments du cordon au moment où ceux-ci traversent l'anneau inguinal profond; il croise l'artère épigastrique, et donne, avant de pénétrer dans le canal inguinal, plusieurs filets qui se réfléchissent de bas en haut, et se distribuent dans les muscles transverse et petit oblique.

C'est dans ce point que le nerf spermatique externe se divise en deux ordres de rameaux, les uns profonds, les autres superficiels. Les premiers se subdivisent en deux ordres de nerfs; les uns se distribuent au muscle crémaster, les autres restent accolés aux vaisseaux du cordon, qu'ils accompagnent jusqu'au testicule, dans les membranes duquel ils se distribuent.

Quelquefois, un des filets est situé au devant des vaisseaux spermatiques, tandis que l'autre reste caché derrière ces vaisseaux. Les filets nerveux destinés au crémaster sont satellites de l'artériole que l'artère épigastrique fournit à ce muscle, et qui est désignée par sir A. Cooper sous le nom *d'artère crémastérique.*

Le rameau superficiel, engagé dans le canal inguinal, se place au-dessous du cordon spermatique dont il est

retère; ses divisions s'identifient tellement avec les parois des vaisseaux sanguins et avec les autres éléments du cordon , qu'il devient extrêmement difficile de les suivre jusqu'à leur terminaison au testicule.

Le plexus hypogastrique gauche (pl. VI, 58) reçoit un petit rameau du troisième ganglion sacré, et un autre du cinquième; il donne des filets aux artères et au tissu cellulaire , il se porte ensuite à la partie postérieure de la vessie, et forme, avec des branches provenant des troisième et quatrième ganglions sacrés (pl, VI, 77, 78), un entrelacement intime (pl. VI, 59). En cet endroit il prend l'aspect d'une expansion membraneuse épaisse , fournit plusieurs rameaux qui se terminent à la vessie , à l'uretère, à la vésicule séminale , au canal déférent, à la prostate, et envoie sur le

tout-à-fait distinct, ce qui justifie la dénomination de *spermatique externe* que je lui ai conservée; il repose donc immédiatement sur l'arcade crurale, et pourrait être divisé dans le débridement de la hernie crurale. Ce rameau sort par l'anneau inguinal superficiel, puis se dirigeant en bas derrière le cordon, va se distribuer à la peau du scrotum et de la grande lèvre chez la femme.

Deuxième classe des nerfs destinés à l'appareil sécréteur du sperme ou à ses enveloppes. —Cette deuxième classe de nerfs est exclusivement formée par des plexus provenant du système ganglionnaire.

Le premier plexus désigné par tous les anatomistes sous le nom de plexus spermatique, est celui qui s'accole étroitement à l'artère spermatique dans le lieu de son origine. Il est constitué par des filets nerveux provenant du plexus aortique, du plexus mésentérique supérieur, mais principalement du plexus rénal.

Sir A. Cooper, qui a très bien étudié la disposition de ce plexus , décrit ainsi son mode de formation et la part que prennent à cette formation les différents plexus précédemment indiqués. Trois ou quatre filets proviennent du plexus qui entoure l'origine de l'artère mésentérique supérieure ; ils s'unissent en partie directement à l'artère spermatique dans le lieu même de son origine à l'aorte, en partie à quelques petits ganglions situés sur la veine cave inférieure , et qui reçoivent aussi plusieurs filets du plexus aortique ; ces ganglions donnent eux-mêmes deux filets à l'artère spermatique.

Les autres filets, faisant partie du plexus spermatique descendant, n'arrivent à cette artère que quand elle a passé sur la veine cave inférieure ; et quand elle s'est accolée aux veines spermatiques ; en cet endroit , le plexus rénal donne deux ou trois filets assez considérables.

C'est , en effet, le plexus rénal qui concourt pour la plus grande part, à la formation du plexus spermatique ; ce qui tend à expliquer ces connexions sympathiques si curieuses du rein et du testicule. On sait , par exemple, que lors des plaies ou des inflammations d'un rein , une vive douleur se fait sentir dans le testicule du même côté.

Le plexus spermatique, une fois formé par des divisions du plexus mésentérique et du plexus rénal, reçoit encore des filets du plexus aortique , et descend avec l'artère spermatique , à laquelle il est étroitement uni et qu'il accompagne jusqu'au testicule.

Le second plexus, ou *plexus spermatique ascendant, récurrent*, provient du plexus hypogastrique , d'où naissent quelques filets nerveux qui accompagnent la petite artère accolée au canal déférent. Les divisions nerveuses qui constituent ce plexus, arrivées à l'anneau inguinal profond, se rencontrent avec le plexus spermatique descendant, dont la description a été donnée plus haut.

Après leur jonction au niveau de l'anneau inguinal profond , les deux plexus s'identifient tellement avec les tuniques des vaisseaux du cordon, qu'on ne les suit jusqu'au testicule qu'avec les plus grandes difficultés.

E. Chassaignac.

canal déférent, un rameau qui va à la rencontre de ceux qui sont fournis par le plexus spermatique à l'artère testiculaire.

Les plexus spermatiques, chez la femme, offrent à peu de chose près la même disposition que chez l'homme, et accompagnent les artères spermatiques jusqu'aux ovaires; ils fournissent des filets nerveux à ces organes, aux trompes de Fallope, à l'utérus et aux ligaments ronds (1).

Chez la femme et chez l'homme, les plexus hypogastriques ont une grande similitude dans leur origine, dans leur trajet et dans leurs communications avec les nerfs sacrés et le cordon nerveux du grand sympathique; chez la femme, la différence la plus importante consiste dans le mode de terminaison des rameaux de ce plexus à la matrice, à la vessie et au rectum.

(1) Les nerfs utérins ont été assez bien représentés par Walter dans ses planches sur le nerf grand sympathique. Hunter en a donné une description bien plus complète.

Tout cela n'empêcha pas Lobstein, dans un ouvrage publié en 1822 sur le grand sympathique, de nier encore l'existence des nerfs utérins. Mais Tiedemann ayant publié dans la même année deux belles figures qui représentent les nerfs de l'utérus dans l'état de gestation, l'existence de nerfs utérins est devenue aujourd'hui un fait invariablement acquis à la science.

Les nerfs utérins viennent de plusieurs sources. Le plexus nerveux ovarique, formé par des divisions des plexus mésentérique supérieur, aortique, et principalement du plexus rénal, fournit à l'utérus des filets qui vont se perdre dans cet organe, en accompagnant les divisions utérines de l'artère ovarique. Les nerfs qui du plexus ovarique se rendent à l'utérus sont très peu considérables, relativement à ceux que fournit à cet organe le plexus hypogastrique. Ces derniers se distribuent au col, tandis que ceux du plexus ovarique se distribuent au fond de l'utérus; faut-il attribuer à cette disproportion la sensibilité si différente du col et du corps de l'utérus?

Ceux des nerfs utérins qui proviennent du plexus hypogastrique se divisent:

1° En *ascendants*, qui se dirigent de bas en haut, le long des bords de l'utérus, et se portent les uns en avant, les autres en arrière, pour se perdre dans la substance de l'organe.

2° En *descendants*, qui longent les côtés du vagin, et se distribuent dans les parois de ce conduit. Ceux-ci s'anastomosent avec les nerfs vésicaux et les hémorroïdaux.

E. CHASSAIGNAC.

DEUXIÈME PARTIE.

NERFS CRANIENS.

Pour donner une démonstration suffisante de toute la structure du cerveau, il faudrait donner à cet ouvrage une extension qui le ferait sortir des limites que j'ai cru devoir m'imposer ; aussi, après m'être borné à quelques considérations générales, j'entrerai aussitôt dans la description du trajet et de l'origine des nerfs, comme si je venais de présenter immédiatement auparavant la description du centre nerveux.

En examinant la structure du cerveau, on trouve que la substance corticale est plus molle et d'une texture plus délicate que la substance blanche ; celle-ci présente, à un plus haut degré, la forme fibreuse des nerfs, ainsi qu'on peut le reconnaître en déchirant des portions de substance blanche macérées dans l'alcool. Examinée dans ses dispositions intimes, la substance du cerveau se compose d'un tissu cellulaire dans les cellules duquel se trouve déposée la matière cérébrale proprement dite.

Le tissu qui forme les cellules est d'une texture beaucoup plus délicate que celle du tissu qui forme les cellules de la moelle épinière, aussi est-il beaucoup plus difficile de l'y démontrer, d'autant mieux que les connnexions de la pie-mère avec la substance corticale se détruisent avec la plus grande facilité. On reconnaît de la manière la plus évidente ce tissu, dans la protubérance annulaire et dans le bulbe rachidien. Les cellules dans lesquelles est déposée la matière médullaire sont en connexion avec la pie-mère, et leur mode d'union avec cette membrane peut être assimilé au mode d'après lequel le tissu spongieux naît de l'écorce compacte des os. Si l'on met, dans une solution de potasse, des morceaux de moelle épinière incisés longitudinalement, et si on les y laisse pendant vingt-quatre ou quarante-huit heures, ou même pendant un plus long espace de temps, la substance médullaire se ramollit et se convertit, quand on l'agite doucement dans l'eau, en un liquide laiteux ; puis la portion qui ne s'est pas dissoute, restant suspendue dans le liquide, s'y étale, présente une disposition cellulaire très belle, les cellules conservant une quantité plus ou moins considérable de matière médullaire, suivant l'espace de temps pendant lequel les morceaux de moelle ont été soumis à l'action de la potasse. Dès qu'on a obtenu la quantité de substance médullaire qu'on veut dissoudre, la pièce doit être immédiatement placée dans l'alcool. Sur la moelle spinale, on observe que les racines des nerfs peuvent être suivies jusque dans cette trame celluleuse, et il est probable que la même chose existe à l'égard de ceux des nerfs qui paraissent avoir des relations de continuité avec le cerveau.

La dure-mère et la pie-mère ont des connexions avec les nerfs ; la première forme une gaîne qui les entoure à leur sortie du crâne, puis s'amincit considérablement et se perd à la surface externe du névrilème ; la seconde se continue sur les nerfs, en formant une membrane extrêmement délicate, qui concourt à la réunion de leurs fibres, sert de soutien aux vaisseaux sanguins, et se continue, selon toute apparence, avec le névrilème très fin qui entoure les fibrilles des nerfs après leur sortie du crâne. L'arachnoïde se borne à entourer lâchement les nerfs à leur sortie à travers les différents trous de la base du crâne.

Quand on veut étudier les origines des nerfs, il convient d'enlever la pie-mère et les vaisseaux sanguins ; mais dans l'exécution de cette préparation il faut procéder avec des précautions extrêmes, car l'insertion des nerfs se déchire avec une grande facilité. Ensuite on plonge la pièce dans l'alcool, et quand elle a acquis une consistance suffisante, on enlève avec la pointe d'un scalpel la substance cérébrale qui entoure l'origine du nerf. Il faut procéder avec un soin minutieux, quand on veut suivre les racines des nerfs, même dans un trajet fort court, car ces racines participent promptement de la mollesse de la substance cérébrale, et ne peuvent en être distinguées que difficilement. Quelques anatomistes ont émis l'opinion que les origines des nerfs provenaient constamment de la substance grise, mais de grandes incertitudes règnent encore sur ce point.

Chez quelques sujets qui pendant la vie ont été atteints d'aliénation mentale, la fermeté du tissu cérébral et la solidité de l'insertion des nerfs en rendent la dissection plus facile.

Une opinion, généralement dominante, c'est que le système nerveux présente chez tous les sujets une constante uniformité, non seulement dans son ensemble, mais encore dans toutes ses ramifications. Bien qu'il fût à désirer pour ceux qui se livrent à l'étude de l'anatomie que cette assertion fût exacte, cependant, dans les vrais intérêts de la science, il est bien préférable de respecter scrupuleusement, et dans ses moindres détails, la vérité, plutôt que de s'exposer à rétrécir ou voiler la connaissance des ressources nombreuses de la nature, par l'adoption d'un système qui serait fondé sur une simplicité séduisante, mais imaginaire.

Une attention trop légère donnée à un passage de John Hunter a contribué à confirmer cette opinion; il est donc nécessaire de citer celles des paroles de cet illustre anatomiste qui semblent montrer que, dans le sujet qui nous occupe, il ne s'était pas exprimé d'abord d'une manière assez explicite. Ses explications, dans une note qui accompagne le passage en question, n'ont pu dissiper complétement toute obscurité à cet égard, ce qui tient à ce cachet particulier qui, à un degré plus ou moins marqué, empreint son style, dans tous les écrits qu'il a publiés. Telle a été la cause de l'interprétation erronée qui a régné à cet égard pendant si long-temps (1).

« L'uniformité générale des nerfs dans leur trajet, dans leur connexion et dans leur distribution, nous conduit à supposer qu'une pareille disposition peut exister en vue d'un autre but qu'une convenance purement mécanique, et je présume que plusieurs des variations qui ont été décrites dans les dissections des nerfs doivent être attribuées à l'inattention des anatomistes, plutôt qu'à des irrégularités réelles dans le nombre, le mode de ramification, le trajet, la distribution, et les connexions des nerfs les uns avec les autres (2). »

« Il doit être bien entendu qu'ici je n'entends pas parler des connexions latérales telles que celles de deux branches qui se réunissent pour se séparer ensuite, ni des variétés d'une branche nerveuse qui se rend à une partie en étant simple ou double, pourvu qu'elle provienne d'un même nerf; non plus que des variétés que présente une branche dans son union avec une autre, soit un peu plus loin, soit un peu moins loin, car c'est toujours la même branche. De semblables variétés peuvent

---

(1) C'est sans doute à ces difficultés, qui se rencontrent fréquemment dans les écrits de John Hunter, difficultés qui se font sentir aux Anglais eux-mêmes, qu'il faut attribuer l'extrême imperfection des traductions partielles qui ont été tentées à diverses reprises, et auxquelles on n'a pas donné de suite. Ces difficultés semblaient devoir retarder indéfiniment la publication, en France, des œuvres d'un des plus grands génies qui aient jamais existé. Un sentiment de vénération scientifique existe pour John Hunter, parmi tous les hommes qui occupent un rang dans les sciences naturelles. Les idées de ce grand physiologiste ont pénétré, quoique souvent défigurées dans une foule de productions; elles ont défrayé plus d'un système et plus d'un livre dont les auteurs n'ont pas fait connaître, et ignorent peut-être eux-mêmes, tout ce qu'ils doivent à John Hunter.

Bien des motifs, comme on le voit, rendent raison du vif intérêt qui s'attache à des écrits dont on a si souvent le désir de consulter le texte même. C'est à un médecin, qui, de même que le docteur Richelot, est aussi familiarisé avec les difficultés des écrivains anglais, qu'appelé par sa haute capacité à comprendre toute la portée des idées de Hunter, qu'il appartenait d'entreprendre la tâche longue et difficile d'une édition complète des travaux de ce grand physiologiste. Les données que je possède sur la manière dont ce travail est exécuté me font espérer qu'il sera couronné d'un plein succès.   E. Chassaignac.

(2) Observations on the animal economy, by John Hunter, p. 259.

tenir bien plus à la conformation du corps sur lequel on les rencontre, qu'elles ne dépendent d'une différence réelle dans les nerfs eux-mêmes (1). •

Après un examen attentif du paragraphe précédent et de la note qui l'accompagne, on peut, ce me semble, raisonnablement conclure que John Hunter, tout en pensant que la distribution des nerfs est en général uniforme chez les divers sujets, a eu en même temps l'intention de reconnaître que des différences de détail s'observent fréquemment. Mais ne donnons pas trop d'importance à une opinion fondée sur une interprétation de mots, surtout dans un sujet qui admet la vérification la plus complète et la plus définitive, pour tous ceux qui veulent se donner la peine de l'éclaircir complétement par la dissection.

D'après mes recherches, il n'existe, à l'exception de la sixième paire de nerf, que de légères différences dans l'origine des différents nerfs crâniens; les fibres qui composent chaque nerf peuvent varier en nombre et en volume; mais, en général, sous ce rapport, ces différences sont en harmonie avec les dimensions du sujet. Tous les nerfs, à de très petites exceptions près, se rendent aux organes auxquels ils doivent appartenir. Le mode de subdivision, s'il est généralement considéré comme une séparation du nerf dans le nombre de rameaux nécessaires pour les organes auxquels il se distribue habituellement, n'est pas sujet à de grandes différences; là, il est vrai, peuvent se trouver plus ou moins de divisions d'un nerf, situées à des distances qui varient, et ces divisions sont plus ou moins volumineuses suivant leur nombre; mais on peut dire en général que, eu égard à leur distribution définitive, la même quantité de substance nerveuse se distribue dans chaque partie.

Les nerfs présentent de rares anomalies dans leur trajet, à moins toutefois que ces anomalies ne soient la conséquence de quelque variété dans la disposition des parties environnantes. Les nerfs des sens offrent une disposition toujours la même, et ceux de l'orbite, sauf de très légères différences de détail, offrent généralement une disposition constamment identique.

Dans un cas, j'ai observé que la cinquième paire, après son arrivée dans le ganglion de Gasser, présentait, au lieu de trois troncs, quatre branches distinctes, sortant du crâne par des trous séparés; les deux dernières appartenaient plus spécialement au troisième tronc; le ganglion sphéno-palatin, de même que le nerf lingual avant sa division en rameaux, n'a pas un volume déterminé; autrement, il n'existe que peu de variétés dans les principales branches de la cinquième paire.

(1) Note de Hunter au sujet du passage précédent. Observations on the animal economy, by John Hunter, p. 260.

Le nerf facial présente des variétés fréquentes; celui de ses rameaux qui est destiné au muscle digastrique, et celui qui se porte à la partie postérieure du pavillon de l'oreille, ne présentent que des différences individuelles peu marquées; mais les ramifications destinées à la face sont tellement variables, que c'est à peine si l'on rencontre deux sujets qui soient semblables sous ce rapport.

Plusieurs des branches du pneumo-gastrique diffèrent dans la plupart des sujets; tous les organes reçoivent en définitive leurs branches, mais les unes sont plus petites et plus nombreuses, les autres plus volumineuses et en nombre moins considérable, et se détachent du tronc principal à des hauteurs variables; les mêmes variations s'observent dans la jonction des rameaux de ce nerf avec ceux du grand sympathique. Les anomalies sont rares dans le nerf récurrent, mais les rameaux qu'il fournit sont sujets à de grandes variétés.

Le nerf connu sous le nom de rameau descendant de la neuvième paire, *ramus descendens noni*, était, sur un sujet, fourni de chaque côté par le nerf pneumo-gastrique; la même disposition existait aussi, mais d'un seul côté, sur un autre sujet : cette anomalie n'est pas extrêmement rare.

La substitution d'un nerf à un autre, comme dans le cas où un rameau de la huitième paire se substitue à celui qui est donné habituellement par la neuvième, ainsi que les connexions de ce rameau avec le plexus cervical, prouvent que le pneumogastrique et l'hypoglosse ont quelques unes de leurs fonctions qui sont communes.

Bien que le nerf grand sympathique présente diverses variations anatomiques, il offre cependant beaucoup d'uniformité chez les différents sujets, d'autant que son trajet n'est jamais interrompu, et qu'il manque rarement de présenter ses connexions habituelles avec les nerfs crâniens ou rachidiens, dans un point ou dans un autre, par son cordon de prolongement ou au moyen de ses ganglions; mais il présente un volume plus ou moins considérable dans le cordon qui le constitue, et ses ganglions et ses branches varient aussi très fréquemment en volume et en nombre; celles-ci, en tenant compte des différences qui peuvent être le résultat d'un état de maladie existant lors de la mort du sujet, sont généralement en rapport avec le volume des organes auxquels elles sont destinées, bien qu'elles naissent de ganglions et de portions du cordon de prolongement qui ne correspondent pas au même espace donné, chez les différents sujets, ou bien soit qu'elles aient formé leur jonction les unes avec les autres, plus promptement ou plus tardivement.

CHAPITRE PREMIER.

NERF OLFACTIF OU PREMIÈRE PAIRE DE NERFS.

Le nerf olfactif naît du bord postérieur du lobe antérieur du cerveau, par trois racines; l'externe, qui est la plus longue, peut être suivie jusque dans le fond de la scissure de Sylvius; la racine moyenne s'étend à cette partie située au devant de la bandelette optique, et qui est percée d'un grand nombre de trous vasculaires; la racine interne est la plus courte : elle naît plus en dedans et du bord postérieur du lobe antérieur du cerveau. Ces trois racines forment, en se réunissant, le nerf olfactif, qui se porte obliquement d'arrière en avant dans un sillon qui existe entre les deux circonvolutions de la base du cerveau qui sont les plus voisines du bord interne du lobe cérébral antérieur. La racine externe dans son trajet le long de la scissure de Sylvius, présente l'aspect d'un nerf; quant aux deux autres racines, elles ont plutôt l'aspect d'une continuation de la substance cérébrale.

Le nerf olfactif est aplati et d'une consistance molle; au niveau de la lame criblée de l'ethmoïde, il se renfle à la manière d'un bulbe, et fournit deux rangées de nerfs par sa partie inférieure. Chaque nerf passe à travers la lame criblée par un canal ou par un trou distinct, et acquiert par la présence d'un prolongement névrilématique de la dure-mère une résistance beaucoup plus grande. L'une des deux rangées de nerfs se distribue à la portion de membrane qui tapisse les cornets; l'autre rangée à la portion de pituitaire qui revêt la cloison. Il est difficile, avec le seul secours de l'instrument, d'isoler les filets nerveux, de la membrane dans l'épaisseur de laquelle ils sont contenus; mais lorsqu'on a détaché avec précaution la pituitaire des os qu'elle tapisse, l'on observe à l'œil nu, mais plus évidemment encore avec le secours d'une loupe, une ramification très élégante des nerfs à la surface par laquelle la membrane est adhérente aux os; mais il est à présumer que l'épanouissement terminal et définitif de ces nerfs s'effectue dans les villosités de la surface libre de la pituitaire.

Les branches du nerf olfactif présentent un mode curieux de distribution sur la portion de membrane pituitaire qui forme la limite sentante ou externe de la cavité nasale. Quelques ramifications se distribuent à la portion antérieure; mais la plupart, après s'être divisées, et après plusieurs anastomoses les unes avec les autres, se portent en arrière, et se réunissent en un point, au niveau de l'angle postérieur du cornet supérieur des fosses nasales, pour établir une communication avec une branche provenant du ganglion sphéno-palatin. Il est présumable qu'après avoir formé cette anastomose, des divisions du nerf olfactif vont se distribuer à la portion de pituitaire qui revêt le cornet inférieur, mais ces ramifications ne peuvent être suivies d'une manière satisfaisante.

Si la membrane pituitaire ne formait sur les os qu'elle recouvre qu'une tunique aussi fine que celle qui tapisse les sinus, la pression atmosphérique s'exercerait sur les nerfs olfactifs, dont la consistance est très délicate, de manière à s'opposer à la liberté d'action de ces nerfs (1), malgré toutes les circonstances qui, dans la construction du nez, semblent destinées à prévenir les effets d'une pression trop forte de l'air atmosphérique. Mais l'organisation de cette membrane est telle, que les vaisseaux sanguins, et notamment les veines, jouissent d'une propriété érectile, qui a non seulement pour effet de prévenir toute influence fâcheuse de la part de la cause précédemment indiquée, mais qui offre encore l'avantage de déterminer dans la membrane cet état de tension qui dispose parfaitement les extrémités des nerfs à recevoir l'impression des particules odorantes. Chez plusieurs sujets, une section faite dans le corps de la membrane pituitaire au niveau de la partie postérieure du cornet inférieur fait reconnaître dans ce point l'existence d'une disposition celluleuse ou spongieuse; mais chez le cheval les sinus ou veines placées au-dessous de ce cornet offrent un développement tel, qu'il ne reste après l'examen de cette disposition aucun doute sur la réalité du phénomène que j'ai précédemment indiqué.

Il est à peu près inutile de s'occuper à réfuter la doctrine qui place le siége de la sensation des odeurs dans la cinquième paire, et qui considère le nerf olfactif comme étranger à ce genre d'impression. Le nerf olfactif ne peut, il est vrai, déterminer à lui seul la sensibilité olfactive; car, pour que celle-ci reste intacte, il est nécessaire que l'appareil olfactif soit dans toute son intégrité, et reçoive les autres nerfs ayant pour objet de présider 1° aux connexions de l'organe de l'odorat avec le reste de l'économie; 2° aux phénomènes de circulation sanguine dans cet organe. Chez l'homme et chez quelques animaux, il importe de tenir compte de la différence qui existe entre ce qu'on appelle un sens et la sensation générale ou commune; mais il existe certains animaux chez lesquels le nerf olfactif éprouve des modifications telles, qu'il devient organe des sensations générales ou communes, et qu'il rend inutile l'accession d'un autre nerf. Les extrémités des nerfs propres des organes des sens sont habituellement placées en masse très serrée sur l'appareil qui les enchâsse à leur réception dans l'organe; ceux,

<hr>

(1) Les craintes que manifeste M. Swan à l'égard des effets de la pression atmosphérique, me paraissent reposer sur une erreur de physique. Cette pression est relative à la pression de l'atmosphère, qui est égale sur toute l'économie, et n'offre rien de particulier à l'égard de la pituitaire.

E. Chassaignac.

au contraire, qui sont fournis par d'autres sources, et qui président aux sensations communes, sont de beaucoup inférieures en volume et en nombre aux nerfs des organes des sens. Il n'est pas difficile de concevoir que les lésions ou la destruction des branches de la cinquième paire puissent amener la diminution ou même l'abolition de l'odorat, il faut en effet, pour que les fonctions d'un organe se conservent, que toutes les parties de cet organe se maintiennent dans leur état d'intégrité, et cela s'applique particulièrement aux nerfs qui se distribuent à l'organe. Une blessure légère d'un nerf collatéral d'un doigt peut amener l'affaiblissement ou l'abolition de la sensibilité dans le nerf collatéral du côté opposé, bien que ce dernier n'ait reçu aucune atteinte; il n'est donc pas étonnant qu'à raison des communications qui existent entre le nerf olfactif et le nerf de la cinquième paire, la destruction de l'un apporte de la perturbation dans les fonctions de l'autre.

CHAPITRE DEUXIÈME.

NERF OPTIQUE OU NERF DE LA DEUXIÈME PAIRE.

Le nerf optique, à son origine, se contourne obliquement en arrière et en dehors, puis en bas, en dedans et en avant pour former la bandelette optique; celle-ci paraît constituée par des fibres qui se portent longitudinalement, depuis la couche optique jusqu'au chiasma, et par d'autres fibres qui s'étendent aux parties environnantes; mais, vers la partie moyenne du pédoncule du cerveau, le bord antérieur de la bandelette optique devient tout-à-fait libre, tandis que le bord postérieur conserve encore des adhérences avec cette portion de membrane qui entoure l'infundibulum et forme le plancher du troisième ventricule. Les bandelettes optiques forment l'une avec l'autre une commissure dans laquelle les fibres s'entrecroisent de manière que quelques unes passent de droite à gauche, et les autres de gauche à droite. A partir du chiasma, chaque nerf optique se porte au-dessus ou plutôt en dedans de l'artère carotide interne, précisément avant son entrée dans le cerveau. Le nerf passe ensuite à travers le trou optique creusé dans le sphénoïde, et reçoit dans ce lieu une gaîne de la dure-mère, puis il se porte en avant dans l'orbite et pénètre dans le globe de l'œil, à la partie postérieure et un peu interne de ce globe, à travers la sclérotique et la choroïde; en cet endroit, le nerf optique présente un petit renflement qui commence l'épanouissement de la rétine, laquelle se prolonge jusqu'au pourtour de la capsule cristalline. La surface externe de la rétine est enveloppée par la choroïde, et sa surface interne est en contact avec la membrane hyaloïde qui renferme l'humeur vitrée. Sur un œil récemment extrait, on observe, vers la partie centrale de la rétine, une petite tache transparente, ayant l'aspect d'une lacune ou d'un trou; ce trou présente une bordure jaune et se trouve situé précisément dans l'axe du globe de l'œil, et par conséquent un peu en dehors du lieu dans lequel le nerf optique traverse la sclérotique (1) ; pour de plus amples détails à l'égard de cette disposition curieuse, ainsi qu'au sujet de la division de la rétine en deux lames, et des limites qui doivent être assignées à cette membrane en avant, le lecteur pourra consulter les auteurs qui ont écrit des traités spéciaux sur l'organe de la vision.

Examiné dans sa structure, le nerf optique se présente sous l'aspect d'une masse compacte et homogène de matière médullaire; sa texture diffère de celle des autres nerfs, en ce qu'il est plus blanc, plus ferme, et en ce que la disposition fibreuse y est moins marquée. Après avoir reçu la gaîne que lui fournit la dure-mère, le nerf optique acquiert une résistance plus grande, et sa structure fibreuse devient plus facile à démontrer quand on l'a plongé dans l'alcool.

La rétine présente un exemple frappant du mode suivant lequel s'effectue la terminaison générale des nerfs; cette démonstration offerte par la nature même de la disposition anatomique, est tellement satisfaisante, qu'elle dispense de recherches ultérieures sur ce mode de terminaison, et qu'elle conduit à penser que tous les nerfs, sauf quelques modifications, ont un mode de terminaison identique. Bien que plusieurs nerfs puissent être suivis jusqu'au point où ils se convertissent en une expansion membraneuse, souvent la substance nerveuse se trouve en si faible proportion comparativement aux autres éléments qui entrent dans la composition des organes, et cette substance se trouve si intimement combinée avec ces éléments, qu'il est impossible à l'anatomiste de démontrer partout, avec la même évidence, l'identité du mode de terminaison des nerfs.

(1) J'ai fait, au sujet de la détermination précise du lieu d'entrée du nerf optique dans le globe de l'œil, quelques recherches dont je me propose de publier incessamment les résultats. On trouve, entre l'homme et certains animaux, des différences très marquées sous le rapport du siége qu'occupe le point d'immersion du nerf optique dans le globe de l'œil. En mesurant sur des yeux de bœuf et des yeux de veau la distance qui sépare l'insertion du nerf optique de la circonférence externe de la cornée, et la distance qui existe entre la même insertion et le côté interne de la cornée, j'ai constaté d'une manière non douteuse que le rapport des deux distances était beaucoup plus considérable que chez l'homme, c'est-à-dire que l'espace compris entre le point d'insertion du nerf et le centre réel du globe étant chez l'homme comme 1, cet espace était chez les animaux dont je

CHAPITRE TROISIÈME.

NERF OCULO-MUSCULAIRE COMMUN OU NERF DE LA TROISIÈME PAIRE.

Le nerf de la troisième paire naît : 1° de la partie interne du pédoncule cérébral dans le lieu où ce pédoncule se réunit à la protubérance annulaire , et de la membrane cendrée perforée qui est comprise entre les corps mamillaires et les pédoncules cérébraux ; l'origine de ce nerf peut être suivie dans l'épaisseur de la protubérance jusqu'au point dans lequel se trouve l'origine du nerf de la quatrième paire (1). Le nerf oculo-musculaire commun est situé un peu en arrière de la terminaison de l'artère carotide interne ; il traverse cette portion de la dure-mère qui est comprise entre les apophyses clinoïdes du sphénoïde et la portion pétreuse du temporal ; ensuite il entre dans l'orbite par la fente sphénoïdale , et se trouve dans une connexion intime avec le nerf de la quatrième paire et le tronc de la cinquième. Avant de pénétrer dans l'orbite , il donne un rameau qui communique avec les filets nerveux de la branche formée par le plexus que donne le nerf de la sixième paire ; ensuite il se porte au muscle élévateur du globe de l'œil, pendant qu'une de ses divisions se rend à l'élévateur de la paupière supérieure. Le reste du nerf qui représente la continuation du tronc de la troisième paire, se divise pour donner un rameau à l'abaisseur du globe de l'œil, un autre à l'abducteur, un au muscle petit oblique, et un autre au ganglion ophthalmique ou lenticulaire.

Le *ganglion ophthalmique* est situé à la partie externe du nerf optique. C'est un petit corps compacte qui a beaucoup d'analogie avec les ganglions du grand sympathique ; il se présente généralement sous l'aspect d'un renflement nerveux, étroitement uni à la branche que le nerf de la troisième paire envoie au muscle petit oblique. Il a plutôt l'aspect d'une dépendance immédiate de ce rameau, que d'un ganglion distinct, qui seulement recevrait un filet du nerf de la troisième paire ; ce ganglion

viens de parler, comme 1 1/2 ou 1 3/4. J'ai cru remarquer aussi que l'espace compris entre l'insertion du nerf et le bord supérieur de la cornée n'est pas le même que celui qui existe entre cette insertion et le bord inférieur de la même membrane. Mais pour ne rien avancer de hasardé à cet égard, j'attendrai que le travail dont j'ai précédemment parlé soit achevé pour me prononcer formellement.

E. Chassaignac.

(1) Its origin may be traced in the direction towards that of the superior oblique oculo-muscular nerve. Le nerf désigné par M. Swan, et décrit ci-dessous par lui, sous le nom de superior oblique oculo-muscular, est le nerf de la quatrième paire.

s'anastomose avec le nerf nasal, division de la branche ophthalmique de la cinquième paire, et il fournit plusieurs filets connus sous le nom de *nerfs ciliaires*, qui se portent sur le nerf optique, perforent la sclérotique, continuent pendant un court espace leur trajet à la surface interne de cette membrane, et se portent sur la choroïde pour se distribuer en presque totalité à l'iris. La branche ophthalmique de la cinquième paire, ayant des connexions avec le ganglion ophthalmique, entretient par cet intermédiaire, des communications avec le plexus que le grand sympathique donne sur l'artère carotide interne (1).

Les fibres du nerf de la troisième paire, à leur origine, ne sont pas aussi grosses que celles de la cinquième; elles deviennent beaucoup plus fermes et plus serrées au moment où le nerf s'engage dans le dédoublement de la dure-mère.

(1) Quelques anatomistes, entre autres Boch et Tiédemann, qui conteste l'existence de la contractilité de l'iris chez le cheval, avaient nié l'existence du ganglion ophthalmique chez cet animal ; en effet, il est moins volumineux que chez l'homme, mais son existence y est très réelle. Il s'y présente sous la forme d'une petite masse nerveuse de forme triangulaire, un des angles est dirigé en haut ; des deux autres l'un regarde en avant, l'autre en arrière. Chez l'homme ce ganglion se rapproche davantage de la forme d'un quadrilatère.

Des quatre angles, deux sont postérieurs, deux sont antérieurs ; les deux premiers sont les angles d'origine ou de *communication*, les deux autres fournissent les rameaux de *distribution* Des deux angles postérieurs, le plus élevé reçoit 1° la branche que le nerf nasal envoie au ganglion ophthalmique, 2° la racine ganglionnaire que le ganglion cervical supérieur envoie au ganglion ophthalmique, *racine ganglionnaire*, c'est la *racine longue*. L'inférieur reçoit 1° le rameau gros et court (*racine courte*), donné par la branche inférieure du moteur commun, 2° le filet nerveux que dans certains cas le ganglion de Meckel envoie au ganglion ophthalmique. Des deux angles antérieurs partent les nerfs ciliaires qui naissent par deux faisceaux séparés.

Il est présumable que la communication qui, par l'entremise du filet nerveux du grand sympathique, s'établit entre le ganglion ophthalmique et le système ganglionnaire, est pour quelque chose dans les phénomènes sympathiques qu'on observe entre l'organe de la vue et l'appareil digestif. On sait que divers troubles des fonctions digestives ont, sur la circulation intérieure de l'œil et sur l'aspect qu'il présente, une influence marquée ; on a remarqué que la piqûre de l'œil détermine parfois des vomissements sympathiques.

Bien que le mécanisme des phénomènes sympathiques soit encore couvert d'une grande obscurité, et paraisse devoir se soustraire long-temps à toute explication rationnelle, c'est une tendance bien naturelle que celle qui nous porte à rechercher comment le système nerveux, qui est la condition la plus nécessaire de tout phénomène de sensibilité, établit des communications appréciables entre toutes les parties de l'organisme.

E. CHASSAIGNAC.

CHAPITRE QUATRIÈME.

NERF PATHÉTIQUE OU QUATRIÈME PAIRE DE NERFS.

(Superior oblique oculo-muscular nerve. Swan.)

Le nerf de la quatrième paire provient du faisceau médullaire qui s'étend du cervelet au tubercule quadrijumeau postérieur. C'est de la portion de ce faisceau, qui se continue avec la valvule de Vieussens, que naît le nerf pathétique; il se dirige ensuite en bas et en avant, sur le pédoncule du cerveau, puis à travers la portion de dure-mère qui s'étend depuis les apophyses clinoïdes postérieures jusqu'au rocher; ensuite il pénètre dans l'orbite par la partie supérieure de la fente sphénoïdale. Il se place au côté externe du nerf oculo-musculaire commun, et immédiatement au-dessus de la branche ophthalmique de la cinquième paire; dans ce point, il s'établit une connexion étroite entre le nerf de la quatrième paire, la branche ophthalmique et le nerf oculo-musculaire commun. Ensuite le nerf pathétique croise obliquement le nerf sus-orbitaire, mais auparavant il donne un rameau lacrymal; il donne aussi quelques filets très petits au tissu cellulaire, et va se terminer dans le muscle oblique supérieur ou grand oblique de l'œil.

Le nerf lacrymal est formé par un rameau du nerf pathétique, et par un rameau du nerf sus-orbitaire; il donne des filets à la glande lacrymale, puis il communique avec le rameau temporal du nerf malaire, qui lui-même est fourni par la deuxième branche de la cinquième paire, ensuite il se termine dans la conjonctive et dans la peau de la paupière supérieure.

Le nerf pathétique présente une texture analogue à celle du nerf de la troisième paire; mais il diffère de tous les autres nerfs par sa minceur et par sa fermeté (1).

(1) M. Swan n'ayant mentionné qu'avec peu de détails les filets nerveux qui se distribuent à la dure-mère, je rappellerai brièvement l'existence et la disposition des nerfs destinés à cette *aponévrose du cerveau*.

Arnold a décrit, sous le nom de *nervus recurrens inter laminas tentorii*, un filet nerveux qui provient de la cinquième paire de nerfs, et se porte dans la tente du cervelet.

M. Cruveilhier a donné une bonne description des filets nerveux qui appartiennent à la dure-mère.

Ces filets nerveux appartiennent à la quatrième et à la cinquième paire de nerfs, quelques divisions nerveuses qui appartiennent à la dure-mère proviennent aussi du grand sympathique Il y a donc quatre origines pour les

CHAPITRE CINQUIÈME.

NERF DE LA CINQUIÈME PAIRE OU NERF TRIJUMEAU.

Le nerf trijumeau offre à son origine des fibres plus épaisses que celles d'aucun des autres nerfs crâniens, et sa structure présente une grande ressemblance avec celle des fibres qui composent le faisceau postérieur des racines des nerfs rachidiens.

nerfs appartenant à la dure-mère : 1° la quatrième paire ou nerf pathétique; 2° la cinquième paire; 3° la sixième paire ; 4° le grand sympathique.

1° Le rameau fourni par le nerf de la quatrième paire se distribue exclusivement dans la tente du cervelet : on ne peut suivre aucun prolongement de ce nerf dans le *ligament suspenseur de la tente du cervelet* (faulx du cerveau). Ce nerf provient du pathétique au moment où celui-ci se trouve encore contenu dans la paroi externe du dédoublement que présente la dure-mère pour constituer le sinus caverneux. De là le rameau de la tente du cervelet se porte d'avant en arrière jusqu'au sinus latéral. Comparé à la direction du nerf pathétique, le rameau de la tente du cervelet a donc une direction rétrograde, ce qui mériterait à ce filet le nom de *nervus recurrens tentorii*, nerf récurrent de la tente.

2° Le nerf de la cinquième paire fournit aussi des filets à la dure-mère ; les uns naissent du ganglion de Gasser dont l'adhérence avec la dure-mère est tellement intime, qu'il existe un point dans lequel on ne peut détacher complétement cette membrane du ganglion de la cinquième paire sans opérer quelque solution de continuité ; c'est dans le lieu où l'adhérence a le plus d'intimité que naissent les rameaux destinés à la dure-mère. C'est principalement au niveau de la branche ophthalmique que se trouve l'adhérence la plus intime.

3° Le nerf de la sixième paire donne à la dure-mère des filets en arrière du ganglion de Gasser.

Quand on n'examine la disposition des filets de la dure-mère que dans leur premier aspect, on est conduit à admettre que le nerf de la quatrième paire et la branche ophthalmique concourent à la formation de filets nerveux ayant une direction diamétralement opposée à celle de ces nerfs, ce qui ne se rencontre jamais dans le système des nerfs céphalo-rachidiens ; mais en remontant à l'origine réelle et non apparente des filets nerveux de la dure-mère, en interprétant le sens caché de certaines dispositions qui sont susceptibles d'en imposer à l'observateur, je suis conduit à admettre, pour les filets nerveux de la tente du cervelet, une origine un peu différente de celle qui leur est assignée. Voici ce que je pense à cet égard : c'est du ganglion de Gasser que naissent les filets nerveux de la tente, s'ils paraissent provenir de la quatrième paire et de la branche ophthalmique, ce n'est qu'une simple apparence dont le véritable sens doit être interprété ainsi qu'il suit : la structure ganglionnaire ne se termine pas brusquement dans le point d'émersion apparente de la branche ophthalmique, elle se continue encore dans cette branche, dans une étendue de quelques lignes après la séparation complète de la branche ophthalmique d'avec les deux autres branches du trijumeau; le ganglion de Gasser ne se termine donc pas brusquement au niveau de la séparation apparente des trois branches , il se prolonge dans la branche ophthalmique. Or, c'est de cette portion ganglionnaire que naît le filet de la tente, je regarde donc le filet nerveux qui se rend de la cinquième paire à la tente du cervelet comme naissant essentiellement du ganglion de Gasser. Quant au filet donné d'une manière apparente par le nerf pathétique, je me bornerai à rappeler que les connexions intimes de ce nerf avec la branche ophthalmique dans

Le nerf trijumeau est composé, à son origine, de deux portions, l'une antérieure, plus petite, l'autre postérieure, plus volumineuse; la petite portion ou portion antérieure naît de la partie antérieure du pédoncule du cervelet, dans le lieu où ce pédoncule se continue avec la protubérance annulaire. La portion postérieure naît en partie de l'extérieur, en partie de l'intérieur du pédoncule cérébelleux, dans le point où ce pédoncule s'unit à la protubérance annulaire; supérieurement, le nerf présente assez de largeur; mais à mesure qu'on le suit en arrière, il se rétrécit; sa portion rétrécie, en pénétrant dans le corps restiforme, se continue jusqu'au point dans lequel naît le nerf auditif.

A une distance peu considérable de leur sortie du pédoncule cérébelleux, les deux faisceaux qui constituent le nerf de la cinquième paire s'engagent dans ce dédoublement de la dure-mère qui des apophyses clinoïdes postérieures s'étend à la portion pétreuse du temporal. Puis après s'être placées au-dessous du feuillet externe de ce dédoublement, elles se comportent de la manière suivante : le faisceau postérieur forme le ganglion de Gasser, et contracte avec la dure-mère des adhérences intimes.

sa portion ganglionnaire permettent d'expliquer comment c'est encore, en définitive, du ganglion de Gasser que provient le filet donné en apparence par le nerf pathétique.

Que si l'on s'étonne de me voir rapporter au ganglion de Gasser l'origine exclusive des rameaux de la tente du cervelet, je répondrai que je suis conduit à cette manière d'envisager les faits par la constance de cette loi de névrologie en vertu de laquelle tout filet nerveux qui se détache d'un tronc forme avec la direction du tronc d'origine un angle aigu et jamais un angle obtus, tandis qu'il est exclusivement donné aux ganglions d'être des centres d'origine d'où les filets nerveux peuvent naître en suivant des directions diamétralement opposées entre elles. On objectera peut-être l'exemple du nerf récurrent qui prend une direction opposée à celle du tronc de la huitième paire. Mais remarquons que la récurrence du nerf laryngé inférieur n'existe que dans le trajet de ce nerf, et qu'elle n'existe pas dans son origine. Je m'explique : au moment où le nerf laryngé inférieur se détache du pneumo-gastrique, il forme constamment, avec la direction du tronc de ce nerf, un angle aigu très étroit, et marche pendant quelques instants de haut en bas, en gardant une direction telle, que l'origine conserve bien réellement l'angle aigu; ce n'est que très ultérieurement à son origine que le nerf décrit une courbe par suite de laquelle il présente un trajet récurrent. Il n'y a donc, comme on le voit, qu'une exception apparente et non réelle à la loi que suit habituellement tout rameau qui provient d'un nerf céphalo-rachidien. Au reste, j'insisterai d'une manière plus spéciale sur le principe de la séparation des nerfs à l'occasion du ganglion de Meckel, et jusqu'à présent je me borne à maintenir que les filets nerveux de la tente du cervelet ont leur origine réelle au ganglion de Gasser.

3º Des filets nerveux sont donnés à la dure-mère par les branches qui constituent le plexus carotidien; or, ces filets proviennent du grand sympathique; on comprend donc comment le grand sympathique concourt à la production des nerfs de la dure-mère. Enfin, indépendamment des nerfs fournis directement à la dure-mère, il en est d'autres qui constituent les nerfs artériels de cette membrane, ce sont les divisions nerveuses qui appartiennent aux parois de l'artère méningée moyenne.

E. CHASSAIGNAC.

Le faisceau antérieur reste totalement étranger à la formation du ganglion, mais passe derrière lui, ou plutôt à son côté interne, et se porte tout entier en dehors au trou ovale pour se confondre avec la troisième branche de la cinquième paire ; toutefois ce faisceau contracte des adhérences avec le ganglion, et s'unit ensuite intimement à la troisième branche de la cinquième paire, après que cette branche s'est détachée du ganglion, en sorte que ce faisceau de la cinquième paire ne se rend pas à sa terminaison à la manière d'un nerf distinct, et d'une autre part il n'est pas aussi intimement confondu avec la troisième branche de la cinquième paire, que l'est dans les nerfs spinaux, le cordon des racines antérieures avec celui des racines postérieures.

La texture du ganglion de Gasser n'est pas la même que celle des ganglions du grand sympathique et des ganglions des nerfs spinaux ; elle diffère de la texture des premiers, en ce que le ganglion de Gasser n'a pas la même homogénéité, et elle diffère de celle des ganglions spinaux, en ce que le ganglion de Gasser est moins consistant et se rapproche beaucoup plus de l'aspect des plexus nerveux. Chacun des cordons formés par les racines antérieures et postérieures des nerfs spinaux, est contenu dans une gaîne distincte de la dure-mère, tandis que les deux cordons qui constiuent le nerf de la cinquième paire ne présentent pas la même séparation ; au moins si, chez l'homme, cette séparation existe, elle est si peu distincte, qu'il est difficile de l'apercevoir.

Le ganglion de Gasser se divise en trois branches ; la première est la plus petite, et pénètre dans l'orbite par la fente sphénoïdale ; la seconde est plus volumineuse, elle passe par le trou rond ; la troisième est la plus volumineuse de toutes, elle sort par le trou ovale.

Comme quelques racines du cordon postérieur de la cinquième paire naissent du pédoncule du cervelet, de la même manière que les racines du cordon antérieur, l'on peut raisonnablement conclure que si la racine postérieure donne naissance à des nerfs de mouvement, une partie de la racine antérieure a des attributions identiques.

Quelle est la cause en vertu de laquelle la racine antérieure reste étrangère au ganglion? C'est là une matière à conjecture. Il est possible que le cordon antérieur ou profond du nerf trijumeau, ainsi que quelques fibres du cordon postérieur, étant destinés à produire le mouvement musculaire, des conditions d'organisation différentes soient nécessaires pour les portions nerveuses qui président à d'autres fonctions. On présume que les fibres du cordon postérieur sont entièrement destinées à des phénomènes de sensibilité, puisque les filets provenant de ce cordon se rendent en si grand nombre à la peau; toutefois, il est extrêmement probable que la peau est en possession d'une sorte de motilité particulière, aussi bien que d'une faculté sentante, et qu'elle peut réclamer dans ses nerfs la propriété de mettre en action cette force particulière aussi bien que de présider à sa sensibilité.

SECTION PREMIÈRE.

PREMIÈRE BRANCHE DE LA CINQUIÈME PAIRE OU BRANCHE OPHTHALMIQUE.

Avant de pénétrer dans la fente sphénoïdale, la branche ophthalmique croise en passant au-dessus de lui le nerf de la troisième paire, et se divise en deux branches secondaires, le nerf nasal et le sus-orbitaire.

Le sus-orbitaire donne un filet qui, réuni à un rameau provenant du nerf pathétique, forme le nerf lacrymal ; ensuite le sus-orbitaire se porte le long de la paroi supérieure de l'orbite, au-dessus du muscle élévateur de la paupière supérieure, et donne quelques filets au tissu cellulaire; il s'engage ensuite dans l'échancrure du frontal, et se divise en deux branches; l'une se porte en dehors, distribue ses filets dans le muscle orbiculaire des paupières, et s'anastomose avec des rameaux du facial; plusieurs autres rameaux passent d'abord au-dessous du muscle occipito-frontal, lui donnent des filets, puis continuent leur trajet entre l'aponévrose de l'occipito-frontal et le cuir chevelu, jusqu'à l'occiput, où ils atteignent les branches occipitales du premier nerf cervical, et s'anastomosent avec elles par de très petits filets. Immédiatement avant sa sortie de l'orbite, le nerf sus-orbitaire donne une branche considérable qui se porte à l'angle interne de l'œil, distribue des filets au muscle surcilier, ainsi qu'à la peau voisine, et s'anastomose avec une division du nerf nasal.

Le nerf nasal naît de la branche ophthalmique, au-dessous ou plutôt au côté interne du nerf sus-orbitaire. Il s'anastomose quelquefois avec la petite division ou division supérieure du nerf de la troisième paire; il fournit un ou deux filets au ganglion ophthalmique, ensuite il se dirige en dedans, croise le nerf optique et le nerf de la troisième paire, envoie parallèlement au nerf optique des filets qui quelquefois se terminent dans ce nerf, et d'autres fois se rendent dans le globe de l'œil pour se distribuer à la choroïde et à l'iris : les filets qui se sont anastomosés avec le plexus provenant du nerf de la troisième paire, se perdent dans le tissu cellulaire qui se trouve à l'insertion du muscle élévateur du globe de l'œil, et du muscle élévateur de la paupière supérieure ; le nerf nasal se porte ensuite au côté interne de l'orbite, et envoie un rameau qui passe au-dessous du muscle grand oblique de l'œil, et pénètre dans le trou ethmoïdal antérieur; passe à travers les cellules ethmoïdales antérieures, et de là sous la dure-mère à travers un trou de la lame criblée de l'ethmoïde, pour se diviser en deux rameaux, l'un qui se distribue à la portion de membrane pituitaire qui tapisse la cloison, l'autre qui se dirige en bas à la partie postérieure des os du nez, s'introduit entre les os et les cartilages, vient se distribuer à la peau de l'aile du nez, et s'anastomose avec une branche du nerf sous-orbitaire ; l'autre branche s'anastomose avec une des divisions du nerf sus-orbitaire, donne des filets au périoste de l'orbite, au sac lacrymal ; une autre portion du même nerf se distribue aux parties situées à l'angle interne de l'œil, et s'anastomose avec une branche du nerf sous-orbitaire.

SECTION DEUXIÈME.

DEUXIÈME BRANCHE DU TRIJUMEAU OU NERF MAXILLAIRE SUPÉRIEUR.

Cette branche traverse le trou grand rond du sphénoïde, et donne immédiatement le nerf malaire (rameau orbitaire).

Le nerf malaire (rameau orbitaire) entre dans la fente sphéno-maxillaire, longe le côté externe de l'orbite logé dans un sillon que complète le périoste, et se divise en deux branches : la temporale et la malaire ; la branche temporale se subdivise en deux rameaux : l'un traverse un petit canal creusé dans l'articulation que forme l'angle orbitaire supérieur de l'os malaire, avec l'apophyse orbitaire externe du frontal, passe ensuite à travers quelques fibres du muscle temporal, et s'anastomose avec les branches temporales du nerf facial après avoir traversé l'aponévrose temporale; l'autre rameau marche en avant, s'avance vers la glande lacrymale, s'anastomose avec le nerf lacrymal, et se termine dans la conjonctive et dans la peau de la paupière supérieure. La branche malaire marche vers la base de l'orbite, à son côté externe, et traverse un trou pratiqué dans l'os malaire pour s'anastomoser avec le nerf facial, et se terminer dans la peau environnante.

Le tronc (nerf maxillaire supérieur) se dirige en avant, et donne une ou deux branches au ganglion sphéno-palatin ; il continue ensuite sa marche vers un canal situé entre le sinus maxillaire et l'orbite (canal sous-orbitaire), et à la partie postérieure et externe du sinus (à son entrée dans le canal sous-orbitaire), il donne une ou deux branches dentaires (premier nerf alvéolo-dentaire postérieur); celles-ci donnent des filets au périoste, à la surface externe du sinus et aux gencives, traversent ensuite un canal pratiqué entre la lame osseuse qui tapisse intérieurement le

sínus maxillaire, et la lame osseuse qui forme la paroi externe de l'arcade alvéolaire, puis s'unissent pour former le premier nerf dentaire, accompagner une
branche de l'artère maxillaire interne, et s'anastomoser un peu plus loin sur
celle-ci avec le second nerf dentaire (deuxième nerf alvéolo-dentaire postérieur). Le
nerf maxillaire supérieur s'engage alors dans le canal sous-orbitaire, et ensuite
fournit le second nerf dentaire (deuxième nerf alvéolo-dentaire postérieur) qui
perfore la paroi du sinus et marche à la surface externe de la muqueuse qui revêt cette
cavité, puis ce nerf se réunit au tronc résultant de la jonction des deux précédents; le
cordon ainsi formé, donne de petits filets aux grosses et aux petites dents molaires :
plus loin un troisième nerf dentaire (nerf alvéolo-dentaire antérieur) traverse la paroi
osseuse du sinus. Peu après son entrée dans cette cavité, et après avoir donné des
filets à la face externe de la membrane muqueuse qui la tapisse, il entre dans un
canal de l'os maxillaire supérieur, s'anastomose avec le tronc formé par la réunion
des nerfs dentaires précédents, et marche ensuite obliquement en bas et en avant,
distribuant des filets aux alvéoles et aux dents canines et incisives.

Le nerf maxillaire supérieur sort alors du canal sous-orbitaire, fournit immédiatement une branche qui se distribue surtout dans les gencives, au voisinage des petites
molaires, des canines et des incisives, envoie en haut une branche à la paupière
inférieure, et ensuite se divise en plusieurs branches considérables, lesquelles divergent en descendant, et se distribuent aux glandules buccales, aux muscles et à la
peau de la lèvre supérieure, à la peau du nez, puis s'anastomosent avec des branches
du nerf facial et la branche nasale du nerf ophthalmique vers l'aile du nez.

Le ganglion sphéno-palatin varie chez les différents sujets, étant quelquefois de
la grosseur d'un petit pois, et d'autres fois presque sans aucune apparence ganglionnaire; il est situé à la partie postérieure et supérieure du sinus, et entre celui-
ci et l'apophyse ptérygoïde du sphénoïde; il envoie en haut des filets qui se
distribuent au tissu cellulaire de la partie postérieure de l'orbite, et s'anastomosent
avec le nerf moteur oculaire externe. Il envoie en arrière une branche, généralement
appelée nerf vidien, qui traverse le canal ptérygoïdien, et se divise ordinairement
en deux rameaux; le supérieur passe derrière la troisième branche du trijumeau
(nerf maxillaire inférieur), entre dans le crâne sous la dure-mère, ou plutôt dans
une gouttière de cette membrane, pour s'unir au nerf facial à la face supérieure du
rocher : à cet endroit il s'anastomose quelquefois avec un filet de la branche tympanique du glosso-pharyngien; l'autre rameau s'engage dans le canal carotidien,
s'anastomose sur l'artère carotide interne avec les rameaux du nerf moteur oculaire
externe, qui s'anastomosent eux-mêmes avec le premier ganglion cervical, et forment

ainsi ce qu'on appelle ordinairement l'origine du grand sympathique. Le ganglion de Meckel fournit de petites branches qui s'anastomosent avec le nerf olfactif, vers l'extrémité postérieure du cornet supérieur. Quelques filets vont en dedans à la portion de membrane pituitaire recouvrant la cloison, et un de ceux-ci en particulier se continue en bas et en avant à la surface de la muqueuse de la cloison, puis traverse le canal incisif pour se terminer dans la muqueuse du palais, et s'anastomoser avec un rameau du nerf palatin antérieur vers la dent incisive moyenne. Il donne les nerfs palatins, qui ordinairement sont au nombre de trois ou quatre ; un d'entre eux fournit une branche qui se divise en deux rameaux, lesquels traversent ensuite des conduits dans l'apophyse ptérygoïde, et vont à la portion de membrane pituitaire tapissant la paroi externe des fosses nasales ; plus bas encore une plus petite branche est distribuée de la même manière à cette membrane. Un ou deux des nerfs palatins marchent ordinairement en bas et en arrière, à travers des conduits pratiqués dans l'os du palais ou dans l'articulation de celui-ci avec l'apophyse ptérygoïde (conduit ptérygo-palatin), pour se distribuer au voile du palais et à la terminaison du muscle élévateur du voile (péristaphylin interne) ; les deux autres descendent de la même manière dans leur canal, se divisent en rameaux, qui se distribuent au palais, et s'anastomosent près de la dent incisive moyenne, avec la branche qui vient du canal incisif (1).

(1) Il a régné long-temps, dans la science, à l'occasion du ganglion sphéno-palatin, des divergences d'opinion qui tiennent en partie à ce qu'il existe, dans la disposition de ce ganglion, des différences individuelles, en partie à ce que jamais peut-être le langage anatomique n'a été suffisamment arrêté au sujet de ce qu'on doit entendre par *ganglion*. Je saisis cette occasion de présenter quelques aperçus relatifs aux caractères que l'on devrait, ce me semble, regarder comme essentiels ou constitutifs pour le ganglion.

Quelques anatomistes, et Bichat en particulier (*Anatomie descriptive*, t. III, p. 320), ont avancé que l'augmentation de matière nerveuse qui forme le ganglion sphéno-palatin n'existe pas toujours, et que d'ailleurs elle devrait être assimilée en tout aux renflements qui se rencontrent si fréquemment dans le trajet des autres nerfs.

Mes dissections m'ont appris que cette assertion était en contradiction avec les faits, et, comme on le verra plus loin, elle est en contradiction aussi avec les principes que j'établirai pour la constatation de l'existence d'un ganglion.

Parmi les causes qui ont pu faire naître des doutes sur l'existence du ganglion sphéno-palatin, je mentionnerai la suivante : quelques uns des nerfs palatins se continuent sans interruption avec le nerf maxillaire inférieur, et gardent, au sein de la substance ganglionnaire, leur forme de cordons nerveux et leur continuité, en sorte que si l'on dissèque ces filets sans de grandes précautions, on détruit quelquefois toute la substance pulpeuse, et l'on ne trouve plus que des filets nerveux qui se continuent sans intermédiaire aucun avec la branche d'origine.

Mais comme je l'indiquerai tout à l'heure, il est des caractères qui sont tellement distinctifs des ganglions, qu'ils suffiraient à en révéler l'existence, alors même que par suite de la dissection, ou par toute autre cause, on ne trou-

SECTION TROISIÈME.

TROISIÈME BRANCHE DU TRIJUMEAU (NERF MAXILLAIRE INFÉRIEUR).

Ce nerf traverse le trou ovale du sphénoïde, et se divise en cinq branches principales. Mais, avant de décrire celles-ci, il est nécessaire de parler de la racine antérieure de la cinquième paire qui se joint en totalité au nerf maxillaire inférieur.

verait plus la substance ganglionnaire dans un point donné. Ce caractère, c'est l'*opposition*, la *direction contradictoire des filets nerveux* : je m'expliquerai plus loin sur ces termes.

Celui qui jette un coup d'œil philosophique sur le langage des anatomistes est souvent amené à reconnaître combien ce langage manque de bases certaines à l'égard d'une foule de dénominations. C'est à fixer le sens précis de quelques unes d'entre elles que j'ai souvent appliqué mes efforts; j'essaierai quelque chose d'analogue pour le mot ganglion.

Et d'abord je dirai que tout renflement nerveux n'est pas un ganglion ; il faut d'autres caractères que celui de la simple augmentation de substance nerveuse, pour constituer un ganglion. S'il n'en était pas ainsi, l'on pourrait multiplier le nombre des ganglions nerveux au point qu'il serait impossible de s'entendre. Aux ganglions vrais et à caractères bien arrêtés, il faut conserver le nom de *ganglion*, et appliquer celui de *renflements nerveux simples* à ceux qui n'offrent pas d'autres caractères du ganglion que le simple accroissement de matière nerveuse. Cette distinction est tellement importante, que les renflements nerveux, par exemple, peuvent être en quelque sorte créés artificiellement, tandis qu'il n'a jamais rien existé de semblable pour les véritables ganglions. J'ai disséqué plusieurs fois des pieds atteints de différents vices de conformation, et j'ai remarqué que la formation accidentelle de renflements nerveux, existe presque toujours dans les points où des nerfs sont soumis à une pression habituelle comme cela a lieu pour le nerf tibial antérieur dans le vice de conformation, connu sous le nom de *pied équin*. Or, il est bien au pouvoir d'une pression extérieure de déterminer la formation d'un renflement nerveux simple; mais jamais semblable cause n'a donné lieu à la formation d'un ganglion. Parmi les caractères que j'indiquerai comme appartenant aux ganglions, il en est qui ne sont pas de première importance, mais il s'en trouve de tels, que, partout où on les rencontre, on peut affirmer que là aussi existe un ganglion.

Puisque toute accumulation de matière nerveuse ne suffit pas pour constituer un ganglion, quelles sont les autres circonstances auxquelles il convient d'avoir égard? Ces circonstances sont :

1° La *différence d'axe du ganglion et du nerf sur le trajet duquel il est placé*. — Ce caractère différentiel du renflement nerveux et du ganglion proprement dit n'est pas constant en ce sens du moins, que tout ganglion devrait avoir un axe différent de celui du cordon nerveux sur le trajet duquel il est placé; mais il est constant en ce sens que tout renflement nerveux simple présente l'unité d'axe avec le nerf auquel il appartient. Ici la matière nerveuse s'est agglomérée d'une manière uniforme autour du cordon nerveux principal ; l'axe du renflement qui est presque toujours alors fusiforme, est le même que l'axe du nerf.

Quelques ganglions, le premier ganglion cervical par exemple, se soustraient jusqu'à un certain point au caractère précédemment indiqué, et présentent, comme les renflements simples, l'unité d'axe avec le cordon nerveux. Mais ici les autres caractères distinctifs existent à un degré si éminent, qu'il n'y a pas la moindre équivoque sur le caractère ganglionnaire de ce corps. Cela existe encore pour quelques ganglions thoraciques: mais la manière dont ceux-ci donnent leurs rameaux, leur assigne tellement le caractère ganglionnaire, alors même qu'il y a unité d'axe et augmentation presque imperceptible de matière nerveuse, qu'aucun anatomiste, après avoir compté six ou sept gan-

8

La racine antérieure de la cinquième paire paraît être composée de quatre filets principaux; le plus antérieur se dirige en bas, et, après s'être anastomosé avec le ganglion de Gasser, va se jeter dans celle des branches du nerf maxillaire inférieur,

glions thoraciques, n'hésite à en reconnaître un septième ou un huitième, alors même qu'ils ne sont représentés que par une nodosité presque imperceptible, se confondant presque avec le cordon nerveux, et par son axe et par son volume.

2° *La direction contradictoire de filets nerveux partant d'un point commun.* — Ce caractère est à mes yeux le plus important de tous; je le regarde comme tellement essentiel à la nature du ganglion, que partout où il se rencontre j'admets un ganglion, et partout où il manque je rejette l'existence de ce corps, ne regardant plus alors les accumulations de matière nerveuse privées de ce caractère que comme de simples accidents, des renflements simples des nerfs.

On sait que c'est une grande loi de l'économie des nerfs, que partout où ceux-ci se séparent d'un tronc primitif, ils s'en séparent à angle aigu; ils conservent jusqu'à un certain point la direction primitive, c'est là ce que j'appelle, suivre une *direction congénère;* mais naître d'un tronc et former avec la direction continuée de celui-ci un angle obtus, suivre dès le lieu de séparation, un trajet rétrograde, c'est là ce que j'appelle une *direction contradictoire.* Eh bien! les ganglions seuls font exception à la loi commune; seuls ils donnent des rameaux à directions contradictoires; seuls ils présentent la *divergence à angle obtus*, tandis que tous les autres nerfs n'offrent jamais que la *divergence à angle aigu.*

On objectera peut-être que la divergence à angle obtus se rencontre aussi dans des nerfs qui, de toute évidence, n'ont pas une origine ganglionnaire, et que, par exemple, le nerf récurrent, qui naît beaucoup au-dessous du larynx, doit diverger à angle obtus pour atteindre cet [organe; mais c'est ici le lieu d'établir une distinction bien tranchée entre les nerfs qui sont récurrents, parce qu'ils se recourbent, après s'être séparés du tronc principal, alors qu'ils formaient à leur origine un angle aigu, et les nerfs qui, dès le point même de leur séparation, suivent une direction opposée à celle du tronc principal; dans les premiers, la rétrocession n'est qu'accidentelle, elle tient à une simple circonstance de la distribution ultérieure du nerf, tandis que dans les autres elle est radicale et tout-à-fait primitive.

5° *Le changement de la texture nerveuse.* — Constamment les ganglions présentent une modification de la texture nerveuse, soit, comme cela s'observe fréquemment, qu'il y ait un simple changement de couleur, soit qu'il y ait à la fois une différence de consistance ou une modification notable dans l'arrangement des filets, comme cela s'observe dans le ganglion du pneumo-gastrique. Il y a des ganglions blancs, d'autres de couleur gris clair, d'autres de couleur gris foncé; ceux de l'enfant n'ont pas la couleur de ceux du vieillard. Au reste, je n'attache pas une grande importance au fait de la coloration des ganglions; on sait très bien que la couleur des tissus ne leur est pas tellement essentielle, qu'ils ne puissent subir à cet égard les plus grandes modifications sans pour cela changer de nature.

Un axe distinct de celui du nerf, la production de filets nerveux à direction contradictoire, une modification notable dans la texture; tels sont, à mes yeux, les caractères qui, réunis ou isolés, sont fondamentaux pour l'existence des ganglions.

Maintenant en ce qui s'applique au ganglion sphéno-palatin en particulier, je ferai observer :

1° Qu'il a quelquefois un volume double de celui du nerf maxillaire supérieur. Or les renflements simples présentent rarement une disproportion de volume aussi prononcée à l'égard du nerf sur le trajet duquel ils se trouvent.

2° L'axe du ganglion est tout-à-fait indépendant.

3° Les branches présentent la direction contradictoire et divergent à angle obtus; c'est ce qu'on observe de la

qui est destinée surtout au muscle temporal; le second filet donne aussi vers sa partie inférieure une anastomose à la même branche temporale profonde; le reste du second filet, et le troisième, se jettent dans le nerf buccal, et le quatrième va se réunir au nerf gustatif (lingual).

Le nerf temporal profond se dirige en dehors, fournit un rameau qui reçoit le premier et une partie du second filet de la racine antérieure de la cinquième paire, et ensuite se distribue au muscle temporal; il s'anastomose avec le rameau du facial, qui lui-même s'anastomose avec la branche temporale du malaire, au moyen de filets qui traversent le muscle temporal; le reste du nerf temporal profond passe immédiatement au-devant du condyle de l'os maxillaire inférieur, et se dirige en bas pour se terminer dans le muscle masseter, après avoir donné des filets au ligament capsulaire de l'articulation temporo-maxillaire; quelquefois le temporal superficiel donne aussi des filets à cette articulation.

Le nerf temporal superficiel est formé de deux branches; il passe derrière le condyle de l'os maxillaire inférieur, envoie sur l'artère carotide externe un filet qui s'anastomose avec des branches du grand sympathique, et avec une division que le nerf dentaire inférieur envoie sur l'artère maxillaire interne; le temporal superficiel s'anastomose ensuite avec le facial par trois rameaux, et fournit des filets à la muqueuse du conduit auditif externe, et, à la peau située au-devant du pavillon

manière la plus évidente pour le nerf vidien. Si l'on admettait qu'il est une division émanant directement du nerf maxillaire supérieur, autant vaudrait dire, comme le faisaient les anciens, que le grand sympathique naît de la sixième paire.

4° Enfin le ganglion sphéno-palatin offre une modification notable de la texture nerveuse.

A tous ces titres, je crois qu'on peut mettre hors de toute atteinte le caractère ganglionnaire du renflement sphéno-palatin, et je suis convaincu que si à l'époque de Bichat, l'analyse rigoureuse des caractères des ganglions avait été faite, il n'aurait pas élevé l'ombre d'un doute sur l'existence du ganglion sphéno-palatin.

Les organes de la vue, de l'ouïe, de l'odorat et du goût, entretiennent des communications nerveuses avec le ganglion sphéno-palatin. Les principaux, mais non les seuls moyens de communication, sont 1° avec le sens de la vue, le filet qui s'étend du ganglion sphéno-palatin au ganglion ophthalmique; 2° pour le sens de l'ouïe, le filet supérieur ou acoustique du nerf vidien, qui cependant n'a pas de continuité directe avec les agents immédiats de l'audition; 3° pour le sens de l'odorat, les filets sphéno-palatins; 4° pour le sens du goût, les filets palatins.

En outre, le ganglion sphéno-palatin, entretenant d'une part des communications avec les sens de l'odorat et du goût, d'une autre part avec le grand sympathique par l'entremise du filet carotidien du nerf vidien, devient un moyen de liaison entre les sens du goût et de l'odorat, et les organes de la digestion et de la respiration auxquels le grand sympathique donne des filets nerveux. Par là s'expliquent jusqu'à un certain point ces phénomènes sympathiques, en vertu desquels le diaphragme s'agite, pour repousser une impression irritante qui ne s'exerce que sur la pituitaire, tandis que des nausées, des vomituritions, un soulèvement général de l'appareil digestif, se manifestent aux approches d'une substance qui n'a cependant agi encore que sur la membrane palatine et buccale.

E. Chassaignac.

de l'oreille (auricule), puis monte vers la tempe pour se terminer dans-la peau
de cette partie.

Le nerf dentaire inférieur descend entre les deux muscles ptérygoïdiens,
envoie un filet sur l'origine de l'artère maxillaire interne, pour s'anastomoser
1° avec les filets du grand sympathique, qui se ramifient sur l'artère carotide
interne, 2° avec les branches que le ganglion sphéno-palatin envoie sur l'artère
maxillaire interne ; le nerf dentaire envoie en bas un rameau, qui est logé dans
un sillon pratiqué sur l'os maxillaire inférieur, passe immédiatement au-devant
de l'extrémité antérieure de la glande sous-maxillaire, à laquelle il donne une
petite branche, ensuite s'engage entre le muscle mylo-hyoïdien et le ventre antérieur du digastrique, se divise et se termine dans ces muscles. Le nerf dentaire,
accompagné par l'artère dentaire inférieure, s'engage dans l'ouverture du canal
dentaire à la partie supérieure et postérieure de l'os maxillaire, et, presque
aussitôt qu'il y est entré, il envoie en bas un rameau qui donne un filet à la
racine postérieure de la seconde dent molaire, contourne en avant la partie supérieure de la même racine pour se terminer dans le tissu spongieux de l'os ; le nerf
dentaire inférieur marche ensuite au-dessous des racines des dents, et donne un
filet à chaque racine des grosses molaires, et de la seconde petite molaire ; il envoie
en avant un rameau, qui donne un filet à la première petite molaire, à la dent
canine et aux incisives; ensuite il sort par le trou mentonnier, et après s'être anastomosé
avec le nerf facial, il se termine dans les glandules buccales, les muscles et la peau
de la lèvre inférieure et du menton.

Le *nerf buccal* paraît être surtout formé par le troisième, et par une partie du
quatrième filet de la racine antérieure de la cinquième paire ; il donne des
rameaux aux muscles temporal et ptérygoïdien externe, et ensuite se rapproche de
la face interne de l'apophyse coronoïde de l'os maxillaire inférieur ; dans son trajet, il
distribue quelques filets à la muqueuse buccale, et après s'être dégagé de derrière
le muscle masséter, il s'anastomose avec le nerf facial, envoie sur l'artère faciale des
filets qui s'anastomosent avec d'autres filets du grand sympathique, et ensuite se
termine dans les glandes buccales, les muscles et la peau de la commissure
des lèvres. Des filets venant du nerf dentaire dans le point où naît le nerf buccal, sont
distribués au muscle circonflexe du palais (péristaphylin externe).

Le nerf lingual est d'abord si intimement uni au nerf dentaire inférieur qu'il
paraît être une portion du même nerf. Il reçoit le quatrième filet de la portion
antérieure de la cinquième paire, il reçoit aussi la corde du tympan, immédiatement après qu'il s'est séparé du nerf dentaire inférieur, s'anastomose avec ce

dernier, passe d'abord entre les muscles ptérygoïdiens interne et externe, et donne un filet au premier de ces muscles ; ce nerf marche ensuite immédiatement derrière la dernière dent molaire, sous la muqueuse buccale, donnant des filets à celle-ci, et longeant le bord supérieur de la glande sous-maxillaire ; il s'épanouit en un renflement aplati, qui souvent prend l'apparence ganglionnaire ; il donne un grand nombre de filets aux glandes sous-maxillaire et sublinguale, et à la portion de muqueuse comprise entre le bord externe de la langue et la mâchoire inférieure ; il s'anastomose avec la neuvième paire, et en passant sur l'insertion du muscle hyo-glosse, il se divise en plusieurs branches, lesquelles marchent sur le côté externe de l'artère linguale, entre l'insertion des muscles génio-glosse et lingual, se subdivisent ensuite en de plus petits rameaux, traversent les fibres musculaires délicates composant la superficie de la langue, et se terminent sous forme villeuse sur les deux tiers antérieurs de la surface de cet organe. Il est difficile de déterminer si quelques filets, en traversant cette charpente musculaire ténue de la langue, ne se terminent pas en partie dans son propre tissu.

La corde du tympan donne des filets au tissu cellulaire membraneux qui l'entoure, et pénètre ensuite dans un canal par la fissure de Glaser ; dans son trajet, elle fournit des filets, surtout à la membrane du tympan et à ses muscles ; elle passe sur le manche du marteau pour s'anastomoser avec le nerf facial, immédiatement avant que celui-ci ne sorte du trou stylo-mastoïdien. On suppose que la corde du tympan ne se confond pas avec le nerf lingual, et s'accole simplement à lui ; mais si avec le secours d'une loupe on étudie avec soin une préparation de ces nerfs conservés dans l'alcool, et qu'en même temps on essaie de séparer ces nerfs, on verra que les filets de l'un et de l'autre sont entremêlés, et qu'ils ne peuvent être séparés sans déchirure (1).

(1) La corde du tympan est certainement de toutes les anastomoses la plus remarquable, en ce qu'elle ne peut être rattachée comme branche à aucun des nerfs qu'elle sert à réunir ; elle forme en effet avec la direction continuée du facial comme avec celle du lingual, un angle obtus, c'est-à-dire que seule entre tous les nerfs non ganglionnaires, elle présente le phénomène de la *direction contradictoire.* Or, on regarde avec raison comme une loi fondamentale en névrologie, que tout nerf qui émane d'un autre nerf ou qui peut y être rattaché comme un de ses rameaux, se sépare de la branche-mère en formant un angle aigu avec la direction continuée de celle-ci.

On s'est appuyé sur la singularité anatomique présentée par la corde du tympan, pour étayer l'opinion que le système nerveux dans son développement procède de la périphérie vers le centre. Mais ce fait n'a nullement besoin, pour s'établir, de la disposition exceptionnelle de la corde du tympan. L'idée qui admettait la formation progressive du système nerveux par voie de génération d'une partie à une autre, est en contradiction avec les faits. Il y a simultanéité de création dans des points qui se réunissent entre eux ultérieurement à leur formation pri-

CHAPITRE SIXIÈME.

NERF MOTEUR-OCULAIRE EXTERNE OU SIXIÈME PAIRE.

Chaque nerf moteur externe naît en partie de l'extrémité supérieure de la pyramide antérieure, et en partie du bord postérieur de la protubérance annulaire,

mitive, mais les nerfs n'engendrent pas plus le cerveau et la moelle que le cerveau et la moelle n'engendrent les nerfs.

La corde du tympan a été long-temps regardée comme sortant de la caisse du tympan à travers la fêlure de Glaser, mais les travaux modernes ont prouvé que la sortie de ce cordon nerveux se fait à travers un conduit particulier, distinct de cette scissure. Dans un concours que j'ai subi en 1834, pour une place de prosecteur, et dans lequel la Faculté nous avait donné pour sujet de préparation les nerfs de l'oreille, M. Huguier nous fit connaître une disposition qui n'avait encore été décrite, à cette époque, que par un anatomiste italien, M. Filippo Civinini. Comme il ne m'appartient nullement de porter un jugement sur la question de priorité relative à la découverte du canal de la corde du tympan, je me bornerai pour mettre sous les yeux du lecteur les pièces relatives à cette question à faire connaître la lettre qu'a écrite en mai 1836, M. Filippo Civinini, au directeur du journal italien, *Nuovo giornale de' letterati*. Toutefois, la description que M. Huguier a donnée de ce conduit dans son excellente dissertation inaugurale me paraissant extrêmement exacte, je vais en faire connaître, d'après lui, les plus importantes dispositions. Au moment où la corde du tympan va sortir de la caisse, elle entre dans un conduit extrêmement étroit, long de cinq à six lignes, situé parallèlement à la fissure de Glaser et à la trompe d'Eustachi, et entre ces deux conduits ; la fissure de Glaser étant en dehors du conduit de la corde du tympan, et la trompe d'Eustachi étant à sa partie interne. L'orifice interne du conduit de la corde du tympan présentant une coupe oblique est placé à quelque distance au-dessus de l'ouverture par laquelle la fêlure de Glaser communique avec la caisse, mais au-dessus de cette ouverture, ce qui en a imposé aux anatomistes.

L'orifice externe de ce conduit est évasé, il a une forme très variable ; le plus souvent il se présente sous l'aspect d'une simple fente ; d'autres fois il est irrégulièrement arrondi ; dans quelques cas il est triangulaire ; il est placé dans l'angle rentrant formé par la réunion des portions écailleuse et pierreuse du temporal, en dehors de l'ouverture commune des conduits de la trompe d'Eustachi et du muscle interne du marteau, en dedans et en arrière de l'épine du sphénoïde, qui offre très souvent une petite gouttière pour loger le nerf tympanique; quelquefois même cette gouttière est convertie en un trou qui continue le conduit. Cet orifice n'est qu'à deux lignes en arrière et un peu en dehors du trou sphéno-épineux.

Cette description extrêmement exacte, une fois donnée par M. Huguier, la question de priorité n'est que d'un intérêt secondaire ; toutefois pour que M. Civinini ne nous accuse pas de méconnaître les titres qu'il dit avoir à la priorité, nous nous bornerons à transcrire la lettre qu'il a cru devoir faire insérer dans les journaux étrangers.

Intorno a Scritti e Lavori anatomici sulla scissura di Glaser. — Lettera di Filippo Civinini, *Pistojese* al Direttore del *Nuovo Giornale de' Letterati*.

« Signore,

» Nel percorrere l'egregia Opera « *Anatomie descriptive par M. J. Cruveilhier* » attualmente in corso di stampa per la prima edizione, ho trovato relativamente alla scissura di Glaser, e all'egresso della corda del timpano

mais quelquefois entièrement de la première origine; il s'engage dans le sinus caverneux, et longe le côté externe de l'artère carotide interne; il est d'abord placé

dalla cassa omonima tenuto a un di presso il medesimo modo adottato oggimai nella massima parte delle scuole d'Italia e specialmente della Toscana da che divenne di pubblica ragione il mio scritto sulla scissura di Glaser, e fu da molti conosciuto in particolare un esteso apparecchio di nuove mie preparazioni secche e fresche a dimostrazione e spiegazione di quello.

» Quanto mi è piaciuto di vedere in ciò una ulteriore non dubbia conferma della verità delle cose da me nel suddetto scritto annunziate, altrettanto mi ha sorpreso che il chiarissimo Autore attribuisca in certo tal qual modo (equivoco però ed oscuro molto) esclusivamente a M. Huguier il merito della scoperta di un canaletto particolare per la corda timpanica la quale so che in Italia appartiene a me solo pel primo, unitamente alla indicazione della vera struttura, conformazione e situazione della scissura medesima relativamente al timpano e varj oggetti in esso contenuti. Ecco com' ei si esprime : « Il est bien constaté, d'après les nombreuses pièces que nous » a montrées M. Huguier, que la corde du tympan ne passe point par la scissure glénoïdale, qu'elle est pourvue » d'un canal particulier extrêmement étroit, long de cinq à six lignes, longeant la fissure de Glaser; et que son » orifice externe est situé dans l'angle rentrant formé par la portion écailleuse et par la portion pierreuse du tem-» poral, en dehors de la trompe d'Eustachi derrière l'épine du sphénoïde, et quelquefois sur le sphénoïde lui-» même. »

» Facilmente ognuno conosce che questo modo d'esprimersi è a vero dire molto dubbio, oscuro ed inesatto, poichè per esso non si viene ad apprendere se Huguier ha solo lavorato sull' osso temporale per la fessura di Glaser e si è poi limitato a mostrare i suoi pezzi; o se ha insieme lavorato e scritto o fatto scrivere per render conto del resultato dei suoi lavori,

» D'altronde è verità che io fino dal principio del 1830 pubblicai il mio libretto che fa suo soggetto le anatomiche particolarità sopraindicate, successivamente cioè ad un' epoca di più mesi impiegati in riscontri miei particolari e d'altrui per assicurar la realtà delle nuove cose da me vedute fino dal 1828.

» Ora se Huguier ha solo lavorato, io che non fui mai in Francia non ho potuto vedere i pezzi che han servito a M. Cruveilhier: se ha anche scritto o fatto scriver da altri assicuro e giuro in buona fede e verità che non ho niente veduto o letto; nè ho mai udito che altri abbia nulla veduto o letto in proposito dei suoi lavori sul temporal; e che non prima del fine del 1835, pervennero sicuramente alle mie mani i volumi della citata opera di Cruveilhier, della quale solamente nel 1834, fu impresa in Francia la edizone e pubblicazione tuttora in corso attuale.

» Pur non pertanto si vede esservi luogo a tre pareri diversi nel giudicare a chi appartengano le nuovità anatomiche sopraccennate.

» Taluno per avventura potrebbe credere avere io preso dai Francesi le idee primitive e fondamentali delle nuove cose che trovansi nel mio libro; e anche di peso e per intero le cose medesime, e trasportatele in altri fogli nel mio patrio idioma. Altri potrebbe pensare bene altrimenti e per opposto modo andar la bisogna, aver cioè i Francesi da me appreso e tolto quel tanto di che proposito si fanno discuopritori. Sebbene non mancasse poi chi più moderato e discreto sostenesse potere essere avvenuto un incontro nei medesimi resultati in studj e lavori analoghi fra me ed Huguier fatti col medesimo spirito di vera indagine e senza prevenzione di sorta, all' insaputa l' uno dell' altro.

» Ai primi che dello scientifico-letterario furto nel modo sopraccennato gratuitamente m' accusassero ho già replicato : ma pure inoltre soggiungerei che quanto ad essi mi contenterei se non impugnassero che al meno a meno ho saputo in privato senzar aver mai veduti nè materiali nè disegnati modelli, senza neppur verbale o scritta

au-dessous de tous les autres nerfs qui entrent dans l'orbite; ensuite il passe au côté externe du nerf moteur oculaire commun, auquel il adhère fermement,

relazione immaginare e rifare le opportune dimostrative preparazioni che sono pur quelle stesse che servirono di paragone e norma al giudizio di molti italiani Anatomici, e che attualmente conservansi nel Gabinetto fisio-patologico della I. e R. Università di Pisa, e delle quali pubblicamente mi valgo nelle mie lezioni : che poi nel mio libro sono moltissime altre cose, che per ciò solo m'apparterranno perchè non si trovano, non che espresse, nè accennate pure nelle opere dei Francesi o d' altri stranieri fino a tutto questo giorno inclusivamente.

» Ai secondi che i Francesi tacciassero come usurpatori del frutto de' miei studj e lavori sul noto soggetto farei osservare che sebbene alla pubblicazione del mio scritto immediatamente succedessero le indagini di molti, e queste stessero tutte a conferma delle cose da me dette; se ne parlasse nelle pubbliche scuole, ne se rendesse conto in qualche Giornale, si citasse in qualche opera che allora stampavasi, avesse luogo un sufficiente smercio degli esemplari, e in somma quanto lo comportava la natura e qualità del soggetto trattato non ostante la niuna fama dell' Autore del libro esso avesse tutta la massima possibile pubblicità in Italia e fuori, pure non è dimostrato che esso o intero qual è in effetto, o, come si dice, in *sunto per estratto* giungesse in Francia, o che vi giungesse prima dell' incominciamiuto dei lavori di Huguier, o che giuntovi anche prima di quell' epoca esso vi si facesse da quell' Anatomico conoscere. Anzi è probabilissimo che tutto sia andato all' incontro in un modo affatto sfavorevole a questo opinione; la quale quanta a me rigetterei sempre fin che non fosse esattamente dimostrata vera con fatti superiori ad ogni eccezione.

» Quanto poi al terzo parere sulla possibile e probabile combinazione d' idee e di fatti fra me ed Huguier, io non so se dovrei essere più geloso del primato in una sottile anatomica scoperta sfugita a tanti valentissimi dei passati e presenti tempi, o se più godere d' incontrarmi o d' essere incontrato in somiglianza di resultati (non dico uguaglianza o parità perchè non resulta che Huguier abbia fatto e visto quanto me sulla scissura di Glaser) in difficilissime investigazioni con Uomini di profondo sapere e di massima abilità. Non so neppure quanto precisamente in se stesse e per le loro applicazioni importino le cose da me, Huguier e Cruveilhier recate in luce novellamente. So bene però, e questo francamente a viso aperto e senza nessuma esitazione asserisco ed affermo, communque che siasi, io in servigio della verità, dalla scienza, del patrio decoro e del proprio mi credo in dritto e dovere di annunziare e procurar che si sappia. — « Che la scoperta del canaletto particolare per la corda del timpano, la prima di lui esatta descrizione, come quella ancora della formazione e vera situazione assoluta e relativa della scissura di Glaser tali quali si trovano nel secondo fasciolo delle mie *linee anatomiche* stampate in Pistoja dai Fratelli Bracali nel Marzo del 1830, mi appartengono originalmente e pel primo, almeno in Italia. — »

» Quindi è che a stabilire questi che sono fatti e a procurarne lo diffusa conoscenza consigliatomi valermi dell' idoneo mezzo dei più accreditati Giornali, mi rivolgo anche a V. S. pregandola a volere inserire in quello da Lei ottimamente diretto questa mia Lettera. Io mi confido che non le dispiacerà farlo, avuto riguardo che essa proponendosi di togliervia via un equivoco che potrebbe far torto alla Giustizia e alla Verità, serve molto bene a mantenere il Nuovo Giornale dei Letterati in quella giusta fama d'imparzialità per cui tanto si distingue ed apprezza con grandissimo onore e lode di Lei, meritissimo signor Direttore, di cui mi pregio d'essere colla più distinta stima, pieno d' ossequio e rispetto.

Pisa, il 2 maggio 1836.

Umiliss. Obb. Servo.
Filippo Civinini.

Dans la lettre qui précède, M. Filippo Civinini déclare que depuis 1828 il a connu l'exacte disposition de la corde

entre dans l'orbite par la fente sphénoïdale, et se termine dans le muscle abducteur de l'œil (droit externe). (1)

du tympan, dans le canal particulier, qu'elle parcourt à côté de la scissure de Glaser : qu'en mars 1830 il a publié, dans le deuxième fascicule de ses Recherches anatomiques, la description du conduit de la corde du tympan ; qu'enfin, dans la plus grande partie des écoles médicales de l'Italie, et principalement dans la Toscane, sa dissertation sur la scissure de Glaser a répandu la connaissance de la disposition anatomique du conduit de la corde du tympan, qu'il a démontrée sur des préparations fraîches et desséchées, conservées dans le cabinet physiologico-pathologique de l'Université impériale et royale de Pise.

E. Chassaignac.

(1) Il existe des portions du système musculaire dans lesquelles on voit se vérifier, avec une remarquable exactitude, la constance des lois que j'ai établies sur la distribution du système nerveux dans les muscles. Les nerfs moteurs des muscles de l'orbite offrent un des exemples les plus frappants de l'exactitude des lois indiquées ; la surface d'immersion du nerf dans le muscle, le point d'immersion dans la moitié la plus rapprochée de l'insertion fixe, l'angle d'incidence du filet nerveux, tout y est conforme aux principes que j'ai formulés à ce sujet.

Voici le résultat d'une dissection des nerfs musculaires de l'orbite, faite au point de vue de la vérification des lois de la distribution nerveuse. J'ai indiqué pour chaque muscle :

1° Le nombre et la source des filets qu'il reçoit.

2° Les rapports de distance du point d'immersion des filets nerveux avec les extrémités du muscle.

3° La surface du muscle dans laquelle se fait l'immersion du filet nerveux.

4° L'angle d'incidence que fait le nerf avec le corps du muscle dans lequel il se distribue.

Plusieurs de ces données ne sont pas établies avec toute la rigueur qu'on aurait pu mettre dans ce travail, mais la manifestation des principes généraux est tellement évidente, que je n'ai pas cru devoir pousser jusqu'à ses derniers termes l'exactitude des détails.

1° *Le muscle élévateur de la paupière supérieure* reçoit un filet assez volumineux, venu de la *branche supérieure du nerf moteur oculaire commun.*

Ce filet pénètre dans le muscle, en s'y épanouissant, à la réunion du tiers postérieur du muscle avec le tiers moyen.

L'immersion se fait par la face inférieure ou profonde du corps charnu.

L'angle d'incidence du filet nerveux sur le corps charnu est un angle aigu du côté de l'extrémité centrale ou fixe du muscle.

2° *Le muscle droit supérieur de l'œil* reçoit un gros nerf qui s'épanouit avant d'arriver au corps charnu, et qui naît *de la branche supérieure du moteur commun* conjointement avec le précédent.

L'immersion a lieu dans le quart postérieur du faisceau charnu :

L'immersion se fait par la face inférieure ;

L'angle d'incidence est aigu l'ouverture étant tournée vers l'extrémité fixe du muscle.

3° Le muscle droit inférieur est animé par la division moyenne de la branche inférieure du moteur commun. Ce rameau plonge dans le corps du muscle en se divisant en ramuscules.

Il disparaît au quart postérieur du faisceau charnu, après y avoir pénétré par la face supérieure, et avoir fait un angle d'incidence disposé comme les précédents.

4° *Le muscle droit interne* reçoit la *division interne de la branche inférieure du moteur commun.* Ce rameau est entièrement analogue au précédent ; il entre par la face oculaire du muscle.

5° Le muscle *droit externe* reçoit pour lui seul *le nerf de la sixième paire (moteur oculaire externe).* Ce nerf, une

9

A son origine, il ressemble aux nerfs moteur-oculaire commun et pathétique ; mais, dans le sinus caverneux, il prend un aspect plus épanoui. En longeant l'artère carotide interne, il envoie obliquement en haut quelques filets qui forment un plexus avec d'autres filets venant de la portion du ganglion de Gasser qui donne origine au nerf nasal. Le plexus se distribue sur les tuniques de l'artère carotide interne et sur les enveloppes du corps pituitaire. Un peu plus en avant, le moteur externe fournit encore plusieurs filets considérables pour former un autre plexus, qui a des connexions intimes avec le nerf moteur-oculaire commun sur lequel il est placé; celui-ci s'anastomose avec le plexus précédent, reçoit un filet du nerf nasal et un rameau du ganglion sphéno-palatin : ce rameau, dirigé d'abord en haut, puis en arrière à la surface du sinus sphénoïdal, communique particulièrement avec un des filets fournis par le nerf moteur externe. Après ces anastomoses, une branche considérable sort du plexus pour s'unir avec la plus petite division du nerf moteur oculaire commun, ainsi qu'avec le nasal et avec un des rameaux que ce dernier donne au ganglion ophthalmique; il donne quelques filets au tissu cellulaire qui entoure le nerf optique, et ensuite se termine dans le muscle élévateur de l'œil (droit supérieur).

Le nerf moteur oculaire externe envoie plusieurs filets à la dure-mère en arrière

fois entré dans l'orbite par l'anneau aponévrotique qui donne aussi passage au moteur commun et au rameau nasal de la branche ophthalmique, pénètre dans le muscle à l'endroit *où son quart postérieur se réunit à ses trois quarts antérieurs* ; il s'y épanouit en plusieurs ramuscules.

L'immersion se fait par *la face interne ou profonde.*

Le nerf forme, avec le muscle, un *angle aigu,* dont l'ouverture est tournée vers l'extrémité fixe du muscle.

6° Le muscle *petit oblique* reçoit la *la division externe de la branche inférieure du moteur oculaire commun ;* ce rameau, assez volumineux, suit un long trajet en côtoyant le bord externe du muscle droit inférieur, et pénètre dans le muscle petit oblique à l'endroit où les deux cinquièmes de l'insertion fixe se réunissent aux deux cinquièmes de l'insertion mobile ; il pénètre dans le muscle par son bord postérieur ou profond. Il fait avec le corps charnu un angle presque droit, mais cependant un peu aigu en sens inverse des précédents, c'est-à-dire dont l'ouverture est du côté de l'extrémité mobile.

7° Le *muscle grand oblique* reçoit *le nerf de la quatrième paire.* C'est dans le point où le quart postérieur du muscle s'unit aux trois quarts antérieurs que pénètre le nerf. Le nerf pénètre dans le muscle par sa face profonde. L'angle d'incidence est aigu du côté de l'extrémité centrale du muscle. Je remarque en résumé :

1° Que chaque muscle de l'orbite ne reçoit qu'un seul filet, mais que ce filet y entre en s'épanouissant.

2° Qu'aucun des muscles ne reçoit de nerfs au-delà du milieu de sa longueur.

3° Que tous les reçoivent par leur surface ou leurs bords les plus rapprochés du centre de l'orbite , c'est-à-dire par leur face profonde.

4° Que l'angle d'immersion est, en général, aigu du côté qui regarde l'extrémité centrale ou fixe du muscle.

5° Que le muscle petit oblique présente à cette dernière loi une exception qui existe aussi pour le sous-clavier.

E. Chassaignac.

du ganglion de Gasser. Au moment où il croise l'artère carotide interne, il forme un plexus compliqué en forme de ceinture qui semble être une partie du nerf lui-même, et envoie en bas deux branches considérables, une antérieure, l'autre postérieure, communiquant entre elles par de petits filets qui vont de l'une à l'autre; l'antérieure donne en descendant des filets aux parois du canal carotidien, s'anastomose avec la branche inférieure du nerf vidien, marche ensuite obliquement derrière l'artère carotide interne, et après être sortie du canal carotidien, s'unit à la branche postérieure; celle-ci en descendant donne aussi des filets à la membrane qui tapisse le canal carotidien, s'unit ensuite à la branche du nerf vidien, reçoit la branche tympanique du glosso-pharyngien, et après cette union passe derrière la carotide interne, et se réunit à la branche antérieure dans le premier ganglion cervical du grand sympathique.

CHAPITRE SEPTIÈME.

NERF AUDITIF OU PORTION MOLLE DE LA SEPTIÈME PAIRE.

La septième paire consiste de chaque côté en deux nerfs : le *nerf auditif ou portion molle*, et le *nerf facial ou portion dure.* On pense qu'il existe une grande différence dans la texture de ces nerfs; mais à partir, du cerveau jusqu'au fond du conduit auditif interne, leur apparence fibreuse est à peu près la même, quoique le nerf auditif ne soit pas tout-à-fait aussi ferme que le facial.

L'origine du nerf auditif se présente dans le quatrième ventricule, sous la forme d'une légère saillie transversale; cette portion aplatie se dirige ensuite en bas et en avant sur le corps restiforme, duquel elle reçoit des filets de renforcement, ainsi que de la partie postérieure du pédoncule du cervelet. Quelques uns de ces filets semblent communiquer avec l'origine de la cinquième paire dans le corps restiforme. Vers le côté interne ou médian du nerf auditif, se détachent quelques filets plus marqués, ordinairement appelés portion moyenne entre le facial et l'auditif, mais qui se terminent parfois dans le facial.

Chaque nerf entre dans le conduit auditif interne, avec la portion moyenne. L'auditif se divise en deux portions principales : une entre dans le limaçon, par des filets innombrables, à travers des trous pratiqués dans la columelle, et à l'aide d'une loupe, on les voit former un réseau délicat sur la lame spirale et la columelle, et offrir un bel exemple de la terminaison d'un nerf, comme étalé en une expansion plus fibreuse que celle du nerf optique formant la rétine ; l'autre portion se divise en trois branches principales qui entrent dans le vestibule, et se subdivisent pour se distribuer sur les parois membraneuses du vestibule et des canaux demi-circulaires (aux canaux demi-circulaires membraneux et au vestibule membraneux).

Après avoir disséqué avec soin le labyrinthe chez un grand nombre de sujets, on voit quelquefois les canaux demi-circulaires membraneux sous forme de tubes détachés, libres, mais d'autres fois ayant quelques adhérences avec le périoste qui revêt les canaux osseux ; la même différence a aussi été observée dans le vestibule : du reste on conçoit que les nerfs, malgré cette différence, puissent exécuter également bien leurs fonctions sur la columelle et sur la lame spirale du limaçon.

Le nerf auditif diffère de l'olfactif en ce qu'il est plus ferme, plus blanc, et en ce qu'il présente des fibres plus distinctes ; il diffère aussi du nerf optique par ce dernier caractère, mais il est beaucoup moins consistant que ce nerf.

CHAPITRE HUITIÈME.

NERF FACIAL OU PORTION DURE DE LA SEPTIÈME PAIRE.

Le facial paraît naître de la partie postérieure de la protubérance annulaire et de la moelle allongée, au fond du sillon placé entre la partie postérieure de la protubérance annulaire et le corps olivaire ; il s'engage dans le conduit auditif interne, situé au côté interne du nerf auditif, et en cet endroit une communication nerveuse distincte a lieu entre lui, la portion moyenne et le nerf auditif ; cette adérence ne peut être détruite sans un certain effort. Le nerf facial pénètre dans l'aqueduc de Fallope, et à la surface du rocher reçoit la branche supérieure du nerf vidien, se dirige en bas et en arrière, et immédiatement avant de quitter le rocher, reçoit la corde du tympan ; il sort ensuite par le trou stylo-mastoïdien, et se divise en un grand nombre de branches ; mais avant de décrire celles-ci, il est bon de dire quelques mots sur la corde du tympan et sur la branche supérieure du nerf vidien.

Dans l'aqueduc de Fallope, la branche supérieure du nerf vidien paraît entrer intimement dans la composition du nerf facial, car celui-ci devient plus gros immédiatement après leur union, et prend l'aspect d'un ganglion du grand sympathique, puisqu'il est ensuite plus ferme et beaucoup moins fibreux; la terminaison de la corde du tympan semble faire partie du nerf facial.

Bientôt après son entrée dans l'aqueduc de Fallope, le nerf facial donne un rameau au muscle tenseur du tympan (muscle interne du marteau), et en se dirigeant en arrière, il envoie un filet à celui de l'étrier; aussitôt qu'il a quitté le trou stylo-mastoïdien, il fournit une branche qui se divise en deux rameaux; l'un se porte derrière le pavillon de l'oreille et donne des filets au muscle auriculaire postérieur, l'autre se rend au muscle auriculaire supérieur (1).

La branche du digastrique s'engage dans le ventre supérieur du muscle de ce nom, donne des filets à celui-ci, ensuite passe entre quelques unes de ses fibres pour s'anastomoser avec le glosso-pharyngien, envoie une branche déliée au muscle stylo-hyoïdien, et quelques filets qui s'anastomosent avec d'autres filets du grand sympathique sur l'artère carotide externe.

(1) *Le rameau auriculaire* du nerf facial présente, dans le lieu où il se détache du tronc qui le fournit, une disposition qui ne se rencontre pas chez quelques sujets, mais que j'ai observée un assez grand nombre de fois, et qui, dans les premières dissections que j'ai faites du nerf auriculaire, était pour moi la source de difficultés que j'avais peine à m'expliquer. Je trouvais souvent, dans le trajet du nerf auriculaire, une interruption qui ne me permettait pas de le conduire jusqu'au tronc du facial, et, comme quelquefois en tiraillant ce nerf pendant que je cherchais à remonter jusqu'au facial, il m'était arrivé de le déchirer, j'attribuais uniquement à de la maladresse l'impossibilité que j'avais éprouvée d'arriver jusqu'au point d'émersion du nerf auriculaire. Mais, un jour, ayant suivi ce nerf avec toutes les précautions nécessaires, je reconnus qu'il était comme emprisonné dans une fente osseuse où le scalpel ne pouvait l'atteindre; j'enlevai toutes les parties molles qui recouvraient cette fente, et je reconnus que le nerf y était tellement bien retenu, que je ne pus en faire l'extraction qu'après avoir détruit une portion de la lamelle osseuse qui concourait à la formation de la scissure, dans laquelle était le nerf auriculaire. Cette scissure, qu'il est toujours facile de reconnaître sur un temporal, est quelquefois très profonde : elle est comprise entre la partie antérieure de l'apophyse mastoïde, et une lamelle osseuse qui fait suite à la petite crête qu'on appelle chaton ou gaîne de l'apophyse styloïde; cette crête forme aussi une sorte de *chaton* à l'apophyse mastoïde, et c'est dans l'intervalle compris entre cette lamelle et l'apophyse que passe le nerf auriculaire. Depuis que j'ai constaté ce fait anatomique, je n'ai jamais éprouvé la moindre difficulté à mettre à découvert le nerf auriculaire, qui parfois est assez difficile à trouver de prime abord. C'est d'après cette observation, communiquée par moi à M. Cruveilhier, que ce savant professeur, dans l'ouvrage à la rédaction duquel j'ai eu l'honneur de coopérer, a donné le nom de *scissure du nerf auriculaire* à la fente dont j'ai parlé, dénomination qui jusque-là n'avait été, à ma connaissance, employée par aucun anatomiste, ni dans les livres, ni dans l'enseignement oral, et qui me servait à désigner la scissure dont il s'agit, depuis que j'avais reconnu la manière dont se comportait le nerf auriculaire à l'égard de cette fente. Chez quelques sujets, une petite gouttière, convertie en canal par du tissu fibreux, s'étend depuis la terminaison de l'aqueduc de Fallope jusqu'à la scissure. On peut donc, toutes les fois qu'on veut arriver d'emblée au nerf auriculaire, rechercher la partie antérieure de l'apophyse mastoïde, la crête vaginale de cette apophyse: c'est dans l'espace compris entre ces deux portions osseuses qu'on est sûr, chez la plupart des sujets, de rencontrer le nerf auriculaire.

E. Chassaignac.

Le tronc du facial consiste alors en deux divisions principales, qui sont situées profondément dans la glande parotide ; la supérieure est beaucoup plus grosse que l'autre, et fournit aux parties situées au-dessus de la commissure des lèvres ; l'inférieure fournit aux parties situées au-dessous ; la division supérieure (temporo-faciale) s'anastomose avec la branche temporale superficielle du nerf maxillaire inférieur, avec les nerfs sus et sous-orbitaires, et avec le nerf buccal après que celui-ci est sorti de derrière le muscle masséter. La division inférieure (cervico-faciale) s'anastomose avec le buccal et la terminaison du nerf dentaire inférieur, après que celui-ci est sorti du trou mentonier ; avec des branches de la deuxième paire cervicale, près de l'angle de la mâchoire, et avec des filets du grand sympathique sur l'artère carotide externe. Le tronc de la première division se divise quelquefois en deux ou trois branches ; celles-ci se subdivisent encore et forment entre elles un grand nombre d'anastomoses ; quelquefois ce tronc nerveux s'élargit en s'aplatissant, et tout d'un coup se divise en six ou sept branches. Le tronc de la seconde division se sépare en trois ou quatre branches ; celles-ci s'anastomosent aussi fréquemment entre elles et avec celles de la première division.

Tantôt deux, tantôt trois des ramifications de la division supérieure passent sur l'arcade zygomatique pour gagner la tempe, et paraissent se terminer dans le muscle occipito-frontal ; d'autres vont en avant au muscle orbiculaire des paupières, et s'anastomosent avec le nerf sus-orbitaire. Quelquefois une grosse branche, ou deux ou trois d'un volume moindre, traversent l'aponévrose temporale, et quand il y en a plusieurs elles s'unissent entre elles, sous l'aponévrose, passent derrière l'os malaire pour s'anastomoser 1° avec un des rameaux temporaux du nerf malaire, traversant un petit canal pratiqué dans l'articulation de l'angle supérieur de l'os de la pommette avec l'apophyse orbitaire externe du frontal, 2° avec la branche temporale profonde du nerf maxillaire inférieur. Le reste de la division supérieure est formé de plusieurs branches considérables qui se dirigent transversalement sur la face, et donnent des rameaux au muscle orbiculaire des paupières et aux zygomatiques, se portent ensuite derrière ceux-ci, envoient vers l'angle interne de l'œil une branche qui donne des filets autour de cette partie, et s'anastomosent avec un filet du rameau nasal de la branche ophthalmique de la cinquième paire ; des filets sont aussi distribués au tissu cellulaire et à la peau, et quelques unes des branches s'unissent ensuite à plusieurs autres du nerf sous-orbitaire ; le reste se distribue dans les muscles de la lèvre supérieure. Il existe une connexion intime entre quelques unes des branches du nerf facial et d'autres branches du sous-orbitaire ; par suite de cette union, ces dernières augmentent de volume.

La portion inférieure se divise généralement en quatre ou cinq branches princi-pales ; la première se distribue surtout aux muscles qui entourent la commissure des lèvres, et s'anastomose avec le rameau buccal du nerf maxillaire inférieur quand celui-ci a dépassé le muscle masséter ; la seconde et la troisième, mais quelquefois seulement la seconde, marchent vers le menton, se distribuent dans les muscles de la lèvre inférieure, dans le muscle peaucier, et s'anastomosent avec la conti-nuation du nerf dentaire inférieur, après que celui-ci est sorti du trou mento-nier ; la quatrième et la cinquième, après s'être anastomosées avec des bran-ches de la seconde paire cervicale, sous le peaucier, se distribuent à celui-ci et à la peau.

On peut remarquer que plusieurs branches vont au tissu cellulaire et à la peau de la face; celles-ci sont très petites, et ce n'est qu'avec peine qu'on peut les suivre dans la substance de la peau, excepté au niveau de l'angle de la mâchoire et après une anastomose avec des branches de la seconde paire cervicale.

On pourrait donner une description plus détaillée des branches du nerf facial, mais ses nombreuses ramifications sont si différentes, selon les différents sujets, qu'il est préférable d'établir leur disposition générale, plutôt que de tenter ce degré de description minutieuse qui ne peut conduire à aucun résultat utile.

CHAPITRE NEUVIÈME.

NERF VAGUE OU PNEUMO-GASTRIQUE.

Ce nerf naît du corps restiforme sur le côté du sillon existant entre ce renflement et le corps olivaire, et immédiatement au-dessous de l'origine du glosso-pharyngien ; il traverse le trou déchiré postérieur à la base du crâne, et descend sur le côté externe de l'artère carotide interne. Il est uni avec la neuvième paire et le grand sympathique, surtout par du tissu cellulaire condensé ; mais à sa partie supérieure il présente avec ces nerfs, un entrelacement de filaments nerveux. En mettant la préparation dans l'alcool, et en enlevant avec soin le tissu cellulaire qui entoure ces nerfs, les com-munications nerveuses peuvent être conservées.

SECTION PREMIÈRE.

CÔTÉ DROIT.

Le pneumo-gastrique descend d'abord derrière le nerf de la neuvième paire, sur le côté externe de la carotide interne, et ensuite sur le côté externe de la carotide primitive, au côté interne ou plutôt en arrière de la veine jugulaire interne. A la partie inférieure du cou, il passe entre l'artère sous-clavière et la veine du même nom, puis il se porte à la partie postérieure du poumon, et de là sur l'œsophage, jusqu'à l'estomac.

Peu après sa sortie du crâne, et près de son anastomose avec la neuvième paire, il donne le nerf laryngé supérieur. Celui-ci descend derrière la carotide interne, et croise la direction de cette artère, ainsi que celle de la carotide externe, en passant derrière elles ; il s'anastomose avec le plexus pharyngien, et marche entre l'os hyoïde et le cartilage thyroïde, pour donner plusieurs filets à la membrane muqueuse qui tapisse l'épiglotte et la partie supérieure de larynx. Il envoie un rameau en bas, derrière le cartilage thyroïde, près des muscles crico-thyroïdien et crico-aryténoïdien latéral ; ce rameau donne des filets à la muqueuse qui recouvre le cartilage thyroïde, et quelquefois il s'anastomose avec une branche du récurrent. Il envoie obliquement en bas et en arrière un rameau sur les dépendances du cartilage aryténoïde ; celui-ci donne des filets à la membrane muqueuse étendue entre l'épiglotte et le cartilage aryténoïde, d'autres qui traversent les fibres des muscles aryténoïdiens oblique et transverse, s'avance ensuite dans l'angle externe formé par l'origine d'un muscle aryténoïdien oblique et par l'insertion de l'autre, et passe sous l'arythénoïdien transverse pour aller s'unir au même rameau du côté gauche, et se terminer sur la muqueuse à la partie postérieure de l'ouverture de la glotte ; la laryngé supérieur donne aussi des filets au muscle crico-aryténoïdien postérieur, et ensuite se termine en s'anastomosant avec une branche du récurrent. Ici se présente une grande difficulté pour décider si quelques uns des filets se terminent dans les muscles crico-aryténoïdien postérieur et aryténoïdiens oblique et transverse, ou si tous, sans exception, ne font que passer à travers les fibres de ces muscles, car le plus grand nombre peut être suivi jusqu'à la membrane muqueuse, près de la glotte, et à celle qui tapisse les cartilages (1).

Un peu au-dessous de l'anse de la neuvième paire, près de la langue, le pneumo-gastrique droit donne le nerf laryngé externe ; celui-ci a des connexions, surtout avec le nerf laryngé supérieur et le plexus pharyngien ; il communique souvent avec le

(1) Voyez une note à la fin de l'ouvrage.   E. C.

plexus cardiaque latéral, et se termine dans le muscle constricteur inférieur du pharynx et dans le crico-thyroïdien. Bientôt après, le pneumo-gastrique envoie plusieurs rameaux qui s'unissent entre eux, donnent un filet au muscle sterno-thyroïdien, et ensuite passent sur l'artère sous-clavière pour aller se réunir à la portion du plexus cardiaque latéral, qui se termine dans le grand nerf cardiaque ; vers la partie inférieure du cou, il donne une autre branche au plexus cardiaque latéral ; dans son trajet, le long du cou, il donne beaucoup de filets au tissu cellulaire condensé qui se trouve à la partie antérieure de la colonne vertébrale.

Ensuite le pneumo-gastrique passe sur l'origine de l'artère sous-clavière, et donne le nerf récurrent ; celui-ci contourne la partie postérieure de l'artère et envoie sur ce vaisseau, un rameau au plexus cardiaque ; il envoie un autre rameau en bas, à l'œsophage, donne plusieurs filets à la trachée et à l'œsophage, et un à la glande thyroïde ; puis il passe sous le bord inférieur du constricteur inférieur du pharynx, à la face interne ou postérieure du cartilage thyroïde ; donne en haut un rameau qui fournit des filets à la muqueuse de la partie supérieure de l'œsophage et de la partie inférieure du pharynx, et qui s'anastomose avec un rameau descendant du nerf laryngé supérieur ; il donne des filets au muscle crico-aryténoïdien postérieur, et à la muqueuse recouvrant la face postérieure du cartilage cricoïde ; envoie ensuite un rameau qui passe derrière ce muscle, sur l'articulation du cartilage cricoïde avec l'aryténoïde, et se termine dans les muscles aryténoïdiens oblique et transverse ; il s'anastomose de nouveau quelquefois avec une branche du laryngé supérieur, et ensuite à la partie postérieure et externe du cartilage cricoïde ; il se divise en rameaux, qui se terminent dans le crico-aryténoïdien latéral et le thyro-aryténoïdien.

Immédiatement au-dessous de l'artère sous-clavière, le pneumo-gastrique fournit une grande quantité de branches, dont plusieurs se jettent dans la partie du plexus cardiaque latéral qui se termine dans le grand nerf cardiaque ; deux d'entre eux vont au plexus pulmonaire antérieur ; puis il envoie deux branches qui s'unissent, donnent un filet à la trachée, et se terminent en un rameau qui se rend à l'œsophage ; il donne ensuite une autre branche qui s'anastomose avec les plexus pulmonaire antérieur et postérieur, et de plus avec le tronc même du pneumo-gastrique, distribue des filets à l'œsophage, et s'unit plus bas à d'autres branches, sur la partie inférieure de ce canal. Il envoie ensuite une branche considérable au plexus pulmonaire antérieur ; plus bas encore il donne une branche qui, après s'être anastomosée avec la précédente et une autre donnée par le pneumo-gastrique au plexus pulmonaire antérieur, se termine sur la partie antérieure du poumon et sur les branches de l'artère et des veines pulmonaires droites. Alors il s'engage derrière la branche droite de la trachée (bronche droite) en s'aplatissant, et donne plusieurs branches constituant le plexus pulmonaire postérieur; celui-ci communique avec le plexus thoracique, et donne un grand nombre de filets au tissu cellulaire et aux ganglions bronchiques; mais la plus grande partie des ramifications accompagnent les divisions de la trachée, jusqu'à leur terminaison dans les cellules aériennes, et le reste se porte sur les divisions de l'artère et des veines pulmonaires. Après avoir donné le plexus pulmonaire postérieur, il distribue des filets dans le médiastin postérieur; il envoie ensuite deux branches (pl. III, 70, 70), à l'œsophage, lesquelles s'anastomosent avec une branche du pneumo-gastrique gauche (pl. IV, 80); il se divise ensuite en trois branches principales (pl. III, 71, 72, 73), dont la dernière se subdivise et donne le rameau (pl. III, 74) qui va s'unir au gros nerf (pl. III, 75) provenant de la réunion des branches (pl. IV, 81 et 82) du côté gauche, et qui forment le pneumo-gastrique gauche ou antérieur; ensuite les branches (pl. III, 71, 72, 73) marchent en se dirigeant vers le côté gauche de l'œsophage et forment les divisions (pl. IV, 84, 85, 86), pour s'unir à la branche (pl. IV, 83) du pneumo-gastrique gauche, et pour former le tronc droit ou postérieur (pl. IV, 1, pl. VI, 1). Après que celui-ci a traversé le diaphragme, il donne à l'extrémité cardiaque de l'œsophage des filets dont quelques uns s'anastomosent avec leurs analogues du côté gauche, fournit une branche (pl. VI, 82), qui se termine sur la face postérieure de l'estomac, après avoir donné un rameau (pl. VI, 87) au plexus splénique; il donne ensuite une branche (pl. VI, 85, pl. VII, 15), qui se termine sur la petite courbure de l'estomac; il fournit encore une branche (pl. VI, 84, pl. VII, 14), qui communique avec des filets du tronc gauche sur l'artère gastrique supérieure, et avec d'autres qui, venant du plexus hépatique droit (pl. VII, 21) sur l'artère pylorique, vont se terminer sur l'estomac; enfin il envoie des rameaux (pl. VI, 86) qui s'anastomosent avec celles des branches du plexus cœliaque qui accompagnent l'artère gastrique supérieure. La continuation ou la partie principale du tronc du pneumo-gastrique (pl. VI, 83) se dirige ensuite en bas, et se termine dans le plexus cœliaque (pl. VI, 44).

SECTION DEUXIÈME.

CÔTÉ GAUCHE.

Presque aussitôt qu'il a quitté le crâne, le pneumo-gastrique gauche donne le nerf laryngé supérieur; mais comme la distribution de celui-ci est à peu près la même que du côté droit, il n'est pas nécessaire de le décrire spécialement. Un peu plus bas il s'anastomose avec le plexus pharyngien et le laryngé supérieur. Celui-ci donne le laryngé externe, qui communique avec le premier ganglion cervical du grand sympathique et avec le plexus cardiaque latéral, puis envoie des rameaux qui croisent la partie postérieure de l'artère carotide, pour se rendre au constricteur inférieur du pharynx et au crico-thyroïdien. Le pneumo-gastrique donne alors une branche au plexus cardiaque latéral, et plusieurs petits filets à l'artère carotide et au tissu cellulaire condensé formant son enveloppe. Il passe ensuite sur la crosse de l'aorte, donne une branche qui va former une partie du plexus pulmonaire antérieur, puis il fournit le récurrent. Celui-ci contourne le canal artériel et la crosse de l'aorte sur le côté de la trachée, et envoie d'abord des rameaux au plexus pulmonaire antérieur; il donne ensuite un rameau qui s'anastomose avec les plexus auriculaire et ventriculaire, distribue des filets sur l'artère pulmonaire, et va rejoindre le récurrent; puis il donne un rameau ainsi que plusieurs filets au plexus auriculaire, et en remontant il donne des filets à la trachée, à l'œsophage et à la glande thyroïde ainsi que des filets anastomotiques à des divisions du second et du troisième ganglions cervicaux du grand symphatique, sur l'artère thyroïdienne inférieure; il passe ensuite sous le bord externe du muscle constricteur inférieur du pharynx à la face interne du cartilage thyroïde, et se termine dans les muscles du larynx de la même manière que celui du côté droit.

Aussitôt qu'il a donné le nerf récurrent, le pneumo-gastrique gauche se dirige vers la partie postérieure de la racine du poumon, et donne les branches qui forment le plexus pulmonaire postérieur; celui-ci communique avec les plexus thoracique et ventriculaire, et après avoir donné quelques filets au tissu cellulaire et aux ganglions bronchiques, il accompagne les divisions de la trachée, et se termine, surtout dans les cellules aériennes, après avoir distribué quelques filets sur les divisions de l'artère pulmonaire. Le pneumo-gastrique marche ensuite le long de l'œsophage, et envoie une branche (pl. IV, 80), qui donne des filets à l'aorte, et qui s'anastomose avec la grosse branche (pl. IV, 83), et avec une branche du pneumo-gastrique droit (pl. III, 70). Il se termine enfin par trois branches principales, dont une (pl. IV, 81) donne des rameaux à l'œsophage et reçoit une autre branche des divisions (pl. IV, 82); contourne l'œsophage pour s'unir à une branche du pneumo gastrique droit (pl. III, 74), forme le tronc gauche ou antérieur (pl. III, 2) et traverse le diaphragme pour aller jusqu'à l'estomac, etc.; la troisième branche (pl. IV, 83) reçoit les rameaux (pl. IV, 84, 85, 86, pl. III, 71, 72, 73), pour former le tronc droit ou postérieur (pl. IV, 1, pl. VI, 1), qui se rend à l'estomac à travers le diaphragme, etc. Le tronc gauche ou antérieur, après avoir traversé le diaphragme (pl. VII, 1), donne plusieurs filets qui se distribuent à l'extrémité cardiaque de l'œsophage, et communiquent avec les branches analogues du tronc droit ou postérieur, envoie plusieurs rameaux au plexus hépatique gauche (pl. VII, 5, 6, 7, 8, 9, 10), et une branche considérable à la grosse extrémité de l'estomac; distribue à la petite courbure de l'estomac plusieurs branches, dont quelques unes se terminent sur ce viscère, et dont les autres marchent le long de l'artère gastrique supérieure, pour s'anastomoser avec les branches (pl. VII, 21) qui accompagnent l'artère pylorique, et qui viennent du plexus hépatique droit, ainsi qu'avec des filets de la branche (pl. VII, 14) du pneumo-gastrique droit ou postérieur.

CHAPITRE DIXIÈME.

GLOSSO-PHARYNGIEN.

Ce nerf naît du corps restiforme sur le côté du sillon qui existe entre celui-ci et le corps olivaire, et précisément au-dessus et sur la même ligne que l'origine du tronc du nerf vague, c'est à lui qu'appartient la portion la plus antérieure des filets nombreux fournis par lui et par le tronc du nerf vague. Il est fibreux, d'une texture ferme, et, sous ce rapport, ressemble au spinal; il passe dans le trou déchiré postérieur à la base du crâne, en avant et en dehors du tronc du nerf vague, et souvent présente un renflement gangliforme; il donne immédiatement après une branche qui peut être appelée à juste titre nerf tympanique, nerf du tympan.

Le nerf du tympan traverse un canal creusé dans la portion pétreuse du temporal dans l'épaisseur de la paroi interne du tympan, se dirige vers la partie la plus saillante du promontoire, et se divise en deux branches, dont une paraît être la continuation du nerf, et passe au-dessus et un peu en avant de la fenêtre ovale; il contourne la partie supérieure de la terminaison de la trompe d'Eustachi dans la caisse du tympan, ainsi que le canal formé pour le muscle tenseur du tympan, et va s'anastomoser avec le rameau supérieur du nerf vidien qui chez deux sujets s'unissait au ganglion de Gasser. L'autre branche se porte en bas et un peu en avant du promontoire; et après s'être engagée dans le canal carotidien, s'anastomose avec le nerf grand sympathique sur l'artère carotide interne; d'autres filets se distribuent à la membrane qui tapisse le tympan et sur le commencement de la trompe d'Eustachi.

Le glosso-pharyngien s'anastomose avec le premier ganglion cervical, et se porte en bas un peu en arrière au côté externe de l'artère carotide interne; et ensuite il croise celle-ci en se dirigeant vers la langue; il reçoit un filet de la branche que le facial envoie au digastrique, donne deux branches au plexus pharyngien, donne des filets au muscle stylo-pharyngien, et d'autres à la partie postérieure de l'amygdale, et à la membrane muqueuse de la partie antérieure de l'épiglotte; se porte derrière le muscle stylo-pharyngien, et ensuite en avant vers la partie antérieure de l'insertion de celui-ci, pour se distribuer sur la partie postérieure de la surface de la langue (1).

(1) Dans plusieurs dissections du plexus glosso-pharyngien, j'ai cru remarquer que les nerfs qui entrent dans la composition de ce plexus offraient, à l'égard les uns des autres, des dispositions constantes qui me paraissent assez curieuses pour être mentionnées. L'objet de cette note est cependant beaucoup moins d'établir définitivement ce que j'avance, car je crois qu'il faut encore soumettre ces idées à de nouvelles épreuves, que d'éveiller l'attention des anatomistes et de les engager à étudier le plexus pharyngien sous un point de vue qui me paraît intéressant, et qui se rattache à une manière véritablement philosophique d'étudier le système nerveux, en cherchant toujours des relations de situation, de direction, de hauteur dans les groupes que forment des rameaux qui proviennent d'origines diverses.

Sous le rapport de la hauteur à laquelle se trouvent les filets nerveux qui entrent dans la formation du plexus pharyngien, on voit que les rameaux les plus élevés appartiennent au glosso-pharyngien : que ceux qui viennent ensuite en procédant de haut en bas appartiennent au nerf pneumo-gastrique, et qu'enfin les derniers ou les plus inférieurs sont fournis par le grand sympathique. Ne semble-t-il pas, en voyant les nerfs ainsi classés dans leur mode de distribution au pharynx, qu'ils se succèdent dans un ordre qui est parfaitement en harmonie avec ce que nous apprend l'observation physiologique touchant le pouvoir décroissant de la volonté sur l'appareil digestif, à mesure qu'on s'éloigne de l'orifice buccal. On comprend du moins comment la distribution exclusive du glosso-pharyngien, nerf volontaire à la partie la plus élevée du pharynx, se concilie avec le pouvoir que nous avons d'exécuter des mouvements volontaires dans ce point.

Examinés d'avant en arrière et non de haut en bas, voici dans quel ordre les filets des différents nerfs se superposent en s'entre-croisant : 1° le glosso-pharyngien, qui est le plus antérieur; 2° le pneumo-gastrique, qui vient ensuite; 3° les filets du grand sympathique, qui sont le plus arrière.

Enfin, sous le rapport de la direction des filets, on voit qu'à l'exception de quelques filets ascendants du glosso-pharyngien, qui se recourbent en anses, les autres filets de ce nerf ont une direction oblique plus rapprochée de la verticale, tandis que les filets du pneumo-gastrique et du ganglion cervical ont une direction oblique plus rapprochée de la direction horizontale. Tout cela, je le répète, exige, de mon propre aveu, de nouvelles vérifications par le scalpel.

E. Chassaignac.

CHAPITRE ONZIÈME.

APPENDICE A LA DESCRIPTION DES NERFS CRANIENS.

(Plexus pharyngien.)

Ce plexus est très compliqué et difficile à décrire ; quoique nommé pharyngien, il n'est pas exclusivement destiné aux usages du pharynx.

Aussitôt que le nerf spinal est sorti du crâne, il donne une branche qui s'unit intimement avec l'anastomose du pneumo-gastrique et de la neuvième paire, et, après un mélange de fibres avec ces nerfs, il s'en sépare encore, et s'anastomose avec le plexus pharyngien. Ce plexus reçoit une ou plusieurs branches du nerf glosso-pharyngien, s'anastomose aussi avec les nerfs laryngés supérieur et externe, et avec le plexus cardiaque latéral sur la partie postérieure de l'artère carotide ; le rameau du digastrique venant du nerf facial, lui envoie des filaments ; il en reçoit quelque fois aussi de la neuvième paire et de sa branche descendante ; il reçoit un ou plusieurs rameaux du premier ganglion cervical du grand sympathique, et quelquefois des filets provenant du rameau supérieur de ce ganglion.

Les branches partant du plexus sont principalement distribuées aux muscles du pharynx ; il donne des filets au muscle élévateur du palais (péristaphylin interne), envoie des filets le long de l'artère thyroïdienne supérieure, de la linguale et de toutes les branches principales de l'artère carotide externe. Plusieurs de ces filets s'anastomosent avec différentes branches de la cinquième paire et du nerf facial. Les filets décrits comme accolés aux branches de l'artère carotide externe, viennent surtout du grand sympathique, mais doivent néanmoins être considérés comme faisant partie du plexus. Les filets qui accompagnent ces artères ne sont pas partout des cordons nerveux distincts, mais souvent prennent l'aspect d'une membrane plexiforme, dans le sein de laquelle s'effectuent des communications multipliées entre les différents nerfs (1).

(1) C'est aux dissections faites à l'occasion d'un concours d'aide d'anatomie à la faculté de Paris qu'est due la connaissance plus exacte que nous possédons aujourd'hui de la distribution respective de la langue. Cette distribution a été tellement bien décrite par M. Denonvilliers, que je ne crois pouvoir mieux faire que de donner textuellement les détails dans lesquels il est entré à ce sujet, dans son excellente dissertation inaugurale. (Paris, 8 août 1837.)

« Voici, dit-il, les résultats auxquels je suis arrivé, ainsi que la plupart de mes compétiteurs ; résultats qui ont

CHAPITRE DOUZIÉME.

NERF HYPOGLOSSE OU NEUVIÈME PAIRE DE NERFS.

(Myo glosse.)

Le nerf hypoglosse naît habituellement par deux faisceaux de la pyramide antérieure, près du sillon qui existe entre cette pyramide et le corps olivaire; l'origine du
faisceau inférieur, qui est moins considérable que le faisceau supérieur, s'étend au-

contribué à modifier les opinions que les physiologistes s'étaient faites touchant les fonctions des nerfs de la
langue.

» La langue reçoit les nerfs hypoglosse, lingual et glosso-pharyngien.

»1° Le nerf hypoglosse, après s'être anastomosé sur le muscle hyoglosse avec le nerf lingual, se loge dans l'épaisseur même de la langue, et se prolonge jusqu'à sa pointe, en fournissant une quantité innombrable de filets courts
qui s'anastomosent entre eux, et se perdent en entier dans le tissu musculaire.

« 2° Les filets terminaux du nerf lingual se distribuent à la membrane muqueuse de la face inférieure de la langue,
à celle qui en revêt la pointe, au tissu gengival, aux glandes sublinguales, et enfin à la membrane muqueuse qui
recouvre le dos de la langue dans ses deux tiers antérieurs. Ces derniers filets, au nombre de dix à douze, sont
les plus remarquables; ils contrastent avec ceux de l'hypoglosse par leur longueur et leur aspect grêle, pénètrent
dans la langue par sa face inférieure, et en traversent presque toute l'épaisseur sans lui abandonner aucun filet.
Ce n'est qu'au moment de se terminer dans la membrane muqueuse qu'ils forment de petits renflements, dont
chacun laisse échapper cinq ou six filets déliés et courts, qui vont en rayonnant s'épuiser dans le tissu charnu.

» 3° Le nerf glosso-pharyngien se termine dans la muqueuse de la base de la langue, les amygdales, les piliers du
voile du palais et le pharynx ; aucun de ses filets ne se continue dans les muscles de la langue, contrairement à l'assertion de la plupart des auteurs. Quelques uns des filets traversent les muscles stylo-glosse et stylo-pharyngien, de
sorte que l'on pourrait croire qu'ils s'y arrêtent, et c'est là sans doute ce qui a induit les anatomistes en erreur :
mais, en poursuivant la dissection avec soin, on ne tarde pas à se convaincre que ces filets vont au-delà, et jusque
dans la muqueuse.

Les résultats des dissections précédemment indiquées concordent parfaitement bien avec les expériences de
M. Panizza, et c'est la preuve réciproque de la justesse des unes et des autres; car le résultat fonctionnel est
aussi bien la pierre de touche de l'exactitude d'un fait anatomique, que le fait anatomique lui-même est la
confirmation palpable et explicative des phénomènes fonctionnels.

D'après M. Panizza, la section du nerf hypoglosse fait cesser les mouvements de la langue, et laisse intacts
le goût et la sensibilité générale. La section du lingual paralyse la sensibilité générale, et le goût persiste ainsi
que les mouvements. Les nerfs lingual et hypoglosse étant coupés, le goût demeure intact ; enfin, la section
du nerf glosso-pharyngien détruit complétement le goût, sans nuire aux mouvements ni à la sensibilité.

Indépendamment des nerfs précédemment indiqués, il faut faire mention du plexus nerveux que le grand
sympathique fournit à la langue, et qui accompagne jusqu'au sein de cet organe l'artère linguale, pour venir
s'anastomoser avec des rameaux du nerf lingual et du grand hypoglosse. »

E. CHASSAIGNAC.

dessous du corps olivaire, quelquefois on ne rencontre qu'une seule des origines; mais quand il en existe deux, chacune est renfermée dans une gaîne distincte de la dure-mère, et se continue à travers le trou condyloïdien antérieur pour s'unir à un petit renflement gangliforme. Le nerf hypoglosse est d'abord situé derrière le tronc du pneumo-gastrique, et s'anastomose avec ce nerf et le grand sympathique; ensuite il croise la direction des artères carotides externe et interne; et après avoir fourni sa branche descendante il envoie un filet aux muscles thyro hyoïdien et génio-hyoïdien, passe derrière le stylo-hyoïdien et au-devant de l'hyoglosse; il s'anastomose avec le nerf lingual, donne des filets à la glande sublinguale, aux muscles stylo-glosse, hyo-glosse, lingual et géni-hyo-glosse, et se portant au côté interne de l'artère linguale, et dans l'intervalle des deux plans que forment les fibres du muscle géni-hyo-glosse, il se divise en filets qui pénètrent à travers les fibres de ce muscle, et vont se terminer dans cette masse musculaire à texture délicate qui constitue la couche superficielle de la langue.

L'union de l'hypoglosse avec le pneumo-gastrique est constituée en partie par du tissu cellulaire très condensé; mais il y a aussi entre ces nerfs des communications intimes et par continuité nerveuse : la même chose existe à l'égard du grand sympathique. Le même tissu dense qui unit l'hypoglosse au pneumo-gastrique paraît se prolonger vers le grand sympathique, jusqu'à la partie la plus élevée du ganglion cervical supérieur, et sur les nerfs spinal et glosso-pharyngien. L'hypoglosse s'anastomose avec le ganglion cervical supérieur par un rameau qui communique en même temps avec la première et la deuxième paires cervicales. La branche descendante de l'hypoglosse se porte en bas derrière la veine jugulaire interne; et vers la partie inférieure du cartilage thyroïde, donne des filets aux muscles omo-hyoïdien et sterno-thyroïdien; puis, dans le lieu où naissent les filets nerveux destinés à ces muscles, il vient se joindre à la branche de l'hypoglosse une branche naissant des deuxième, troisième et quelquefois de la quatrième paire cervicale qui croise l'artère carotide et la veine jugulaire interne. Après cette réunion, la branche descendante de l'hypoglosse passe derrière le ventre supérieur de l'omo-hyoïdien, et se termine dans les muscles sterno-hyoïdien et sterno-thyroïdien. Quelquefois cette branche de l'hypoglosse donne un filet qui descend sur le côté gauche du péricarde, pour s'unir avec le nerf phrénique.

TROISIÈME PARTIE.

NERFS SPINAUX.

La moelle épinière est recouverte par les mêmes membranes que le cerveau, c'est à-dire par la dure-mère, par l'arachnoïde et la pie-mère. De ces membranes, la dure-mère est la plus extérieure, et forme une très forte gaîne, dont les dimensions sont beaucoup plus considérables que celles de la moelle. Elle se continue avec la dure-mère crânienne; elle adhère à l'atlas et à la circonférence interne du grand trou occipital; elle est fixée par des faisceaux ligamenteux à la face postérieure du corps des vertèbres, ou plutôt au ligament vertébral antérieur qui les recouvre; mais elle n'offre aucune connexion avec la partie postérieure du canal, si ce n'est au niveau de l'atlas.

L'arachnoïde est une membrane très mince et presque transparente; elle recouvre étroitement la pie-mère, puis se réfléchit lâchement sur la moelle, d'arrière en avant, fournissant à chaque nerf une enveloppe en forme d'entonnoir : cette membrane accompagne le nerf jusqu'au moment où il sort de la gaîne formée par la dure-mère, puis se réfléchit et en tapisse exactement la surface interne.

La pie-mère adhère à la moelle, pénètre profondément dans la scissure médiane de la face antérieure, et s'enfonce dans des ouvertures que présente la substance médullaire pour laisser parvenir les vaisseaux sanguins à la substance grise. La pie-mère recouvre aussi les fibrilles nerveuses.

La moelle épinière forme la continuation de la moelle allongée; elle commence immédiatement au-dessous de la neuvième paire de nerfs, et chez l'adulte elle se termine en pointe au niveau de la seconde vertèbre lombaire. Sa grosseur varie dans les différentes parties de sa longueur, elle est en raison directe de la quantité de nerfs qui en naissent.

Son tissu est composé de deux substances ayant un aspect différent : l'une blanche appelée médullaire, l'autre d'un rose cendré, et généralement nommée substance cendrée ou corticale.

La substance médullaire forme la majeure partie de la moelle; sa consistance est supérieure à celle de la substance grise. La moelle est divisée en deux portions latérales par un sillon médian qui se remarque sur les faces antérieure et postérieure.

Il est facile d'écarter les parties qui forment le sillon antérieur, si ce n'est en haut, où l'on rencontre une décussation de faisceaux très forts. Cette séparation, au contraire, n'est plus aussi aisée à la face postérieure, où l'on trouve de petits filets passant transversalement d'un côté à l'autre.

Lorsqu'on a mis découvert le fond de chaque sillon, on observe que les deux parties latérales de la moelle ne sont unies que par une lame mince de substance cendrée, qui traverse presque entièrement la moelle transversalement. De cette commissure se détache de chaque côté 1° une petite lame qui se dirige obliquement en avant; 2° une plus épaisse qui se porte obliquement en arrière; dans cette dernière est un espace longitudinal, dans lequel la pie-mère pénètre à travers des perforations en accompagnant les vaisseaux sanguins.

Le tissu de la moelle épinière est composé de cellules dans lesquelles sont déposées la substance médullaire et la substance cendrée. Les cellules unies à la pie-mère peuvent être comparées à juste titre à la disposition d'après laquelle le tissu spongieux intérieur d'un os naît de la croûte extérieure compacte. Le procédé à suivre pour démontrer ce fait a été donné au chapitre sur les nerfs cérébraux.

Lorsque la moelle épinière a suffisamment macéré dans l'alcool, elle paraît composée de parties cérébrales ou qui ont leur continuation dans le cerveau, et de parties spinales proprement dites.

De chaque côté de la ligne médiane antérieurement et postérieurement, on trouve une bandelette composée de fibres longitudinales qui s'étend depuis l'extrémité inférieure du cordon spinal jusqu'à son union avec la moelle allongée. Cette bandelette est bien distincte de la portion de moelle qui donne naissance aux nerfs, mais elle a des connexions avec elle, au moyen de fibres de communication.

Sur la face antérieure, les fibres longitudinales paraissent être principalement la continuation des pyramides antérieures.

Sur la face postérieure, on retrouve la même apparence de fibres longitudinales formant une bandelette qui devient très étroite à la partie inférieure de la moelle. Cette bandelette postérieure est formée de deux portions : l'une externe est la continuation du corps restiforme, l'autre est la continuation de la pyramide postérieure : ces portions finissent bientôt par se confondre.

Les bandelettes communiquent largement avec les autres parties de la moelle.

Les parties spinales proprement dites ou faisceaux spinaux sont placés de chaque côté de la moelle, et commencent à l'extrémité inférieure des corps olivaires par

une pointe très aiguë , et par une autre pointe plus mousse près de la partie la plus
déclive des corps restiformes. Cette disposition semble de nature à établir des sépa-
rations distinctes entre les différentes parties de la moelle allongée et de la moelle
épinière. Il n'est pas improbable que la substance cendrée et les portions latérales
constituent la moelle épinière à proprement parler comme un organe distinct, et
que ce soit elles qui donnent naissance aux nerfs. Les bandelettes antérieures et
postérieures forment ses portions cérébrales, et sont destinées à établir des connexions
entre la moelle et le cerveau.

Si la structure de la moelle n'était pas telle que je viens de le dire, il serait
difficile de concevoir comment chaque portion de la moelle épinière et les nerfs
correspondants pourraient entrer en connexion avec le cerveau , de manière à accomplir des fonctions distinctes et séparées.

Sur la face antérieure de la moelle, le sillon longitudinal qui la divise en deux
moitiés est beaucoup plus profond que le sillon de la face postérieure. Ces deux
sillons forment ainsi une séparation bien marquée, nécessaire pour l'indépendance
des fonctions qu'accomplissent les différents muscles des deux côtés du corps. Sur
la face postérieure, le sillon longitudinal est assez peu marqué pour que ses bords
ne puissent être séparés l'un de l'autre sans déchirer quelques unes des fibres.

Un faisceau de filaments ou racines naît des surfaces antérieure et postérieure
de chacune des moitiés de la moelle, pour la formation de chaque nerf. Les faisceaux
antérieurs sont pour la plupart plus petits et composés de filets plus fins que les
postérieurs. A la première vue, chaque faisceau paraît consister en filets grêles,
naissant par plusieurs autres encore plus déliés, qui se continuent dans la substance
cellulaire de la moelle.

Sur chaque face, les filets appartenant aux différents nerfs communiquent quelquefois entre eux, mais ces connexions n'existent que pour un petit nombre de filets,
et ne présentent aucune régularité. Le plus grand nombre est entièrement isolé. Ces
mêmes irrégularités de connexions entre les racines des nerfs spinaux ont été observées chez quelques animaux.

Immédiatement après sa sortie du canal vertébral, chaque faisceau postérieur se
termine dans un ganglion qui est composé principalement par les filets des racines
nerveuses et par une substance rougeâtre de la même nature que le névrilème.

Dans l'intérieur du ganglion, les filets se divisent en fibrilles plus fines, qui,
après avoir communiqué les unes avec les autres, se rassemblent de nouveau, pour
former un nerf unique auquel s'unit immédiatement le faisceau antérieur. Le nerf
ainsi formé est beaucoup plus gros que ne l'étaient avant la formation du ganglion

les deux faisceaux réunis. Il est aussi beaucoup plus fort étant renfermé dans une graine épaisse qu'on nomme névrilème.

Les cordons antérieurs et postérieurs sont séparés les uns des autres par le ligament dentelé. Ce ligament est uni à la pie-mère sur les côtés de la moelle, par une membrane fine mais résistante; son bord externe dans beaucoup de points est libre, il est néanmoins solidement fixé à la dure-mère, d'abord près de la sortie du nerf vague, puis par de nombreux prolongements latéraux dans toute l'étendue de la gaîne spinale.

La dure-mère forme une enveloppe distincte pour chaque cordon antérieur et postérieur. Ces cordons adhèrent à leurs gaînes qui se confondent ensemble à la sortie du canal spinal. Le meilleur moyen pour démontrer la véritable étendue du névrilème, c'est de plonger une portion de nerf dans une solution de potasse qui l'épaissit et le rend en même temps un peu transparent.

On a supposé que la substance médullaire était contenue dans des canaux formés par le névrilème, comme l'injection le serait dans des vaisseaux sanguins; mais cette opinion est erronée, car si on débarrasse la portion médullaire du nerf de son névrilème en le soumettant à l'action d'une solution de potasse, on la trouvera formée de filets plus fins, réunis par un névrilème de plus en plus ténu. On peut également observer cette texture sur un nerf que l'on a suffisamment fait macérer dans un acide affaibli.

La grosseur des nerfs varie dans les diverses régions où on les observe. Les cordons de la plupart des nerfs cervicaux sont considérables. Les premiers se dirigent horizontalement de la moelle épinière au ganglion, les autres parcourent ce trajet avec une légère obliquité. Les cordons de tous les nerfs dorsaux, excepté le premier, sont beaucoup moins considérables que ceux des nerfs cervicaux, et parcourent un trajet encore plus oblique en sortant de la moelle. Les cordons lombaires et les trois premiers sacrés sont plus volumineux que les dorsaux, et offrent encore une obliquité plus grande ; enfin ceux des trois dernières paires sacrées sont petits et présentent une direction presque verticale. Chaque nerf, excepté le sous-occipital, le cinquième lombaire, et les nerfs sacrés, passe par un trou formé par la réunion d'une échancrure appartenant au bord supérieur de la vertèbre qui est au-dessous, et d'une autre échancrure placée sur le bord inférieur de la vertèbre qui est au-dessus. Presque immédiatement il se divise en deux branches, l'un antérieure, l'autre postérieure. Il est digne de remarque que chaque cordon postérieur, qu'il soit long ou court, ne forme de ganglion qu'au moment où il quitte le canal vertébral. Quoique le ganglion puisse avoir des fonctions spéciales à accomplir en effectuant quelques changements dans les dispositions des fibrilles, il peut néanmoins fort bien avoir pour but de mettre les origines délicates des nerfs dans des rapports convenables de résistance à l'égard du reste du corps, car avant leur connexion avec le ganglion, les nerfs ne paraissent pas offrir une résistance suffisante eu égard aux mouvements des parties auxquelles ils sont destinés : si d'un autre côté ce développement des cordons eût eu lieu trop près de la moelle épinière, il eût pu la comprimer. Il ne pouvait exister d'une manière et dans une situation plus convenables que celles qu'offrent les ganglions.

CHAPITRE PREMIER.

NERF SPINAL ASCENDANT OU ACCESSOIRE DE LA PAIRE VAGUE.

L'origine de ce nerf varie beaucoup chez les différents sujets ; quelquefois on le voit en effet provenir seulement du point d'union du premier nerf cervical avec la moelle épinière, tandis que chez d'autres sujets les sixième et septième paires concourent à sa formation. Dans la préparation sur laquelle ont été dessinées les planches de cet ouvrage, le nerf spinal du côté droit naît par un filament, du cordon postérieur, des quatrième, troisième, deuxième et premier nerfs cervicaux, ainsi que du sous-occipital. Dans son trajet ascendant, il reçoit un grand nombre de filets de différents points de la surface postérieure de la moelle épinière dans l'intervalle qui sépare l'origine des cordons postérieurs et le ligament dentelé ; ces filets sont surtout très nombreux au niveau de l'origine du premier nerf cervical. Le nerf spinal reçoit encore de nombreux filaments de la moelle allongée et communique avec le cordon formant le tronc de la paire vague. Du côté gauche, le nerf spinal provient de la moelle épinière entre les cordons postérieurs des quatrième et cinquième nerfs cervicaux ; il reçoit aussi de ce côté un grand nombre de filets de la moelle épinière et communique avec les faisceaux postérieurs des nerfs cervicaux et du sous-occipital, ainsi qu'avec le cordon qui forme le tronc du pneumo-gastrique. Chacun des nerfs spinaux se porte en montant vers le crâne, entre les cordons postérieurs et le ligament dentelé, puis il sort du crâne avec le nerf vague par le trou déchiré postérieur. Après sa sortie il s'unit au tronc du nerf vague et de la neuvième paire, et donne une branche au plexus pharyngien. Il pénètre alors dans le tiers supérieur du muscle sterno-cleido-mastoïdien et lui donne une branche considérable, qui s'anastomose avec un rameau provenant de l'union des premier et deuxième nerfs cervicaux. Lorsque le nerf spinal a traversé le muscle que nous venons de nommer, il communique avec le second nerf cervical, puis il se dirige en bas et se termine dans le muscle trapèze après s'être anastomosé avec le troisième nerf cervical.

CHAPITRE DEUXIÈME.

NERFS CERVICAUX.

SECTION PREMIÈRE.

NERF SOUS-OCCIPITAL.

Le cordon postérieur de ce nerf naît fréquemment de l'accessoire, et est plus petit que l'antérieur; il sort du canal vertébral avec le cordon antérieur, en passant entre l'occipital et l'atlas précisément dans le point où l'artère vertébrale pénètre dans le grand trou occipital. Son ganglion est placé immédiatement derrière l'artère; le nerf se divise en deux branches, l'une antérieure et l'autre postérieure; la branche antérieure donne un filet à l'artère vertébrale, puis se dirige en avant vers la partie antérieure du col, en contact avec le côté externe de cette artère. Elle envoie des filets de communication à la neuvième paire, au nerf vague et au nerf sympathique; elle donne un filet qui va se réunir au premier nerf cervical, et un rameau à chacun des muscles grand et petit droits antérieurs et droit latéral de la tête.

La branche postérieure, en se dirigeant en arrière, donne un rameau au complexus, aux muscles droits et obliques postérieurs, et envoie en bas une branche de communication avec la branche postérieure du premier nerf cervical; quelquefois le muscle oblique inférieur reçoit son rameau du cordon postérieur du premier nerf cervical.

SECTION DEUXIÈME.

PREMIER NERF CERVICAL.

La branche antérieure communique avec le sous-occipital, avec le second cervical et avec le grand sympathique; elle donne un rameau au muscle grand droit antérieur, elle en envoie un autre se réunir à la branche descendante de l'hypoglosse, puis un filet naît de son anastomose avec le second cervical et va se terminer dans le muscle sterno-cléido mastoïdien, après avoir communiqué avec l'accessoire avant que ce dernier n'ait quitté le bord postérieur de ce muscle; enfin, la branche antérieure du premier cervical envoie encore un rameau à l'accessoire, après que celui-ci a quitté le sterno-cléido-mastoïdien. La branche postérieure du premier nerf cervical est d'un volume considérable; elle donne un rameau qui se réunit à un autre provenant de la branche postérieure du second; elle donne un filet au muscle oblique inférieur de la tête, plusieurs au complexus, un au splénius de la tête et au trachélo-mastoïdien; elle se dirige en arrière vers le bord interne du complexus, le traverse, et s'anastomose avec le rameau que la branche antérieure du second nerf fournit au péricrâne de l'occiput. Enfin, elle se termine dans le muscle occipito-frontal et dans le péricrâne; les branches postérieures des nerfs spinaux dans le point où elles sont près de se séparer des branches antérieures, fournissent des filets que l'on peut suivre dans les ligaments et le périoste de la partie postérieure de l'épine; tandis que les corps des vertèbres, les ligaments qui les unissent entre eux, de même que les têtes des côtes, reçoivent des filets du grand sympathique. Chez un sujet, nous avons trouvé du côté droit un rameau des branches antérieures des premier, deuxième et troisième nerfs cervicaux, se réunissant à un nerf formé par deux branches du tronc de la paire vague, et qui se trouvait à la place de la branche descendante de l'hypoglosse. Du côté gauche, la branche descendante de la neuvième paire était également remplacée par le tronc du nerf vague qui communiquait avec une branche du second nerf, et avec une autre plus grosse provenant du premier.

Enfin, chez un autre sujet, la branche descendante de la neuvième paire était aussi remplacée par un nerf venant du tronc de la paire vague.

SECTION TROISIÈME.

DEUXIÈME NERF CERVICAL.

La branche antérieure communique avec le grand sympathique et le troisième nerf cervical; elle donne un filet au muscle long du col, elle donne un rameau au muscle élévateur de l'épaule et au splénius du col, elle envoie une branche considérable qui distribue de nombreux filets à la peau de la partie postérieure de l'oreille et de son lobule; elle s'anastomose dans la glande parotide avec le nerf facial, et donne des filets à la peau de la face.

Une autre branche se dirige vers l'angle de la mâchoire, s'anastomose avec le nerf facial, donne des filets à la peau de la face, au muscle peaucier, et à la peau du côté du col.

Elle donne ensuite une branche qui s'anastomose avec un rameau de l'accessoire, et qui se distribue à la peau correspondant à l'éminence mastoïdienne. Un rameau de cette branche s'unit à un rameau du premier nerf cervical, pour communiquer avec la branche descendante de l'hypoglosse, et donne un filet au nerf diaphragmatique.

La branche postérieure est plus petite que celle du premier nerf, elle s'anastomose avec un rameau de ce dernier. Elle passe, en se portant en arrière, entre les muscles demi-épineux et complexus, donne un rameau au complexus, au splénius, au transversaire, et perfore les muscles complexus, splénius et trapèze pour se terminer dans la peau de la partie postérieure du col.

SECTION QUATRIÈME.

TROISIÈME NERF CERVICAL.

La branche antérieure de ce nerf s'anastomose avec le grand sympathique et avec le quatrième cervical; elle donne un filet au muscle scalène postérieur, et un autre qui se divise pour se terminer dans le muscle scalène antérieur, et dans le muscle long du col: elle concourt ensuite pour la majeure partie à la formation du nerf phrénique, elle s'anastomose quelquefois avec la branche du premier et deuxième nerf cervical, se réunissant au rameau descendant de la neuvième paire : elle donne une branche considérable au trapèze, branche qui s'anastomose avec l'accessoire auprès de la terminaison de ce nerf, dans le même muscle ; elle envoie une branche volumineuse qui se divise en plusieurs rameaux, dont partent des filets qui se distribuent à la peau qui recouvre l'acromion et la clavicule ; enfin, elle donne un rameau qui descend sur le bras, jusqu'à une certaine distance, en accompagnant la veine céphalique, puis un autre destiné à s'anastomoser avec la branche intercostale du premier nerf dorsal, qui, passant entre les cartilages de la première et de la seconde côte, va se porter à la peau qui recouvre la partie antérieure de la poitrine.

La branche postérieure du troisième cervical est plus petite que celle du deuxième ; elle donne des filets au demi-épineux et à d'autres petits muscles, puis son rameau principal passe entre le demi-épineux et le complexus, donne des filets au splénius, perce ce muscle, ainsi que le trapèze, et se termine à la peau.

SECTION CINQUIÈME.

QUATRIÈME NERF CERVICAL.

La branche antérieure s'anastomose avec le grand sympathique, elle envoie un petit rameau qui s'unit à une branche provenant du cinquième nerf cervical et du grand sympathique, donne un filet au scalène antérieur, et se termine dans le muscle long du col ; elle donne aussi un filet au nerf phrénique, puis un autre plus volumineux qui passe entre les muscles scalènes postérieur et moyen, laisse un filet à ce dernier, et se distribue à l'élévateur de l'épaule et au muscle grand dentelé; enfin, la branche antérieure passe entre les muscles scalènes antérieur et moyen, et se réunit à la cinquième paire dans le plexus axillaire.

La branche postérieure est petite, elle donne des filets au demi-épineux et aux autres petits muscles des gouttières vertébrales, puis passe entre les muscles demi-épineux et complexus, et perce le splénius et le trapèze, pour se terminer dans la peau de la partie postérieure du col.

SECTION SIXIÈME.

CINQUIÈME NERF CERVICAL.

La branche antérieure s'anastomose avec le grand sympathique, elle envoie un petit rameau qui communique avec une branche provenant de la quatrième paire et du grand sympathique, donne un filet au muscle scalène antérieur, et se termine dans le muscle long du col. Il en naît ensuite une branche considérable qui passe entre les fibres du scalène moyen, et se réunit à un rameau du sixième nerf cervical, pour se terminer, en grande partie, dans le muscle grand dentelé ; enfin, elle passe entre les muscles scalènes antérieur et moyen, pour se réunir à la quatrième et à la sixième paires, dans le plexus axillaire. La branche postérieure est petite, elle donne des filets au demi-épineux et aux autres petits muscles des gouttières vertébrales, et passe entre les muscles demi-épineux et complexus, pour se terminer dans ce dernier.

SECTION SEPTIÈME.

SIXIÈME NERF CERVICAL.

La branche antérieure communique avec le grand sympathique, et passe entre les muscles scalènes antérieur et moyen, pour se joindre, dans le plexus axillaire, aux quatrième et cinquième nerfs cervicaux.

La branche postérieure est petite, elle donne des filets au demi-épineux et aux autres petits muscles des gouttières vertébrales, elle passe entre le demi-épineux et le complexus pour se terminer dans ce dernier.

SECTION HUITIÈME.

SEPTIÈME NERF CERVICAL.

La branche antérieure s'anastomose avec le grand sympathique, elle passe entre l'artère sous-clavière et le muscle scalène moyen, pour se réunir à la portion principale du premier nerf dorsal, et communiquer avec cette partie du plexus axillaire qui donne naissance au nerf spiral ou radial.

CHAPITRE TROISIÈME.

NERF DIAPHRAGMATIQUE OU PHRÉNIQUE.

Il provient généralement, en grande partie, du troisième nerf cervical, et reçoit une branche des deuxième et quatrième nerfs cervicaux. Il communique, soit avec le ganglion cervical inférieur, soit avec le deuxième ganglion cervical du grand sympathique, et en descendant il reçoit quelquefois un rameau du plexus axillaire. Il pénètre dans la poitrine, entre l'artère et la veine sous-clavière, donne des filets au péricarde, et passe entre ce dernier et la plèvre, pour se terminer dans le diaphragme.

Du *côté droit*, un petit ganglion reçoit une ou deux branches du nerf phrénique et du ganglion semi-lunaire droit, puis il s'anastomose avec le plexus nerveux qui revêt la capsule sur-rénale, donne des filets à la tunique externe de la veine cave, et passe derrière les vaisseaux hépatiques pour se terminer dans le plexus hépatique gauche.

Du *côté gauche*, bientôt après son entrée dans la poitrine, le nerf phrénique reçoit quelquefois un rameau provenant de l'union de la branche descendante de la neuvième paire, avec des divisions des premier et deuxième nerfs cervicaux.

On peut trouver une anastomose entre ce nerf et le ganglion semi-lunaire; mais cette recherche a ses difficultés.

L'anastomose n'a pas lieu du côté gauche, comme du côté droit, au moyen d'un ganglion.

CHAPITRE QUATRIÈME.

PLEXUS AXILLAIRE.

Ce plexus est formé par les principales portions des quatre nerfs cervicaux inférieurs et du premier dorsal. Il donne plusieurs branches à la peau de l'aisselle, et d'autres appelées thoraciques et scapulaires à différents muscles. Il fournit ensuite les nerfs suivants qui sont les principaux fournis par le plexus, ce sont : le scapulaire supérieur, le circonflexe, le petit nerf cutané interne, le brachial cutané interne, le musculo-cutané, le médian, le cubital et le spiral ou radial.

SECTION PREMIÈRE.

NERF SCAPULAIRE SUPÉRIEUR.

Il provient, en grande partie, du quatrième nerf cervical, mais il a aussi des connexions avec le circonflexe, le radial et une partie du médian. Il se dirige en dehors et en arrière, passe dans l'échancrure semi-lunaire du bord supérieur du scapulum, donne des filets au périoste qui recouvre la tête de cet os et un rameau considérable au sus-épineux ; il continue ensuite son trajet sous l'acromion, et après avoir donné un filet au ligament capsulaire de l'articulation de l'épaule, il se distribue au muscle sus-épineux, il envoie aussi fréquemment une branche au petit rond.

SECTION DEUXIÈME.

NERFS THORACIQUES.

Ces nerfs proviennent de l'union des quatrième et cinquième nerfs cervicaux, du cinquième et de l'union du septième cervical avec le premier nerf dorsal ; ils s'anastomosent ensuite avec un rameau du deuxième nerf dorsal, passent entre les deuxième et troisième côtes, et se terminent dans les muscles grand et petit pectoraux : quelquefois un rameau est donné au muscle coraco-brachial par les cinquième et sixième nerfs cervicaux réunis.

SECTION TROISIÈME.

NERFS SOUS-SCAPULAIRES.

Ces nerfs proviennent de l'union des quatrième et cinquième nerfs cervicaux, ils communiquent avec le radial, et sont destinés au muscle sous-scapulaire : une branche considérable provenant de l'union d'un rameau du sixième nerf cervical avec le radial, passe entre le muscle grand dentelé et le sous-scapulaire, et se distribue ensuite au muscle très large du dos et à la peau ; une branche volumineuse et une autre plus petite, unies au nerf circonflexe dans sa première portion, sont destinées aux muscles grand et petit rond.

SECTION QUATRIÈME.

NERF CIRCONFLEXE.

Ce nerf est formé principalement par les quatrième et cinquième nerfs cervicaux, et il offre de nombreuses connexions avec les origines du scapulaire supérieur, du radial et d'une partie du médian ; il se dirige obliquement en bas et en dehors, tourne autour de la partie postérieure de l'humérus immédiatement au-dessous de la tête de cet os, passant entre le bord antérieur du muscle sous-scapulaire, et l'insertion du grand rond et du très large du dos, réunis. Le nerf circonflexe donne des rameaux au bord postérieur du deltoïde ; il en envoie au muscle petit rond, et à travers une portion de ce dernier muscle, il donne un filet au muscle sous-épineux ; puis une branche considérable s'en détache pour aller se terminer à la peau de la partie postérieure du bras et de l'épaule. La continuation du nerf se divise alors en plusieurs rameaux, qui tous vont se terminer dans le muscle deltoïde ; l'un d'eux, avant sa terminaison, envoie un filet au ligament capsulaire de l'articulation de l'épaule.

SECTION CINQUIÈME.

PETIT NERF CUTANÉ INTERNE.

Il provient du premier nerf dorsal près de l'endroit où il s'unit au septième cervical. Il donne un rameau destiné à s'anastomoser avec une branche provenant de la division externe des deuxième et troisième nerfs dorsaux, qui, passant entre les côtes, se distribuent au tissu cellulaire, et à la peau de l'aisselle et de la partie interne du bras. Après avoir donné ce rameau, le petit nerf cutané interne se porte sur la partie interne et postérieure du bras, donne des filets à la peau, et se termine dans la peau et l'aponévrose derrière le condyle interne de l'humérus.

SECTION SIXIÈME.

NERF CUTANÉ INTERNE.

(Brachial cutané interne.)

Ce nerf provient de l'union du septième nerf cervical et du premier dorsal; il descend le long du côté interne du bras, auprès de la veine basilique ou sur cette veine. Chez quelques sujets, il reçoit une branche du nerf cubital, vers le milieu du bras, et un filet des nerfs thoraciques. En descendant, il donne plusieurs filets à la peau; un, plus considérable que les autres, est destiné à l'aponévrose et à la peau qui recouvre le condyle interne de l'humérus. Vers le milieu du bras, le cutané interne se divise en deux branches principales : l'une externe et l'autre interne, et ces branches passent tantôt au-dessus et tantôt au-dessous de la veine basilique.

La branche externe se divise vers le pli du coude en deux principaux rameaux qui descendent jusqu'au poignet, donnent dans leur trajet, des filets à la peau, et s'anastomosent quelquefois avec un long rameau, que le nerf cubital envoie sur l'artère du même nom. La branche interne se divise en plusieurs rameaux, se dirige obliquement jusqu'au poignet vers la partie interne du bras, et s'anastomose avec un filet de la branche dorsale du cubital.

SECTION SEPTIÈME.

NERF CUTANÉ EXTERNE OU MUSCULO-CUTANÉ.

Ce nerf provient en partie de l'union des quatrième et cinquième nerfs cervicaux, en partie du sixième; de cette manière, il offre des connexions avec une partie du médian. Ce nerf donne une branche au coraco-brachial. Après avoir lui-même traversé ce muscle, il envoie une branche considérable au biceps. Le musculo-cutané s'anastomose avec le médian, et quelquefois avec le cutané interne; il donne une branche volumineuse au muscle brachial interne, et de cette branche naît un filet destiné à accompagner l'artère brachiale.

Au coude, le cutané externe passe derrière la veine médiane céphalique, et envoie plusieurs branches à la peau; une de ces branches s'anastomose avec un filet de la branche cutanée du radial à la partie supérieure de l'avant-bras; deux autres rameaux principaux descendent jusqu'au poignet, et près de cette articulation, communiquent avec une branche du radial, et avec la branche cutanée que le médian envoie à la peau de la région palmaire de la main.

SECTION HUITIÈME.

NERF MÉDIAN.

Ce nerf naît par deux portions, d'une part, de la réunion des quatrième et cinquième nerfs cervicaux, d'autre part, du sixième; de cette manière il offre des connexions d'origine avec le cutané externe. De ces deux branches d'origine, la plus externe communique avec l'union du septième cervical et du premier dorsal.

Toutes les deux, au moment où elles se réunissent pour former le tronc du nerf, embrassent antérieurement l'artère brachiale. Le tronc du médian descend alors sur ce vaisseau, et vers le milieu du bras, il s'anastomose avec le nerf cutané externe. Il passe entre l'insertion du muscle brachial interne et du rond pronateur, puis entre quelques fibres de ce dernier, et continue son trajet entre les muscles fléchisseur superficiel perforé des doigts et fléchisseur profond perforant.

Auprès du poignet, le médian devient plus superficiel, et se trouve situé entre le tendon externe du fléchisseur superficiel perforé des doigts, et celui du fléchisseur radial du poignet (radial antérieur). Il arrive à la main en passant au-dessous du ligament annulaire du poignet, et s'y divise principalement en branches digitales au-dessous de l'arcade artérielle palmaire; immédiatement au-dessus du pli du coude, le médian donne un rameau à l'origine du rond pronateur et du fléchisseur radial du poignet (grand palmaire) : au moment où il passe entre l'insertion du muscle brachial externe et du rond pronateur, il en naît une branche considérable qui forme le rameau interosseux. Cette branche accompagne l'artère interosseuse entre le long fléchisseur du pouce et le fléchisseur profond perforant des doigts; elle donne des rameaux au rond pronateur, au fléchisseur radial du poignet, au fléchisseur superficiel et perforé des doigts, au fléchisseur profond et perforant, au long fléchisseur du pouce, et après avoir envoyé sa principale division dans le carré pronateur, elle donne des filets au périoste et aux ligaments auprès de la jonction de la tête du radius avec le cubitus. Un des rameaux destinés au fléchisseur profond des doigts s'anastomose avec le nerf cubital.

Dans son trajet, le nerf médian donne quelques filets au fléchisseur superficiel perforé des doigts, et sur le côté externe des tendons de ce muscle, près du poignet, il envoie une branche à la peau de la paume de la main. Cette branche s'anastomose avec un rameau du radial et du cutané externe.

Le nerf médian passe sous le ligament annulaire du poignet, et à la partie inférieure de ce ligament, s'anastomose avec le cubital. Au-dessous de l'arcade artérielle palmaire, il se divise en cinq branches : la première se subdivise et donne des rameaux au muscle abducteur, à l'opposant ou fléchisseur de l'os métacarpien du pouce, et un filet à la portion la plus externe du court fléchisseur ; la deuxième branche donne deux filets qui s'anastomosent avec un rameau du nerf palmaire profond fourni par le cubital, et se terminent dans le court fléchisseur du pouce. La deuxième branche, après avoir donné naissance à ces filets, se distribue sur la peau du côté externe du pouce ; la troisième branche donne un filet au premier muscle lombrical, puis après s'être divisée se porte sur le côté interne du pouce et sur le côté externe du doigt indicateur ; la quatrième branche donne un rameau au deuxième muscle lombrical, et se porte sur le côté interne du doigt indicateur, et sur le côté externe du médius ; la cinquième branche donne généralement un filet au troisième muscle lombrical, puis se divise pour se porter sur le côté externe du médius, et sur le côté externe de l'annulaire.

Outre les filets envoyés pour envelopper quelques uns des troncs des artères collatérales, chaque nerf digital dans son trajet, donne des filets à la peau du doigt et à la surface externe des gaînes des tendons ; mais sa principale portion forme auprès de l'extrémité des doigts de nombreuses ramifications ; une de celles-ci passe profondément de chaque côté pour se terminer à la racine de l'ongle ; le reste forme un faisceau de filaments qui sont accompagnés par des artères très ténues, et ont leur terminaison dirigée vers la surface de la peau de la pulpe du doigt.

Des rameaux pénètrent aussi dans les parois des gaînes des tendons et leur donnent des filets, puis, accompagnés par de petites artérioles, ils suivent les bandelettes délicates fixées à la partie postérieure des tendons dans lesquels ils se terminent.

Chaque nerf collatéral envoie une branche le long du dos du pouce et des doigts pour communiquer avec une branche du nerf radial, et distribue des filets à la peau, ainsi qu'aux ligaments et aux gaînes des tendons.

SECTION NEUVIÈME.

NERF CUBITAL.

Ce nerf provient du septième cervical et du premier dorsal; il descend le long de la partie interne du bras; et un peu au-dessous du milieu de ce membre, il est environné par une forte aponévrose, et quelquefois par les fibres du triceps; le cubital passe derrière le condyle interne de l'humérus dans une coulisse située entre ce condyle et l'olécrâne; il donne un ou deux filets très fins au ligament capsulaire au côté interne de l'articulation du coude ; il passe ensuite entre les origines du fléchisseur profond des doigts et du fléchisseur cubital du poignet (cubital antérieur), et se continue jusqu'à la main, placé sur le premier de ces muscles et sur le bord antérieur du dernier, ainsi que sur le côté cubital de l'artère de ce nom ; le nerf cubital passe sur le ligament annulaire maintenu par une expansion s'étendant de ce ligament à l'os pisiforme.

A la partie inférieure du bras, il donne quelquefois des filets au muscle triceps et à la peau de l'avant-bras, auprès du coude; il en donne au fléchisseur cubital du poignet (cubital antérieur) , au fléchisseur profond des doigts, et un petit au ligament capsulaire; fréquemment vers le milieu de l'avant-bras, une branche est envoyée à l'artère cubitale, donnant des filets à celle-ci, à la peau, et communiquant avec une branche du nerf cutané interne.

Au niveau de l'os pisiforme, le cubital donne un rameau superficiel à la peau de la région palmaire, ainsi qu'au muscle palmaire cutané, puis il se divise en trois branches; la première s'anastomose avec une branche du nerf médian, donne des filets pour entourer l'artère digitale qui fournit le doigt annulaire et le petit doigt, en donne aussi à la peau, se divise et fournit une branche le long du côté interne de l'annulaire, et une autre le long du côté externe du petit doigt; chacune de ces branches envoie un filet se réunir à un rameau provenant de la branche dorsale du cubital, pour se distribuer à la peau et sur le dos du doigt, et suivre ensuite le côté de chaque doigt, en donnant des filets à la peau et à la surface extérieure de la gaîne des tendons. Chaque nerf digital envoie aussi d'autres petites divisions ténues qui pénètrent dans la gaîne des tendons, y laissent quelques filets, et s'unissant à de petites artères , se portent sur les tendons eux-mêmes en suivant les bandelettes délicates fixées à leur partie postérieure.

Enfin, près de l'extrémité du doigt, chaque nerf digital se divise en plusieurs branches ; l'une d'elles se termine sur les côtés de la racine de l'ongle, et le reste forme un faisceau de filaments accompagnés par de petites artères, et qui se dirigent vers la surface de la peau. On peut quelquefois suivre une anastomose des nerfs digitaux entre eux, à l'extrémité du doigt.

La branche palmaire profonde du cubital s'enfonce dans la paume de la main, au-dessous des tendons des muscles fléchisseurs des doigts, et forme une arcade dont se détachent des rameaux destinés à l'abducteur, au court fléchisseur et à l'adducteur du petit doigt, ainsi qu'aux deux lombricaux internes et aux muscles interosseux. L'arcade palmaire envoie aussi des rameaux à l'abducteur du doigt indicateur, à l'adducteur et au court fléchisseur du pouce; le rameau de ce dernier muscle, après avoir fourni à la portion interne du court fléchisseur du pouce, se rend à la portion externe de ce même muscle, et communique avec deux filaments envoyés par la branche du nerf médian, qui se termine à la peau du côté externe du pouce.

Très près du poignet, la branche dorsale du cubital passe sous le tendon du fléchisseur cubital du poignet (cubital antérieur), et envoie un rameau à la partie antérieure et interne du ligament capsulaire, puis elle donne des filets à la peau du dos de la main, et s'anastomose avec des divisions du nerf cutané interne et de la branche dorsale cutanée du spiral ou radial.

Elle se termine ensuite en deux branches principales; l'une passe sur le côté interne du petit doigt, et donne des filets à la peau, aux gaînes des tendons et au petit doigt; la seconde se subdivise pour fournir au côté externe du petit doigt et au côté interne du doigt annulaire, au côté externe de celui-ci et au côté interne du médius; enfin pour communiquer avec des divisions des nerfs digitaux, et se terminer à la peau, aux ligaments et aux gaînes tendineuses.

SECTION DIXIÈME.

NERF SPIRAL OU RADIAL.

Ce nerf est formé en partie par l'union des quatrième et cinquième nerfs cervicaux, en partie par le sixième; enfin par une branche provenant de l'union du septième cervical et du premier dorsal.

De la partie postérieure du plexus axillaire, il vient gagner l'intervalle qui sépare la courte portion et la portion externe du triceps; il gagne le côté externe de l'humérus placé entre cet os et la portion externe du triceps; il parcourt un certain trajet entre cet os et la portion interne du triceps, puis entre ce dernier et le long supinateur; dans son trajet il se divise en plusieurs branches.

13

Une branche volumineuse s'en sépare immédiatement au-dessous du tendon du muscle très large du dos, pour se porter à la longue portion du triceps; un autre rameau est également donné aux portions courte et externe de ce muscle; un petit rameau est aussi envoyé à la peau et à l'aponévrose de la partie postérieure du bras.

Le nerf cutané postérieur, naissant fréquemment du spiral par deux branches, en sort entre la portion interne et la portion externe du triceps, auprès de l'origine du long supinateur; il descend alors sur la partie postérieure du bras jusqu'au poignet, communique dans son trajet avec le nerf cutané externe et près du poignet, avec la branche dorsale du cubital, le cutané externe et le radial. Entre la portion interne du triceps et le long supinateur, naissent deux ou trois branches destinées à ce dernier muscle et aux extenseurs radiaux du poignet, elles donnent aussi des filets au ligament capsulaire sur le côté externe du coude.

Vers le pli du coude, naît le nerf radial proprement dit, qui se porte en bas sur le bord interne du muscle long supinateur, jusqu'à ce qu'il ne soit plus éloigné du poignet que du tiers de la longueur du radius; alors il passe sous le tendon du long supinateur, et se divise en deux branches principales.

Une de ces branches envoie des filets au ligament annulaire, communique avec une branche du nerf cutané externe et du médian, puis se distribue à la peau, aux ligaments et aux gaînes tendineuses du côté externe du pouce; l'autre branche envoie des filets au ligament annulaire, et s'anastomose avec la branche cutanée postérieure du spiral, le cutané externe et la branche dorsale du cubital; elle se divise ensuite en trois ou quatre rameaux; l'un se porte sur le côté interne du pouce, mais il envoie d'abord un rameau qui, passant derrière l'artère du pouce, va se rendre au ligament antérieur et externe du poignet. Le second rameau est destiné au côté externe du doigt indicateur, le troisième au côté interne du même doigt, et le quatrième au côté externe du médius.

Tous ces rameaux s'anastomosent avec les branches postérieures des nerfs digitaux antérieurs, et se distribuent à la peau, aux ligaments et aux gaînes tendineuses de la partie postérieure des doigts.

Le tronc du radial passe sous le long supinateur, et donne des rameaux à ce muscle et aux extenseurs radiaux du poignet (long et court radiaux externes); il perfore le court supinateur en passant sur la face postérieure de l'avant-bras, il donne des rameaux aux extenseurs du pouce, à l'extenseur commun des doigts, à l'extenseur cubital du poignet au cubital postérieur et à l'extenseur propre de l'indicateur.

Il descend ensuite sous l'extenseur commun des doigts, sur le long abducteur et le court extenseur du pouce, puis sous le long extenseur de ce doigt, ainsi qu'au-dessous de l'extenseur de l'indicateur.

Sous le ligament annulaire et sur le ligament capsulaire du poignet, il présente un renflement gangliforme duquel partent de petites branches qui se distribuent aux ligaments capsulaires et aux gaînes tendineuses du dos du poignet (1).

(1) *La distribution des nerfs aux muscles du membre thoracique* paraît se rattacher, dans l'homme, à quelques principes simples et qui ne comportent que peu d'exceptions. Ayant été amené, par suite d'un concours d'anatomie, à mettre ces principes en évidence au moyen d'une préparation qui offrait d'un coup d'œil le mode général de distribution des nerfs aux muscles, je rappellerai ici les résultats auxquels peut conduire l'examen attentif de cette intéressante question. Ces résultats seront sans doute encore imparfaits, puisqu'ils n'ont été vérifiés que sur un nombre peu considérable de sujets, et que, de sujet à sujet, les faits anatomiques de ce genre sont parfois variables; cependant il est bien digne de remarque, qu'au milieu de ces variétés individuelles les grands principes sont presque toujours respectés, et les différences ne portent que sur les détails. D'ailleurs la constance des mêmes règles, ne fût-ce que chez un petit nombre d'individus, semble autoriser à conclure qu'elles sont générales et qu'elles tiennent à des conditions fondamentales de l'organisation.

Plusieurs circonstances peuvent, dans ce genre de recherches, altérer les résultats ou s'opposer à ce que sur plusieurs points on leur fasse obtenir une certitude même tant soit peu approximative. Ainsi, par exemple, s'agit-il de déterminer à quelle hauteur naît le filet nerveux destiné à tel ou tel muscle, on peut défier deux anatomistes de tomber toujours d'accord sur ce sujet, parce que le point où se sépare un filet nerveux du tronc dont il émane est soumis à des variations multipliées, et que par un simple artifice de dissection la hauteur de séparation ou d'émergence peut être portée à des distances arbitraires.

Veut-on déterminer quelle est, dans les muscles larges, la loi qui préside à l'ouverture de l'angle sous lequel un filet nerveux y pénètre, on ne tarde pas à s'apercevoir que cette immersion se fait sous les incidences les plus variées, qu'elle se joue de toute espèce de règle, qu'elle est tantôt perpendiculaire, tantôt oblique, et que, sous ce rapport comme sous plusieurs autres, un muscle large devrait être considéré plutôt comme *un système de muscles* que comme *un muscle unique.*

Se propose-t-on enfin de constater la loi qui préside à l'unité ou à pluralité de sources nerveuses pour un même muscle; tantôt, ainsi que J'a fait avec tant de bonheur Charles Bell, on parvient à saisir des rapports qui flattent singulièrement l'esprit par la coordination qu'ils semblent établir entre les fonctions et la distribution des nerfs qui les régissent; tantôt on est conduit à se défier des premiers aperçus, parce qu'à côté des faits sur lesquels ils reposent, s'en élèvent d'autres qui prouvent avec non moins d'évidence que dans plusieurs cas l'unité ou la pluralité des sources nerveuses pour un même muscle semblent subordonnées à de simples nécessités topographiques et non à des nécessités fonctionnelles. Les dissections que j'ai faites m'ont montré quelques exemples de ces faits contradictoires, dont je citerai le suivant, qui m'a paru l'un des plus remarquables.

Quand on voit, d'un côté, le muscle grand dorsal qui, par la nature de ses fonctions, peut tantôt appartenir au mécanisme général du tronc, dans sa portion lombo-sacrée; tantôt subvenir à une respiration difficile au moyen de ses digitations thoraciques; tantôt enfin concourir au mouvement du bras par son faisceau huméral; recevoir, dans chacune de ces trois portions, des filets provenant de sources nerveuses différentes, on est presque invinciblement entraîné à admettre que, dans sa portion locomotrice du tronc, le grand dorsal doit agir sous l'influence

CHAPITRE CINQUIÈME.

NERFS DORSAUX.

SECTION PREMIÈRE.

PREMIER NERF DORSAL.

La branche antérieure de ce nerf est de beaucoup plus considérable que celle d'aucun des autres nerf dorsaux. Elle s'anastomose avec le grand sympathique, puis sa principale portion passe sur le bord supérieur de la première côte, derrière

d'un moteur différent de celui qui fait agir sa portion respiratrice, et que celle-ci ne doit pas puiser le mouvement à la même source que la portion qui fait mouvoir le bras.

Mais quand, d'une autre part, on voit le fléchisseur profond des doigts offrir des filets qui viennent les uns du cubital, les autres du médian; quand on voit que, des deux portions du fléchisseur palmaire du pouce, l'interne reçoit ses nerfs du cubital, tandis que l'externe reçoit les siens du médian; quand enfin on voit ce nerf *musculo-cutané*, dont le nom seul semble une espèce de protestation contre la séparation des facultés sensitives et locomotrices dans un même nerf, nous offrir confondus dans une seule origine les éléments du mouvoir et du sentir, et se distribuer en même temps à trois des muscles du bras et à la peau de la main, comment ne pas avouer l'insuffisance d'une règle qui comporte des exceptions aussi capitales ?

Après avoir indiqué quelques unes des difficultés qui se présentent au premier abord, dans l'étude de la distribution des nerfs aux muscles, je chercherai à établir quelques propositions sur les circonstances les plus générales de cette distribution.

A. Du NOMBRE DES FILETS NERVEUX POUR CHAQUE MUSCLE. — Les muscles membraneux et les muscles fasciculés ne sont pas soumis aux mêmes lois sous le rapport du nombre des filets; il conviendra donc d'examiner isolément le nombre des filets dans les deux grandes variétés de la forme musculaire.

Mais auparavant il importe de faire connaître quels principes ont servi de base à la numération des filets.

Doit-on faire l'isolement des filets et leur dénombrement au niveau de leur pénétration dans le muscle, ou plutôt à partir du point de leur origine sur le tronc qui les fournit? Ces deux bases de numération prises isolément, donnent lieu à des résultats équivoques; car si, d'une part, on numère les filets à leur point de départ du tronc nerveux, ce point de départ peut varier suivant qu'on dissèque plus ou moins loin le filet nerveux à sa séparation du tronc; si, d'un autre côté, on ne compte les filets que dans le lieu de leur pénétration dans le muscle, cette numération devient arbitraire, parce qu'on peut pousser l'isolement des filets aux termes les plus reculés et par conséquent en augmenter le nombre indéfiniment.

Ce n'est donc que par les considérations réunies de la hauteur d'origine et de la hauteur d'immersion qu'on peut arriver à un dénombrement assez approximatif.

Première proposition. — *Du nombre des filets dans les muscles larges ou membraneux.*

Tout muscle large reçoit plusieurs filets nerveux.

Soit que tous proviennent d'une même source, comme pour le deltoïde, qui reçoit tous les siens du nerf circon-

l'artère sous-clavière , et se réunit au septième nerf cervical dans le plexus axillaire. Une portion de cette branche plus considérable que les branches analogues dans

flexe, et le grand dentelé, dont tous les filets, y compris le grand respirateur externe de Charles Bell, viennent du nerf thoracique postérieur ;

Soit que les différents filets aient une origine multiple , tel est le grand dorsal, qui reçoit des filets dorsaux , intercostaux et brachiaux ; le trapèze, qui reçoit des filets dorsaux et des filets provenant du spinal.

Du nombre des filets dans les muscles longs ou fasciculés.

Deuxième proposition. — Tout muscle fasciculé à faisceau multiple reçoit pour chaque faisceau des filets isolés.

Tantôt ces filets différents proviennent tous d'une même source , ainsi qu'on le voit pour le muscle biceps dont les deux faisceaux reçoivent chacun un filet du musculo-cutané ; comme encore pour le triceps dont chaque portion reçoit des filets naissant à une hauteur différente de celle à laquelle naissent les filets des autres portions. Tantôt les filets proviennent de sources différentes ; dans ce cas est le fléchisseur profond des doigts, qui reçoit des divisions du nerf cubital et du nerf médian.

Troisième proposition. — Quand un muscle est composé de plusieurs faisceaux d'une inégale hauteur , chacun reçoit des filets qui se détachent du tronc principal, dans l'ordre d'élévation du faisceau auquel ils sont destinés.

Ainsi, les filets qui, du nerf radial , se portent à la portion scapulaire du triceps, naissent beaucoup plus haut que ceux qui sont destinés aux portions humérales, et de ces deux dernières , la plus élevée reçoit des filets supérieurs à ceux de l'autre.

Quatrième proposition. — Tout muscle qui doit donner naissance à plusieurs tendons , en supposant même que son corps charnu soit unique, reçoit plusieurs filets, et assez généralement un nombre égal à celui des tendons qu'il doit fournir.

Dans ce cas, tantôt les filets proviennent tous de la même origine , ce qu'on voit dans l'extenseur commun des doigts qui reçoit tous les siens du nerf radial ; tantôt ils proviennent de sources différentes ; dans ce cas est le faisceau le plus interne du fléchisseur profond, qui donne naissance à deux tendons et reçoit des filets du médian et du cubital.

B. De l'immersion des filets nerveux dans les muscles. — La considération de l'immersion est celle qui donne lieu aux lois les plus constantes et les plus susceptibles d'applications pratiques.

Cinquième proposition. — *Hauteur d'immersion.*

Il n'y a peut-être pas un seul muscle fasciculé qui reçoive ses filets nerveux au-dessous du milieu de sa longueur. Le plus grand nombre des muscles longs reçoivent leurs filets dans leur quart supérieur ; il en est même qui les reçoivent encore beaucoup plus près de leur attache centrale. Je citerai comme un des exemples les plus remarquables, le long supinateur, qui reçoit un filet du radial dans son quinzième supérieur. Chez un sujet dont le long supinateur avait 9 pouces 2 lignes de longueur, le premier de ses filets y pénétrait à huit lignes de l'insertion humérale.

Sixième proposition. — *De la surface d'immersion.*

Tout muscle superficiel reçoit ses filets nerveux par celle de ses surfaces qui est la plus rapprochée de l'axe du membre dont il fait partie. Avantage précieux sous le rapport de la protection qui en résulte pour les filets nerveux, contre les violences extérieures.

Septième proposition. — *De l'angle d'incidence du filet nerveux.*

Tout filet nerveux qui pénètre un muscle fasciculé fait avec une ligne tirée de l'extrémité centrale à l'extrémité périphérique de ce muscle, un angle aigu dont l'ouverture est tournée vers l'extrémité centrale.

Il n'y a d'exception que pour le sous-clavier , qui reçoit le sien perpendiculairement à sa longueur.

C. Du trajet des nerfs destinés au muscles.

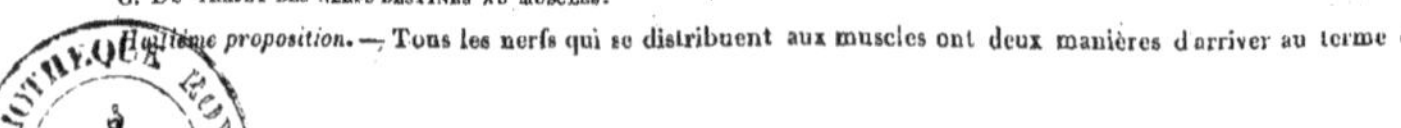

Huitième proposition. — Tous les nerfs qui se distribuent aux muscles ont deux manières d'arriver au terme de

les autres nerfs dorsaux, se divise en deux rameaux (pl. XVII, 50, 51), un externe et l'autre interne.

leur épuisement définitif : ou leur trajet a lieu dans les interstices musculaires, ou bien ils traversent le corps charnu de quelques uns des muscles qui se trouvent sur leur passage ; dans ce cas ils sont *perforants*.

Neuvième proposition. — Tout nerf perforant donne des filets au muscle à travers lequel il passe. J'en citerai pour exemples :

1° Le musculo-cutané dans le coraco-brachial;

2° Le nerf cubital dans le muscle cubital postérieur;

3° Le rameau du médian qui traverse le fléchisseur superficiel des doigts;

4° Le radial qui traverse le court supinateur;

5° Le palmaire profond qui perfore; 1° Le court fléchisseur du petit doigt; 2° L'adducteur du pouce;

Aux considérations précédentes, sera joint le tableau qui a servi de base à plusieurs des propositions qui ont été avancées. On y a consigné, pour un grand nombre de muscles, la hauteur d'immersion évaluée par rapport à des points fixes. Il faudrait, autant que possible, évaluer en mesures purement proportionnelles les distances qui y sont indiquées, c'est-à-dire convertir l'expression métrique des distances, en expressions indiquant que c'est dans le tiers, dans le quart, dans le huitième de sa longueur qu'un muscle reçoit ses filets. Ce serait une chose indispensable pour rendre les mesures données, d'une application générale et indépendante de la grandeur absolue des sujets ; on y a remédié, jusqu'à un certain point, en donnant la longueur exacte du cubitus, parce que cette longueur étant connue, les résultats pourraient être évalués approximativemnt chez un sujet quelconque, la longueur de son cubitus étant donnée.

Tableau *indiquant pour chaque muscle du membre thoracique, les filets qu'il reçoit, et la hauteur à laquelle la plupart de ces muscles reçoivent leurs filets.*

(*Chez un sujet dont le cubitus avait, du sommet de l'apophyse olécrâne à celui de la styloïde, neuf pouces deux lignes.*)

NOM DES MUSCLES.	NOM DES NERFS QUI FOURNISSENT LES FILETS.	HAUTEUR D'IMMERSION DES FILETS.	SURFACE D'IMMERSION.	REMARQUES.
Angulaire........	Quatrième ou cinquième paires cervicales.	N'a pas été déterminée.	Face profonde.	
Rhomboïde.......	Cinquième paire cervicale.	....	Face profonde.	
Grand dentelé.....	Cinquième et sixième paires cervicales.	....	Face externe.	
Sus-épineux	Nerf sus-scapulaire.	....	Face profonde.	
Sous-épineux......	Nerf sus-scapulaire.	Moitié supérieure.	Face profonde.	
Sous-scapulaire....	Circonflexe et nerf sous-scapulaire.	Moitié supérieure. §	Face profonde.	
Sous-clavier	Cordon que forme la réunion des cinquième et sixième paires cervicales.	Partie moyenne de la longueur.	Face profonde.	Ce nerf sous-clavier est confondu à tort avec les nerfs thoraciques dont il se distingue par son origine isolée. On devrait l'ajouter à ceux que fournit le plexus brachial, au même titre que les nerfs circonflexe et sus-scapulaire.
Grand pectoral	Nerf thoracique antérieur. Le muscle reçoit un filet venant du tronc commun au grand et au petit pectoral.	Vers son bord supérieur.	Face profonde.	
Petit pectoral	Nerf thoracique postérieur.	Moitié supérieure.	Face profonde.	
Deltoïde	Nerf circonflexe.	Moitié supérieure.	Face profonde.	
Grand rond.......	Nerf circonflexe.	Deux pouces au-dessous de son insertion humérale.	Face profonde.	

Le rameau interne se dirige en avant, en suivant le bord inférieur de la première côte, et donne des filets aux muscles intercostaux, il perce les fibres musculaires

NOM DES MUSCLES.	NOM DES NERFS QUI FOURNISSENT LES FILETS.	HAUTEUR D'IMMERSION.	SURFACE D'IMMERSION.	REMARQUES.
Petit rond...	Nerf circonflexe.	Moitié supérieure.	Bord antérieur.	
Grand dorsal......	Nerf sous-scapulaire.	Cinq pouces au-dessous de l'insertion humérale.	Face profonde.	
Sous-scapulaire ...	Nerf sous-scapulaire inférieur.		Face profonde.	Les plus élevé de ces rameaux sont récurrent.
Triceps..........	Radial.		Face profonde.	
	1° Filet pour la portion scapulaire, ou longue portion. Ascendants et descendants.	Deux pouces et demi au-dessous de l'insertion scapulaire.		
	2° Filets pour la portion externe ou portion moyenne.	Deux pouces cinq lignes au-dessous de l'insertion humérale.		
	3° Filets pour la portion interne ou courte portion.	Deux pouces sept lignes au-dessous de l'insertion humérale.		
Biceps..........	Musculo cutané.		Face profonde.	
	1° Longue portion.	Cinq pouces au-dessous de la tête de l'humérus.		
	2° Courte portion.	Cinq pouces au-dessous de l'apophyse coracoïde.		
Coraco-brachial ...	Musculo-cutané.	Trois pouces au-dessous de l'apophyse coracoïde.	Face profonde.	
Brachial antérieur.	Musculo-cutané.	Deux pouces au-dessous de l'insertion humérale.	Face profonde.	
Long supinateur...	Radial.	Premier filet naissant du radial vers le milieu du bras, pénétrant dans le muscle à huit lignes au-dessous de son insertion humérale. Second filet à deux pouces de l'insertion humérale. Troisième filet à deux pouces et demi au-dessous de cette insertion humérale.	Face profonde.	
Long radial externe.	Radial.	A deux pouces au-dessous de l'insertion humérale.	Face profonde.	
Court radial externe.	Radial.	Deux pouces et demi au-dessous de l'épicondyle.	Face profonde.	
Court supinateur...	Le nerf radial qui s'engage dans l'épaisseur du muscle court supinateur à deux pouces au-dessous de l'épicondyle, parcourt dans l'épaisseur de ce muscle un trajet spiroïde dans lequel il embrasse le radius obliquement dans une étendue de onze lignes.	Moitié supérieure.	Face profonde.	
Anconé.........	Nerf radial.	Quart supérieur.	Face profonde.	

entre les cartilages de la première et de la deuxième côte; et après avoir donné un filet au muscle grand pectoral, et s'être anastomosé avec des filets des nerfs cer-

NOM DES MUSCLES.	NOM DES NERFS qui fournissent les filets.	HAUTEUR D'IMMERSION.	SURFACE D'IMMERSION.	REMARQUES.
Cubital postérieur.	Nerf radial.	Trois pouces deux lignes au-dessous de l'épicondyle.	Face profonde.	
Extenseur commun des doigts.......	Nerf radial, quatre filets.	Quatre pouces une ligne de l'épicondyle.	Face profonde.	
Extenseur propre du petit doigt.......	Nerf radial.	Trois pouces neuf lignes de l'épicondyle.	Face profonde.	
Long abducteur du pouce,..........	Nerf radial.	Quatre pouces cinq lignes de l'épicondyle.	Face profonde.	
Court extenseur du pouce	Nerf radial.	Cinq pouces deux lignes de l'épicondyle.	Face postérieure	
Long extenseur du pouce	Nerf radial.	Cinq pouces trois lignes de l'épicondyle.	Face postérieure	
Extenseur propre de l'index..........	Nerf radial.	Sept pouces six lignes de l'épicondyle.	Face profonde.	
Cubital antérieur..	Nerf cubital.	1° Filet à un pouce sept lignes de l'épitrochlée.	Face profonde.	
		2° Filet à deux pouces quatre lignes de l'épitrochlée.	Face profonde.	
Palmaire grêle	Nerf médian.	Deux pouces quatre lignes au-dessous de l'épitrochlée.	Face profonde.	
Grand palmaire ou radial antérieur..	Nerf médian.	Deux pouces onze lignes de l'épitrochlée.	Face profonde.	
Rond pronateur...	Nerf médian.	Trois pouces six lignes de l'épitrochlée.	Face profonde.	
Fléchisseur profond des doigts.......	Nerf cubital et nerf médian.	Deux filets du cubital à deux pouces sept lignes de l'épitrochlée.	Face profonde.	
		Deux filets du médian à deux pouces dix lignes de l'épitrochlée.	Face profonde.	
Fléchisseur propre du pouce.......	Nerf médian.	Cinq pouces sept lignes au-dessous de l'épitrochlée.	....	
Carré pronateur...	Nerf médian.	....	....	
Court abducteur du pouce	Nerf médian (rameau palmaire).	A huit lignes.	....	Les distances sont prises à partir du centre du ligament annulaire.
Opposant	Nerf médian.	A un pouce.	....	
Court fléchisseur...	Nerf médian et nerf cubital. Portion externe médian. Portion interne cubital.	Moitié supérieure.	....	
Abducteur du pouce	Nerf cubital.	....	....	
Adducteur du petit doigt...........	Nerf cubital.	Moitié supérieure.	Face profonde.	
Fléchisseur du petit doigt...........	Nerf cubital.	Moitié supérieure.	....	
Opposant du petit doigt...........	Nerf cubital.	Moitié supérieure.	....	
Lombricaux	Nerf médian pour les trois premiers ; nerf cubital pour le dernier.	Moitié supérieure.	Face antérieure.	
Interosseux.......	Nerf médian pour l'abducteur de l'index.	Moitié supérieure.	....	
	Cubital pour les six derniers.	Moitié supérieure.		

vicaux passant sur la clavicule, il se termine dans la peau qui recouvre le sternum. Le rameau externe passe entre la première et la deuxième côte, il envoie une petite

La recherche des lois qui président à la distribution du système nerveux dans les muscles, n'aurait qu'un attrait de curiosité, si elle ne conduisait pas à des applications fécondes au lit des malades : je crois donc compléter mon travail en faisant connaître quelques conséquences pratiques relatives à la paralysie des muscles de l'avant-bras dans le cas de lésion du nerf radial.

La paralysie des extenseurs des doigts peut, ainsi qu'on en trouve plusieurs exemples dans les traités de chirurgie, être la conséquence d'une section ou d'une contusion du nerf radial à son passage sur la face externe de l'humérus. Il est encore un autre point de son trajet où ce nerf, avant de donner les filets destinés aux extenseurs, est immédiatement appliqué contre un os, et cette circonstance anatomique peut devenir l'occasion de quelques accidents soit dans la luxation du radius, soit dans les plaies de la partie supérieure externe de l'avant-bras; elle peut aussi faire naître quelques préceptes chirurgicaux relativement à l'amputation de l'avant-bras.

Voici en quoi consiste la disposition indiquée.

Le nerf radial une fois dégagé de l'intervalle qui se trouve entre le long supinateur et les radiaux externes, s'engage dans une ouverture que lui présente le court supinateur, et, contenu dans l'épaisseur de ce muscle, il circonscrit par une portion de spirale, qui a dix lignes d'étendue, le radius immédiatement au-dessous de son col. C'est au sortir de cette espèce de chemin creux qu'il se distribue aux extenseurs.

Or, bien qu'on ne puisse pas établir une comparaison rigoureuse entre ce rapport et celui que présente le nerf circonflexe à l'égard de l'humérus, il ne serait pas, ce semble, impossible que, dans une luxation de l'extrémité supérieure du radius en arrière, et lorsque le court supinateur est déchiré, le nerf lui-même ne fût contus et tiraillé au point de laisser les extenseurs dans un état de paralysie incomplète.

Mais le cas pratique le plus important serait certainement celui où on aurait le problème suivant à résoudre.

Étant donnée une plaie profonde à la partie externe et supérieure de l'avant-bras, déterminer si l'impuissance d'action qui est nécessairement produite dans les extenseurs par suite de cette plaie, dépend seulement de ce qu'étant coupés au dessous de leur point fixe, ils ne peuvent, par ce seul fait, entraîner leur point mobile, ou bien de ce que le nerf radial ayant été coupé en même temps, ils sont doublement paralysés et par interruption de continuité musculaire et par interruption de transmission nerveuse. Il est facile de voir que les considérations relatives à la hauteur de la plaie, à sa profondeur, ne pourraient fournir à ce sujet que des notions vaguement approximatives. Les considérations anatomiques peuvent seules baser un diagnostic différentiel entre la plaie purement musculaire, et la plaie qui intéresse à la fois le nerf et les muscles.

Il est évident que si la plaie est exclusivement bornée aux muscles, comme à la partie supérieure de l'avant-bras, elle ne peut intéresser ni les trois muscles antibrachiaux du pouce, ni l'extenseur propre de l'index, ces deux doigts pourront encore fonctionner isolément. Il y aura donc conservation partielle du mouvement des extenseurs.

Le nerf radial, au contraire, a-t-il été coupé en même temps que les muscles; comme ce n'est qu'au-dessous du passage à travers le court supinateur que naissent, sans exception, tous les filets des extenseurs, la paralysie sera complète et aussi elle, sans exception.

Cette détermination des paralysies purement musculaires et des paralysies qui sont musculaires et nerveuses à la fois n'est pas un simple jeu de l'esprit, et une subtilité purement anatomique; elle peut jouer un grand rôle dans le pronostic des plaies, de celles surtout qui, atteignant le système locomoteur dans un de ses plus précieux attributs, les fonctions de la main doivent être appréciées dans toutes celles de leurs circonstances qui peuvent influer d'une manière permanente ou passagère sur l'exercice de ces fonctions. Or, si dans une paralysie de l'extenseur des doigts, produite par une plaie qui eût atteint en même temps le muscle et le nerf, on annonçait

branche en avant aux muscles intercostaux, s'anastomose avec la branche externe du
deuxième nerf dorsal, donne des filets à la peau de l'aisselle, d'autres à celle de la

comme toujours possible le rétablissement des mouvements perdus, souvent on serait déçu dans ses espérances, et
toujours, au contraire, elles seraient justifiées dans le cas où le muscle seul aurait été intéressé.

Il est encore une circonstance où les considérations anatomiques qui ont été indiqués pourraient, en éclairant sur
le caractère d'une paralysie donnée des extenseurs, devenir le seul guide dans le choix du traitement à employer. On
rapporte dans les ouvrages de chirurgie, et M. Boyer en cite un exemple remarquable, des faits qui prouvent que les
cicatrices musculaires, lâches et molles, transmettent le mouvement d'une manière si infidèle, et mettent les muscles
dans un état d'allongement et d'atonie tel, qu'ils ne peuvent fonctionner, et que, sans cesse entraînés par leurs
antagonistes, ils ne suffisent même pas au maintien de l'articulation dans ses conditions ordinaires, dans son at-
titude normale. On trouve aussi que dans des cas semblables on a rétabli la tonicité et la contractilité efficace de
ces muscles, en détruisant l'ancienne cicatrice et en obtenant une coaptation exacte. Dans l'exemple que cite M. Boyer,
la cicatrice existait à la partie moyenne de l'avant-bras, et l'opération fut couronnée d'un plein succès. Par le seul fait
de sa situation, la plaie ne pouvait intéresser que les muscles, la continuité musculaire était seule détruite, et le seul
rétablissement de cette continuité a suffi pour celui des fonctions. Mais qu'on suppose la plaie située dans le quart
supérieur de l'avant-bras, je dis que si le chirurgien qui avait obtenu un succès si complet se fût décidé à la même
opération sans avoir égard aux considérations anatomiques, il aurait pu être exposé à faire subir des douleurs inutiles,
car la destruction d'une mauvaise cicatrice n'aurait peut-être pas rendu au nerf, s'il avait été coupé, la faculté de
mouvoir les extenseurs. On peut donc *à priori* pour le cas dont nous parlons, et en s'appuyant sur un examen attentif de l'état des mouvements dans les extenseurs du pouce, déterminer si la paralysie dépend d'une cicatrice vi-
cieuse ou d'une section du radial, et se décider rationnellement soit à l'opération, soit à l'emploi trop souvent
inefficace des moyens dirigés contre la paralysie qui succède parfois à la section des nerfs.

La lecture de l'observation suivante m'avait conduit à poser le problème dont j'ai cherché à présenter la solution
dans les lignes qui précèdent; je crois donc qu'il est utile de la mettre sous les yeux du lecteur.

M. Achille de Coulonges, dragon, âgé de 20 ans, avait reçu un coup de sabre à la partie externe et moyenne de
l'avant-bras droit qui avait coupé en travers le muscle cubital postérieur, et les portions de l'extenseur commun
des doigts qui appartiennent à l'annulaire et au petit doigt. La plaie transversale qui en était résultée n'avait point
été réunie et avait suppuré long-temps. Elle était guérie depuis deux mois; mais la main était fléchie et inclinée vers
le bord cubital de l'avant-bras : les deux derniers doigts étaient fléchis aussi, l'extension volontaire de ces parties
était impossible, et la flexion des deux derniers doigts ne se faisait pas avec assez de force pour que M. de Coulonges
pût saisir un corps d'un volume médiocre et le tenir fortement avec cette main.

M. de Coulonges vint à Paris, et consulta plusieurs chirurgiens, qui lui conseillèrent des douches avec de l'eau
hydro-sulfurée factice, moyen qui ne pouvait produire aucun effet avantageux. M. Dutertre, chirurgien à Paris,
aux soins duquel M. de Coulonges fut confié, forma le projet d'enlever la cicatrice, et de réunir cette nouvelle
plaie par le moyen de quelques points de suture, du bandage unissant, et surtout d'une machine propre à graduer
à volonté, et par des degrés très lents, l'extension de la main et des doigts.

L'opération fut pratiquée le 28 août 1804, et réussit parfaitement. M. de Coulonges, que j'avais vu avant l'opération, et que j'ai vu après, a recouvré l'usage de la main et des doigts, et a pu continuer la profession des armes
qu'il chérit et qu'il a volontairement embrassée. On peut consulter, pour de plus amples détails sur ce fait intéressant, une thèse soutenue à l'École de Médecine de Paris, le 11 germinal an xiii, par M. Dutertre. Nous pensons que
ce chirurgien aurait pu se dispenser de pratiquer la suture, et que si cette opération n'a donné lieu à aucun acci-

partie interne et postérieure du bras, jusqu'au coude, de manière que chez le sujet que nous avons sous les yeux c'est elle qui forme le petit nerf cutané interne.

dent, c'est par les précautions qu'on avait prises pour la rendre inutile, en tenant la main et les doigts dans la plus grande extension qu'on puisse leur donner. (Boyer, *Traité des malad. chirurg.*, t. I, p. 196.)

La remarque suivante faite par Boyer est propre à faire mieux saisir le mécanisme de l'espèce de paralysie qui tient aux solutions de continuité des muscles.

Lorsque, par une cause quelconque, les muscles extenseurs de la main ont perdu leur action, et que cette partie entraînée par son propre poids et par la rétraction des muscles fléchisseurs, est fléchie sans qu'on puisse l'étendre volontairement, la contraction des muscles fléchisseurs des doigts n'a plus assez d'étendue, ou, ce qui revient au même, ces muscles ne se rétractent plus assez pour qu'on puisse saisir et tenir fortement avec la main un corps quelconque. C'est ce qu'on observe dans la paralysie des muscles postérieurs de l'avant-bras, produite par la section du nerf radial. Mais dans ce cas, si l'on met la main dans l'extension et qu'on l'y fixe, les muscles fléchisseurs des doigts agissent avec toute la force dont ils sont susceptibles, et leur action ne perd rien de ses effets. On pourrait donc, dans l'accident dont il s'agit, rendre au malade l'usage de la main, au moyen d'un machine qui tiendrait cette partie continuellement en extension, et qui cependant se prêterait à l'action des muscles fléchisseurs. C'est le conseil que suivit, il y a plusieurs années, un jeune officier qui avait eu le nerf radial coupé dans l'endroit où ce nerf se contourne sur la partie externe inférieure de l'humérus, et chez lequel les muscles postérieurs de l'avant-bras étaient paralysés.

Les applications que j'ai déduites plus haut du mode de distribution des nerfs dans les muscles du membre thoracique, peuvent s'étendre à une foule de questions relatives aux lésions des nerfs. Il serait facile, par exemple, de montrer que l'on peut jusqu'à un certain point appliquer au nerf sciatique poplité externe, ce que nous avons dit du nerf radial. Je me bornerai à indiquer les problèmes suivants comme pouvant trouver leur solution dans l'examen attentif des données qui ont été précédemment exposées.

Dans un cas de luxation de l'avant-bras en avant, avec déchirure du médian, y aurait-il après la guérison, qui du reste n'est pas aussi tardive qu'on pourrait le supposer à l'idée du désordre que comporte un pareil accident (voy. Œuvr. de J.-L. Petit), y aurait-il, disons-nous, paralysie irrévocable des fléchisseurs digitaux et perte absolue du mouvement d'opposition de la main? Je dis que ce résultat ne serait pas inévitable, en supposant même à jamais impossible le retour de l'innervation dans le nerf médian. En effet, d'une part le cubital fournit quelques filets au fléchisseur profond; de là, possibilité d'une flexion des doigts : il avive exclusivement la portion interne du court fléchisseur du pouce qui peut jusqu'à un certain point jouer le rôle d'opposant, de là, conservation des mouvements essentiels et caractéristiques de la main. Il semblerait encore qu'on peut aller plus loin et émettre l'opinion que lors même que la continuité du médian serait interrompue et que la portion de ce nerf inférieure à la solution de continuité ne reçût aucune transmission de la portion supérieure, l'innervation pourrait encore se rétablir dans la portion inférieure. Cette assertion est fondée sur l'existence d'une anastomose qui existe à la partie moyenne de l'avant-bras entre le médian et le cubital. Ce qu'il y a de certain, c'est que plusieurs auteurs affirment, sans toutefois expliquer cette singularité, que le radial est, des nerfs du bras, celui dont la paralysie est la plus irrévocable. La disposition indiquée explique comment ce nerf, qui est tout-à-fait isolé et sans communications anastomotiques, diffère du médian et du cubital, qui peuvent ou se transmettre l'influx nerveux ou même subvenir réciproquement à leurs fonctions respectives.

J'ai dit que la position du nerf radial relativement au radius pouvait donner lieu à des préceptes chirurgicaux pour l'amputation de l'avant-bras. On se rappelle, en effet, que Sabatier avait recommandé, dans l'amputation de la jambe,

La branche postérieure se dirige en arrière et après avoir donné des filets aux petits muscles spinaux et au sacro-lombaire, elle les traverse ainsi que le trapèze, et se termine dans la peau.

SECTION DEUXIÈME.

DEUXIÈME NERF DORSAL.

La branche antérieure s'anastomose avec le grand sympathique, elle donne de nombreux filets aux muscles intercostaux ; et près de l'angle de la côte, elle se divise en deux branches ; l'interne, qui est en même temps la plus petite, donne en se portant en avant des filets aux muscles intercostaux, puis elle passe entre les cartilages des deuxième et troisième côtes, et se termine dans la mamelle et dans la peau qui la recouvre.

La branche externe sépare les muscles entre la deuxième et la troisième côte, et donne immédiatement un petit rameau qui se porte à la mamelle et à la peau ; quelquefois elle s'anastomose avec la branche externe du troisième nerf, quelquefois avec le premier et le petit nerf cutané interne ; enfin elle se termine à la peau de l'aisselle, à la peau du sein et de la partie interne du bras.

La branche postérieure après avoir donné des filets aux petits muscles spinaux, au sacro-lombaire et au muscle très long du dos, les traverse ainsi que le trapèze et se termine dans la peau du dos.

SECTION TROISIÈME.

TROISIÈME NERF DORSAL.

La branche antérieure s'anastomose avec le grand sympathique. Ce nerf, de même que la plupart des autres nerfs dorsaux, accompagne une artère intercostale, et donne des filets aux muscles intercostaux. Vers le milieu de la côte, il se divise en rameau externe et en rameau interne.

Le rameau externe se dirige en avant, donne des filets aux muscles intercostaux et au triangulaire du sternum ; il passe ensuite entre les cartilages des troisième et

d'apporter une attention toute spéciale dans la section des branches du poplité externe qui s'appliquent contre le péroné, afin qu'ils ne fussent pas dilacérés par la scie. Dans le cas où la section de l'avant-bras aurait lieu au niveau du passage du radial, la même indication ayant lieu, devrait faire naître le même précepte.

E. CHASSAIGNAC.

quatrième côtes, donne un filet au muscle grand pectoral, et se termine dans la peau, près de la mamelle.

La branche interne perce les muscles entre les troisième et quatrième côtes, s'anastomose avec la branche externe du second dorsal, ainsi qu'avec le petit nerf cutané interne, enfin se dirige en arrière pour se terminer dans la peau qui recouvre l'aisselle et le bord inférieur du scapulum. La branche postérieure, après avoir donné des filets aux petits muscles spinaux, au sacro-lombaire et au muscle très long du dos, les traverse, ainsi que le trapèze, pour se terminer à la peau. .

SECTION QUATRIÈME.

QUATRIÈME NERF DORSAL.

La branche antérieure de ce nerf s'anastomose avec le grand sympathique ; elle se dirige en avant, donne des filets aux muscles intercostaux et se divise en plusieurs branches.

La branche interne se dirige en avant en suivant le bord inférieur de la quatrième côte, et donne des filets aux muscles intercostaux et au triangulaire du sternum, elle passe ensuite entre les quatrième et cinquième côtes, et se termine dans la mamelle et dans la peau qui la recouvre.

La branche externe perce les muscles entre les quatrième et cinquième côtes, et se divise en rameaux antérieur et postérieur; le rameau antérieur marche en avant et se termine dans la mamelle; le rameau postérieur se porte en arrière, et se termine dans la peau qui correspond au niveau de l'angle inférieur du scapulum.

La branche postérieure, après avoir donné des filets aux petits muscles spinaux, au sacro-lombaire et au très long du dos, les traverse ainsi que le trapèze, et se termine à la peau.

SECTION CINQUIÈME.

CINQUIÈME NERF DORSAL.

La branche antérieure s'anastomose avec le grand sympathique, elle donne des filets aux muscles intercostaux, et se divise au niveau de l'angle des côtes en deux branches : l'interne, qui est la plus petite, continue de donner des filets aux muscles intercostaux, ainsi qu'au muscle triangulaire du sternum ; elle passe ensuite entre le cartilage des cinquième et sixième côtes, et se termine dans la peau de la partie antérieure de la poitrine. La branche externe perce les muscles entre les cinquième et sixième côtes, et se divise en deux rameaux, l'un antérieur, l'autre postérieur. Le rameau antérieur se dirige en avant, donne un filet au muscle grand dentelé, près de son entrecroisement avec le muscle grand oblique, et se termine dans la peau de la partie latérale et antérieure de la poitrine. Le rameau postérieur se porte en arrière, et se distribue à la peau de la partie latérale et postérieure de la poitrine.

La branche postérieure, après avoir donné des filets aux petits muscles spinaux, au sacro-lombaire, et au très long dorsal, les traverse ainsi que le trapèze, et se termine dans la peau du dos.

SECTION SIXIÈME.

SIXIÈME NERF DORSAL.

La branche antérieure s'anastomose avec le grand sympathique, distribue des filets aux muscles intercostaux, et au niveau de l'angle de la côte, se divise en deux branches : la branche interne, qui est la plus petite, se porte en avant sous le bord inférieur de la sixième côte, donne des filets aux muscles intercostaux, au diaphragme, à l'enveloppe fibreuse du cartilage de la sixième côte, et au muscle triangulaire du sternum, puis elle passe entre les cartilages des sixième et septième côtes, et se termine dans la peau de la partie antérieure de la poitrine. La branche externe perce les muscles entre les sixième et septième côtes, et se divise en deux rameaux, l'un antérieur, l'autre postérieur ; l'antérieur donne un filet au muscle grand oblique, près de ses entrecroisements avec le grand dentelé, puis il se distribue à la peau dé la partie latérale et antérieure de la poitrine. Le postérieur se termine à la peau de la partie postérieure et latérale de cette cavité.

La branche postérieure, après avoir donné des rameaux aux petits muscles spinaux, au sacro-lombaire et au très long du dos, les traverse, ainsi que le trapèze, et se termine dans la peau du dos.

SECTION SEPTIÈME.

SEPTIÈME NERF DORSAL.

La branche antérieure s'anastomose avec le grand sympathique, et donne de filets aux muscles intercostaux [*] : près de l'angle de la côte, elle se divise en deux

[*] Chez un sujet, ce nerf, après un trajet de trois pouces, envoyait obliquement sur la huitième côte un large rameau communiquer avec le huitième nerf dorsal, puis il n'offrait plus rien d'anormal dans le reste de son étendue.

branches : la branche interne suit le bord inférieur de la septième côte, et donne des filets aux muscles intercostaux; elle se divise en deux rameaux qui se glissent sous les insertions d'une partie du diaphragme, puis se réunissent, et circonscrivant le cartilage de la huitième côte, donnent quelques filets au muscle droit de l'abdomen, et se terminent à la peau après avoir percé ce muscle.

La branche externe se divise en rameaux antérieur et postérieur; le rameau antérieur se dirige en avant, donne un filet au muscle grand oblique près de son entrecroisement avec le grand dentelé, et se termine dans la peau de la partie antérieure et latérale de la poitrine; le rameau postérieur se porte en arrière et se distribue à la peau du col et du dos.

La branche postérieure, après avoir donné des filets aux petits muscles spinaux, au sacro-lombaire et au très long du dos, les traverse, ainsi que le trapèze, et se termine dans la peau du dos.

SECTION HUITIÈME.

HUITIÈME NERF DORSAL.

La branche antérieure s'anastomose avec le grand sympathique, et donne des filets aux muscles intercostaux; auprès de l'angle de la côte, elle se divise en deux branches : la branche interne, dans son trajet, donne des filets aux muscles intercostaux, ainsi qu'au diaphragme qu'elle traverse, puis elle accompagne le bord inférieur de la huitième côte, donne des filets au muscle transverse et se divise en deux rameaux : l'un, supérieur, donne au muscle droit de l'abdomen, le traverse et va se terminer dans la peau; l'autre, inférieur, fournit au muscle transverse, s'anastomose avec la branche interne de la neuvième paire dorsale, donne des filets au muscle droit, et se distribue à la peau.

La branche externe perfore les muscles, entre la huitième et neuvième côte; son rameau antérieur fournit au muscle grand oblique, et se termine à la peau de la partie latérale et inférieure de la poitrine; le postérieur se porte en arrière et se distribue à la peau de la partie latérale de la poitrine.

La branche postérieure, après avoir donné des filets aux petits muscles spinaux, au sacro-lombaire et au très long du dos, se divise, perfore le trapèze, et se termine à la peau du dos.

SECTION NEUVIÈME.

NEUVIÈME NERF DORSAL.

La branche antérieure s'anastomose avec le nerf grand sympathique, donne des filets aux muscles intercostaux, et se divise au niveau de l'angle de la côte en deux branches : l'interne se dirige en avant en donnant des filets aux muscles intercostaux ; elle perce le diaphragme et lui laisse un filet, puis se divise en deux rameaux qui se portent en avant entre les muscles transverse et oblique interne, à qui ils fournissent des filets ; le rameau supérieur s'anastomose avec le rameau interne du huitième, le rameau inférieur avec celui du dixième ; tous les deux ensuite pénètrent dans la gaîne du muscle droit, et, après avoir donné de nombreux filets à ce muscle, le traversent et se terminent à la peau. La branche externe perce les muscles entre les neuvième et dixième côtes ; elle envoie un rameau considérable qui se porte en avant pour donner des filets au muscle g.and oblique, et se termine à la peau de la partie antérieure et latérale de l'abdomen ; un autre se porte en arrière et se distribue à la peau des parties latérale et postérieure de la poitrine.

La branche postérieure, après avoir donné des filets aux petits muscles spinaux, au sacro-lombaire et au très long du dos, les traverse, ainsi que l'aponévrose du muscle très large du dos, pour aller se terminer dans la peau de la partie postérieure du tronc.

SECTION DIXIÈME.

DIXIÈME NERF DORSAL.

La branche antérieure s'anastomose avec le grand sympathique ; elle va gagner le bord inférieur de la dixième côte ; dans son trajet elle donne plusieurs filets aux muscles intercostaux, et se divise en deux branches.

La branche interne perce le diaphragme et lui donne plusieurs filets très déliés ; elle passe ensuite entre le transverse et l'oblique interne, leur fournit des filets à tous deux, puis elle communique avec la branche interne des neuvième et onzième nerfs dorsaux, entre dans la gaîne du muscle droit, et donne à ce muscle des filets qui le traversent et se terminent à la peau.

La branche externe passe entre les dixième et onzième côtes ; elle donne un filet au muscle oblique externe, se dirige en bas et en avant, et se termine dans la peau de la partie antérieure de l'abdomen.

La branche postérieure, après avoir donné des filets aux petits muscles spinaux, au sacro-lombaire et au très long du dos, les traverse, ainsi que le tendon du muscle très large du dos, et se termine dans la peau de la région lombaire.

SECTION ONZIÈME.

ONZIÈME NERF DORSAL.

La branche antérieure s'anastomose avec le nerf grand sympathique ; elle se dirige ensuite obliquement en bas, pendant un court trajet, donne des filets aux muscles intercostaux et perce le diaphragme à qui elle fournit aussi des filets ; ensuite, continue son trajet en suivant le bord inférieur de la onzième côte, et se divise en deux branches. L'interne passe entre les muscles transverse et petit oblique, et se divise en trois rameaux, qui tous, donnent des filets à ces muscles ; le supérieur s'anastomose avec la branche interne du onzième dorsal, et se termine dans le muscle droit ; le moyen se termine aussi dans ce muscle, l'inférieur s'anastomose avec la branche interne du douzième nerf dorsal, et après avoir donné plusieurs filets au muscle droit, le traverse et se distribue à la peau.

La branche externe perfore le transverse et les muscles oblique externe et oblique interne, donne des filets à ces deux derniers, et se dirige en bas et en avant pour se terminer à la peau ; la branche postérieure donne des rameaux aux petits muscles spinaux, au sacro-lombaire et au très long du dos, les traverse ainsi que l'aponévrose du muscle très large du dos, et se termine dans la peau de la région lombaire.

SECTION DOUZIÈME.

DOUZIÈME NERF DORSAL.

La branche antérieure s'anastomose avec le nerf grand sympathique, et bientôt après perce le diaphragme et lui donne des filets ; elle envoie immédiatement en bas et en avant (pl. XVIII, 18) un long rameau qui s'anastomose avec la branche externe, avant que celle-ci ait traversé les muscles obliques et transverse ; ce rameau se divise ensuite en deux ramuscules pour pénétrer dans la gaîne du muscle droit ; l'un de ces ramuscules se termine dans ce muscle, l'autre le perce pour parvenir jusqu'à la peau. Après avoir donné ce rameau, la branche antérieure du douzième nerf dorsal se divise en deux branches principales.

La branche interne fournit au muscle transverse, puis elle passe entre les muscles transverse et oblique interne, et leur donne des filets ; elle communique alors avec le rameau inférieur de la branche interne du onzième, et se dirigeant obliquement en bas et en avant, elle perce la gaîne du muscle droit, donne des filets à ce muscle, et se termine à la peau.

La branche externe est considérable; elle traverse le muscle transverse et les deux muscles obliques, puis elle se distribue à la peau qui répond à la partie antérieure de l'os iliaque; un filet descend jusque sur le grand trochanter.

La branche postérieure donne des filets aux petits muscles des gouttières vertébrales, au sacro-lombaire et au très long du dos; elle les traverse ainsi que le tendon du muscle très large du dos, et va se terminer dans la peau de la région lombaire après s'être anastomosée avec un rameau de la branche postérieure du premier nerf lombaire. La branche postérieure envoie près de son origine un rameau considérable, qui, après avoir donné des filets aux muscles, revient s'unir au nerf qui lui a donné naissance au moment où il vient de traverser l'aponévrose du muscle très large du dos.

CHAPITRE SIXIÈME.

NERFS LOMBAIRES.

SECTION PREMIÈRE.

PREMIER NERF LOMBAIRE.

Les nerfs lombaires, mais plus particulièrement les quatre supérieurs, en quittant le canal vertébral, se trouvent placés au milieu des fibres qui forment l'origine du muscle grand psoas, et se divisent pour fournir des filets aux mêmes parties, mais d'une manière qui varie beaucoup chez les divers sujets.

La branche antérieure du premier lombaire s'anastomose avec le nerf grand sympathique, et avec une branche du deuxième, destinée au nerf crural antérieur. Elle donne un filet au muscle carré des lombes, puis un rameau considérable (pl. XVIII, 21), qui, après avoir percé la partie postérieure du grand muscle psoas, descend sur ce muscle pour distribuer plusieurs petites branches au transverse, qu'il perfore, ainsi que le petit oblique, près de l'épine antérieure et supérieure de l'os des îles; ce même rameau s'anastomose avec une des branches du nerf spermatique externe; ensuite se dirige en avant et se divise en plusieurs ramuscules pour passer à travers le tendon de l'oblique externe, et se rendre à la peau qui correspond au pubis. Un autre rameau (pl. XVIII, 22) forme le nerf spermatique externe, et se réunissant à un rameau du second lombaire, il perce la partie antérieure du grand psoas, et se divise en ramuscules.

Le premier est long, il se porte en bas, donne un filet au fascia transversalis et se divise en deux branches qui perforent le transverse et l'oblique interne. L'une de ces branches se termine dans ces muscles; l'autre leur donne des filets, puis après s'être anastomosée avec le nerf (pl. XXIV, 1), perce l'aponévrose de l'oblique externe, et se termine à la peau du pubis.

Le second ramuscule (pl. XVIII, 24) passe à travers les fibres d'origine fournies au muscle transverse par le ligament de Poupart, donne un filet au fascia transversalis, et se divise en deux branches qui se dirigent en dehors, pour se terminer dans la peau qui avoisine l'épine antérieure et supérieure de l'os des iles.

Le troisième (pl. XVIII, 25) est petit et se termine dans le fascia transversalis, etc.

Le quatrième (pl. XVIII, 26) est considérable, se divise en trois rameaux pour traverser le ligament de Poupart et se terminer à la peau; le plus externe dans la région de l'épine iliaque antérieure et supérieure; le second à la partie supérieure de la cuisse, et le troisième auprès du pubis.

Le cinquième (pl. XVIII, 27), considérable, et qu'on peut, à proprement parler, appeler le *spermatique externe*, est situé plus à la partie interne; il donne deux petites branches au fascia transversalis, etc.; puis passe à travers les anneaux externe et interne, pour se terminer dans la peau des environs du pubis, sur le cordon spermatique ou sur ligament rond, et pour s'anastomoser avec le rameau envoyé par la branche (pl. XXIV, 2).

La branche postérieure passe entre les apophyses transverses des première et deuxième vertèbres lombaires; elle donne des filets aux petits muscles des gouttières vertébrales, au sacro-lombaire, traverse ces muscles ainsi que l'aponévrose du très large du dos; et après s'être anastomosée avec un rameau du deuxième nerf lombaire, elle se termine à la peau sur la partie postérieure de l'iléum.

SECTION DEUXIÈME.

SECOND NERF LOMBAIRE.

La branche antérieure s'anastomose avec le grand sympathique, le premier lombaire, et deux fois avec le spermatique externe (pl. XVIII, 22) provenant du premier lombaire; elle donne aussi un filet au muscle carré des lombes. Une branche considérable, appelée la cutanée externe, traverse la partie postérieure du muscle psoas, envoie un filet se réunir au nerf cutané interne, puis passe derrière le ligament de Poupart au contact de l'épine antérieure et supérieure de l'os des iles, et se distribue à la peau de la partie externe de la cuisse.

La principale portion de la branche antérieure donne un rameau au muscle psoas, et va se réunir au troisième nerf lombaire pour concourir à former les nerfs crural antérieur et obturateur; près de ce point d'union, elle envoie un rameau qui perfore le grand muscle psoas; elle passe ensuite sous le ligament de Poupart, et dans son trajet, donne des filets cutanés jusqu'au genou et sur la partie moyenne et antérieure de la cuisse; quelquefois une portion de cette branche se termine dans le muscle psoas, tandis que le reste se réunit au crural antérieur et donne alors naissance à un rameau cutané; un rameau ténu naît ordinairement du premier ou du second nerf lombaire pour accompagner l'artère iliaque externe et lui fournir des filets.

La branche postérieure donne des filets aux petits muscles des gouttières vertébrales, au sacro-lombaire, puis elle traverse ces muscles de même que l'aponévrose du muscle très large du dos, pour se terminer à la peau qui répond à la partie antérieure de l'os iliaque.

SECTION TROISIÈME.

TROISIÈME NERF LOMBAIRE.

La branche antérieure s'anastomose avec le grand sympathique, les deuxième et quatrième nerfs lombaires, et donne un rameau au carré des lombes; elle forme en grande partie le nerf crural et donne un rameau au nerf obturateur. La branche postérieure donne des filets aux petits muscles des gouttières vertébrales et au sacro-lombaire, puis elle perce ces muscles de même que l'aponévrose du muscle très large du dos, et après s'être anastomosée avec la branche postérieure du second nerf lombaire, elle se termine à la peau située sur la région pelvienne latérale; fréquemment elle se perd en totalité dans les muscles.

SECTION QUATRIÈME.

QUATRIÈME NERF LOMBAIRE.

La branche antérieure s'anastomose avec le nerf grand sympathique; elle fournit au nerf obturateur et au nerf crural, puis descend se réunir au cinquième nerf lombaire, au moment où celui-ci va concourir à la formation du nerf sciatique. La branche postérieure se distribue entièrement aux petits muscles des gouttières vertébrales et au sacro-lombaire.

SECTION CINQUIÈME.

CINQUIÈME NERF LOMBAIRE.

Il passe entre la cinquième vertèbre lombaire et le sacrum. La branche antérieure s'anastomose avec le grand nerf sympathique, et se réunit au nerf précédent et au premier nerf sacré pour se terminer dans le nerf sciatique. La branche postérieure, après s'être anastomosée avec la branche postérieure du premier nerf sacré, se termine dans les petits muscles des gouttières vertébrables et dans le sacro-lombaire.

CHAPITRE SEPTIÈME.

NERFS SACRÉS.

SECTION PREMIÈRE.

PREMIER NERF SACRÉ.

La branche antérieure sort par le premier trou sacré antérieur ; elle s'anastomose avec le grand sympathique, puis se réunit au nerf sciatique.

La branche postérieure sort par le premier trou sacré postérieur ; elle s'anastomose avec la branche postérieure du cinquième nerf lombaire, et après avoir donné quelques filets ténus au muscle sacro-lombaire, elle se réunit à la branche postérieure du deuxième nerf sacré, et envoie des filets à la peau.

SECTION DEUXIÈME.

DEUXIÈME NERF SACRÉ.

La branche antérieure sort par le deuxième trou sacré antérieur ; elle s'anastomose avec le nerf grand sympathique, et donne un rameau au muscle pyriforme. Elle donne naissance à un rameau qui passe derrière le troisième nerf sacré pour aller s'anastomoser avec le quatrième ; elle envoie aussi une branche qui s'unit à une division du cinquième lombaire, et qui passant derrière le ligament sacro-sciatique supérieur, va se porter au muscle obturateur interne ; enfin elle se réunit au nerf sciatique.

La branche postérieure sort par le deuxième trou sacré postérieur, elle donne des filets au muscle sacro-lombaire, et s'unissant à un rameau provenant de la branche postérieure du troisième sacré, elle constitue un nerf d'un volume considérable et se dirige en bas et en dehors pour se terminer à la peau qui répond à la symphyse sacro-iliaque.

SECTION TROISIÈME.

TROISIÈME NERF SACRÉ.

La branche antérieure sort par le troisième trou sacré antérieur, et s'anastomose avec le nerf grand sympathique ; elle donne des filets au muscle pyriforme, s'anas - tomose avec le quatrième nerf sacré, et donne un rameau qui se joint à d'autres ra- meaux venant du quatrième, s'unit avec la terminaison du plexus hypogastrique dans une large expansion membraneuse, qui fournit de nombreux filets au rectum, à la vessie, à la vésicule séminale, au canal déférent et à la glande prostate.

La portion principale du nerf, après avoir communiqué avec les plexus sciatique et fessier, se termine dans le nerf honteux interne.

Le nerf honteux interne passe entre les ligaments sacro-sciatiques ; il envoie sur le dos de la verge une branche considérable qui distribue des filets à la peau et à la surface du corps caverneux, et qui se divise en plusieurs branches ; celles-ci se por- tent en côtoyant le canal de l'urètre dans l'épaisseur du gland ; elles envoient dans la substance du gland et dans différentes directions plusieurs filets qui se termi- nent à la surface de l'urètre et principalement à l'orifice de ce canal.

Après avoir donné naissance à ce rameau, le nerf honteux interne se divise en branches nombreuses qui se distribuent au sphincter et à la peau de l'anus, au scrotum, à sa cloison et à la peau de la partie antérieure du pénis. Chez la femme, la branche dorsale se rend au clitoris et aux parties qui avoisinent l'extrémité de ce corps.

Le reste du nerf se distribue aux sphincters de l'anus et du vagin ainsi qu'à la peau voisine. La branche postérieure sort par le troisième trou sacré postérieur, et com- munique avec la branche postérieure des deuxième et quatrièmee nerfs sacrés ; elle se continue en bas et en avant pour donner des filets à la peau.

SECTION QUATRIÈME.

QUATRIÈME NERF SACRÉ.

La branche antérieure sort par le quatrième trou sacré antérieur, elle s'anastomose avec le nerf grand sympathique , avec les deuxième et troisième nerfs sacrés et avec le plexus hypogastrique, pour se terminer sur le rectum, la vessie , etc.

Elle s'anastomose ensuite avec la branche antérieure du cinquième nerf sacré, donne des filets aux muscles releveurs de l'anus et coccygien, passe entre quelques fibres du ligament sacro - sciatique supérieur pour donner des filets au sphincter de l'anus , s'anastomose avec le nerf honteux interne et se termine à la peau du pourtour de l'anus.

La branche postérieure sort par le quatrième trou sacré postérieur ; elle s'anastomose avec celles du troisième et du cinquième nerf sacré , se dirige en bas, donne des filets à la peau voisine du coccyx , ensuite elle rétrograde de bas en haut pour se terminer dans la peau de la région sacrée postérieure.

SECTION CINQUIÈME.

CINQUIÈME NERF SACRÉ.

La branche antérieure sort entre le sacrum et l'os coccyx , elle s'anastomose avec le nerf grand sympathique. La branche antérieure du quatrième nerf sacré donne des filets au muscle coccygien , et se termine à la peau de l'anus.

La branche postérieure sort entre le sacrum et le coccyx ; elle s'asnatomose avec la branche postérieure du quatrième nerf sacré, et se termine à la peau, près de l'extrémité du coccyx.

SECTION SIXIÈME.

SIXIÈME NERF SACRÉ.

Ce nerf, lorsqu'il existe, communique ordinairement avec le cinquième, et se termine à la peau près de l'extrémité du coccyx.

Quelquefois le sixième nerf paraît se diviser en deux parties, avant de sortir du canal spinal ; quelquefois on voit des filets de ce nerf se terminer à la membrane qui tapisse le canal vertébral.

CHAPITRE HUITIÈME.

BRANCHES DE TERMINAISON DU PLEXUS LOMBAIRE.

SECTION PREMIÈRE.

NERF CRURAL.

Il est formé par la partie principale des deuxième, troisième et quatrième nerfs lombaires, et généralement aussi par le premier ; il est d'abord placé derrière le muscle grand psoas, puis sur son côté externe et sur le muscle iliaque interne ; il donne des filets à ces deux muscles et s'enfonce sous le ligament de Poupart en dehors de la gaîne qui contient l'artère fémorale.

Ce nerf donne naissance à de nombreuses branches que, pour la commodité de la description, nous allons décrire en commençant par les plus externes.

La première est destinée au muscle droit antérieur de la cuisse.

La deuxième donne un rameau à la partie supérieure du muscle vaste externe, et un autre en haut, à l'articulation de la cuisse, puis elle se divise et se termine dans la partie inférieure des muscles vaste externe et crural.

La troisième se termine dans les muscles crural et vaste interne.

La quatrième dans le muscle couturier.

La cinquième se divise en quatre rameaux : deux d'entre eux percent les fibres du muscle couturier ; le plus externe se dirige en bas et se divise en deux ramuscules dont un se termine à la peau immédiatement au-dessus de la rotule, tandis que l'autre se distribue aux téguments de la partie interne du genou.

Le plus interne des deux rameaux dont nous avons parlé plus haut, s'anastomose avec une portion de la sixième branche, et se termine à la peau qui correspond à la partie moyenne de la cuisse.

Les deux autres rameaux se perdent dans le couturier ; l'un d'eux peut être suivi jusqu'auprès de l'insertion de ce muscle.

La sixième branche se divise en deux branches secondaires : l'une descend sur le côté externe de l'artère fémorale, et envoie au-dessous du muscle couturier, un filet qui s'anastomose avec la branche cutanée du nerf obturateur, et va se terminer dans la peau ; elle traverse ensuite un feuillet de l'aponévrose, et sur le tendon du troisième adducteur, s'anastomose avec le nerf saphène, et donne un filet pour accompagner l'artère près du genou. La deuxième branche se dirige en bas, et se partage en deux rameaux ; l'un d'eux donne des filets à la peau, et se termine dans une des branches du nerf saphène, sortant de dessous le muscle couturier ; l'autre s'anastomose avec la branche cutanée du nerf obturateur, et se termine sur une petite artère, à la partie inférieure de la cuisse.

La septième est destinée à la peau de la partie supérieure et interne de la cuisse.

La huitième accompagne la précédente et donne des filets à la veine saphène.

La neuvième se divise derrière l'artère fémorale, pour se terminer sur le muscle pectiné.

La dixième porte généralement le nom de nerf saphène ; elle se dirige en bas sur le côté externe de l'artère fémorale ; et après avoir percé quelques fibres du tendon du troisième adducteur, elle se divise en deux branches. L'une d'elles se subdivise et envoie un rameau sous le bord externe de la partie inférieure du muscle couturier ; ce rameau donne des filets à la peau et aux ligaments de la partie interne du genou, et descend au-dessous de la rotule (quelquefois à travers la bourse muqueuse placée sur la rotule) pour donner des filets à la peau et aux ligaments du côté externe du genou.

L'autre rameau sort aussi de dessous le bord externe du couturier, donne un filet à la peau et se réunit à la continuation du nerf saphène. La seconde branche, qui forme la continuation du nerf saphène, envoie un filet au ligament capsulaire de l'articulation du genou, sort de dessous le bord externe du muscle couturier, et se continue en bas le long du bord interne du tibia avec la veine saphène ; dans son trajet elle donne des filets à cette veine, à l'aponévrose et à la peau ; elle passe sur la malléole interne, se porte généralement jusqu'au gros orteil, et forme fréquemment une anastomose avec une branche du péronier près de sa terminaison.

SECTION DEUXIÈME

NERF OBTURATEUR.

Il provient des deuxième, troisième et quatrième nerfs lombaires, ou plutôt du crural antérieur ; il passe à travers l'ouverture qui se trouve dans la membrane obturatrice, et donne ensuite un filet au muscle obturateur externe et à l'articulation de la cuisse ; il passe entre le muscle pectiné et le court adducteur, et donne des rameaux au troisième et au premier adducteurs ; il se continue derrière le troisième adducteur, puis entre la face interne de celui-ci et le droit interne ; il

16

donne un rameau à ce muscle, en envoie un autre qui va se terminer à la peau de la partie interne de la cuisse, et s'anastomose avec deux divisions de la sixième branche du nerf crural antérieur.

CHAPITRE NEUVIÈME.

PLEXUS SCIATIQUE.

Ce plexus est formé par une partie du quatrième et par le cinquième nerf lombaire, par le premier, le deuxième et une partie du troisième nerf sacré; tous s'anastomosent et donnent naissance au nerf obturateur interne et au plexus fessier, tandis que la plus grande partie se termine en formant le nerf sciatique.

Le nerf obturateur interne est formé par une branche du cinquième lombaire et par le deuxième sacré; il passe derrière le ligament sacro-sciatique supérieur, puis se portant en avant en suivant le bord inférieur de ce faisceau tendineux, pour se terminer dans le muscle obturateur interne.

La portion supérieure du plexus fessier est formée par une branche considérable résultant de la jonction des quatrième et cinquième lombaires, et d'un rameau du premier nerf sacré; ses branches sortent du bassin au-dessus du muscle pyramidal, s'anastomosent ensemble, et se terminent dans les moyen et petit fessiers, après avoir envoyé une branche au-dessous du moyen fessier, dans le muscle tenseur de l'aponévrose de la cuisse.

La partie inférieure du plexus fessier est formée de deux branches considérables 1° du second nerf sacré en totalité, 2° d'une branche des premier et troisième nerfs sacrés, enfin de plusieurs rameaux provenant de ces nerfs ultérieurement à leur jonction avec les quatrième et cinquième lombaires pour la formation du nerf sciatique.

Cette portion du plexus sort par l'échancrure sciatique au-dessous du muscle pyramidal, et donne des rameaux au grand fessier; plusieurs branches sortent dessous le bord inférieur de ce dernier muscle; quelques unes d'entre elles se distribuent à la peau qui recouvre la tubérosité de l'ischion; l'une se contourne en avant sur la branche descendante du pubis pour se rendre à la peau qui avoisine les parties génitales; cette branche s'anastomose avec le nerf honteux interne; d'autres rameaux sont donnés à la peau qui correspond à la partie postérieure du grand trochanter, et deux longues branches cutanées descendent sur la partie postérieure de la cuisse, donnent des filets à la peau et se terminent de chaque côté, un peu au-dessous du jarret. De la partie postérieure du nerf sciatique, au moment où il passe par l'échancrure du même nom, on voit sortir une branche qui donne des filets au muscle jumeau, passe derrière ce muscle, derrière le tendon de l'obturateur interne, donne un filet à la partie postérieure de l'articulation de la cuisse, et se termine dans le muscle carré de la cuisse.

CHAPITRE DIXIÈME.

NERF SCIATIQUE.

Le nerf sciatique forme quelquefois un tronc unique, quelquefois il est divisé par l'interposition du muscle pyramidal ; il sort du bassin par l'échancrure sciatique, au-dessous du muscle pyramidal, au-dessus des muscles jumeaux et carré, entre la tubérosité de l'ischium et le grand trochanter ; il se dégage de dessous le bord inférieur du grand fessier, descend sur la partie postérieure du triceps, et donne le nerf considérable appelé péronier ; quelquefois cette division a lieu dans le bassin, et les deux nerfs sont séparés par la totalité ou par une portion du muscle pyramidal.

Ordinairement avant cette division, ou lorsqu'elle a lieu très haut, la continuation du tronc donne des rameaux aux demi-membraneux, au demi-tendineux, au biceps et au troisième adducteur ; mais ces branches ne se distribuent pas de la même manière chez tous les sujets.

Un rameau qui vient quelquefois du sciatique, quelquefois du péronier, s'enfonce profondément dans le jarret pour se terminer sur le côté externe du ligament capsulaire et de la membrane synoviale de l'articulation du genou ; un autre rameau naît du sciatique, au-dessus de l'origine de la portion interne du muscle gastro-cnémien, et se contourne pour se terminer sur le côté interne de l'articulation du genou ; le nerf sciatique descend d'abord derrière, puis un peu sur le côté interne de l'artère poplitée, il fournit la branche communicante tibiale, qui, en descendant sur la partie postérieure du gastrocnémien externe, est fréquemment couverte pendant un court trajet par quelques fibres musculaires, et se réunit au milieu de la jambe à la longue branche cutanée du nerf péronier.

Le sciatique donne des filets aux deux gastrocnémiens, ainsi qu'aux muscles plantaire et poplité ; il fournit un rameau qui se partage en trois autres ; le plus petit descend sur la jambe pour se terminer dans le périoste du tibia ; le second se porte au muscle tibial postérieur, et le troisième au gastrocnémien interne.

Le nerf sciatique peut alors prendre le nom de tibial postérieur ; l'artère tibiale postérieure, après qu'elle s'est éloignée du tibia, est placée à son côté interne ; ce nerf donne un rameau au long fléchisseur commun des orteils et un autre au fléchisseur propre du gros orteil.

De sa partie interne naît une branche qui se divise en deux filets ; l'un se porte avec une petite artère sur l'aponévrose de la jambe, l'autre sur les ligaments de l'extrémité inférieure du tibia.

Du côté externe naissent deux branches qui descendent pour se terminer à la bourse muqueuse et sur l'aponévrose qui recouvre l'insertion du tendon d'Achille.

A la partie inférieure, une branche passe derrière l'artère tibiale postérieure, s'anastomose avec celles données à la peau sur le côté interne du tendon, et se confond ensuite avec le nerf plantaire interne.

Immédiatement au-dessus du ligament annulaire étendu de la malléole interne au calcanéum, le nerf tibial postérieur donne des rameaux à la peau, à l'aponévrose, au périoste et à la face interne du calcanéum ; quelquefois ces rameaux proviennent du plantaire externe lorsque la division du nerf tibial a eu lieu plus haut. Ce nerf s'enfonce sous le ligament annulaire, et s'y partage en deux divisions principales, les nerfs plantaires externe et interne ; ces deux derniers gagnent la plante du pied au-dessous de l'origine du muscle adducteur et du court fléchisseur des orteils.

Le nerf plantaire interne donne plusieurs filets au court fléchisseur des orteils, à l'adducteur du gros orteil, et se partage en quatre branches ; la première, en se rendant au gros orteil, donne un rameau à la peau, puis après avoir communiqué avec une branche envoyée par le nerf plantaire profond à l'adducteur du gros orteil, elle se termine dans le court fléchisseur de ce doigt. Elle envoie aussi à l'articulation du premier os du métatarse et à la première phalange un long filet, qui se termine sur la peau et les ligaments du côté interne du gros orteil.

La seconde branche donne un filet au premier muscle lombrical, et se divise pour se terminer sur le côté externe du premier orteil et sur le côté interne du deuxième.

La troisième branche se divise pour se terminer sur le côté externe du deuxième orteil et sur le côté interne du troisième.

La quatrième branche se divise pour se terminer sur le côté externe du troisième orteil et sur le côté interne du quatrième.

Le nerf plantaire externe envoie une branche sous le calcanéum, pour fournir à une partie du court fléchisseur des orteils, et se continue sous l'aponévrose, jusqu'à l'abducteur du petit orteil.

Après avoir donné une branche au fléchisseur accessoire, il passe sous le court fléchisseur des orteils, à la partie interne de l'artère plantaire, il donne sa branche interne qui s'anastomose avec la branche plus externe du nerf plantaire interne, et se termine dans la peau et dans l'aponévrose, en passant sur le côté externe du quatrième, et sur le côté interne du cinquième orteil. Un rameau donne quelques filets à la peau du côté externe du pied et se termine sur le côté externe du petit orteil ; un autre donne aussi des filets à la peau, du côté externe du pied ; l'un d'eux est destiné aux articulations du tarse.

La branche profonde du plantaire externe donne des rameaux au court fléchisseur du petit orteil, et au dernier muscle lombrical ; elle s'avance ensuite accompagnée par l'artère plantaire externe, et fournit des filets au troisième et au deuxième muscles lombricaux, ainsi qu'au transverse ; elle donne naissance à une branche qui envoie des filets à la face inférieure de l'abducteur du gros orteil, passe entre quelques unes des fibres de la face inférieure de ce muscle, lui donne quelques filets, et se continue sur le côté du court fléchisseur du gros orteil, pour s'anastomoser avec le rameau donné à ce muscle par la branche que le nerf plantaire interne envoie au côté interne du gros orteil. La continuation de la branche profonde du plantaire externe passe alors sous l'abducteur du gros orteil avec l'artère plantaire, donne des filets à ce muscle, et se termine dans les muscles interosseux.

Le nerf péronier se divise en plusieurs branches principales ; la première donne un rameau à la courte portion du biceps, puis descend vers le condyle externe du fémur pour se terminer sur le côté externe de l'articulation du genou, dans les ligaments, et dans la membrane synoviale. Chez quelques sujets, cette première branche est bien plus considérable, alors elle descend sur le côté externe de la jambe en donnant, dans son trajet, des filets à la peau ; elle remplace dans ces cas un autre rameau envoyé par la longue branche cutanée du péronier.

La seconde branche fournie par le péronier est une longue branche cutanée ; elle descend sur le côté externe de la jambe, elle donne dans son trajet des rameaux à la peau, un entre autres volumineux est donné par elle près de l'endroit où elle naît du tronc principal. Vers le milieu de la jambe elle reçoit l'anastomose de la branche tibiale.

A la partie inférieure de la jambe, elle donne naissance à une branche destinée à l'aponévrose et à la peau de la partie postérieure du talon, de plus elle fournit un rameau considérable et plusieurs petits filets à la peau, aux ligaments et au périoste de la partie externe du calcanéum. Elle passe ensuite sous la malléole externe, donne quelques filets aux ligaments, et se divise en deux branches ; l'une s'anastomose avec la branche dorsale du péronier, et donne plusieurs filets aux ligaments, à l'aponévrose et à la peau du pied, l'autre se termine à la peau de la partie externe du cinquième orteil et donne aussi dans son trajet des filets à la peau et à l'aponévrose.

La troisième branche, qui est la continuation principale du péronier, forme un nerf considérable ; elle se dirige en avant au-dessous de l'origine du muscle long péronier latéral et se divise en plusieurs branches.

L'une se dirige en haut, et en dedans, donne des filets à l'origine de l'extenseur commun des orteils, au muscle tibial antérieur, au long péronier, aux ligaments capsulaires de l'articulation du genou, de l'articulation péronéo-tibiale, au périoste du tibia et au ligament interosseux. Une autre branche, ordinairement appelée tibiale antérieure, passe derrière le corps charnu de l'extenseur commun des orteils, lui donne des rameaux ainsi qu'au tibial antérieur, donne des filets au long extenseur du gros orteil, passe derrière le tendon de ce muscle, et sous le ligament annulaire ; donne naissance, par son côté externe, à une branche destinée à former un renflement ou une expansion gangliforme qui se divise et fournit des filets aux ligaments capsulaires des articulations tibio-astragaliennes et métatarsiennes, au court extenseur des orteils et aux muscles interosseux.

Le nerf tibial antérieur se dirige ensuite en avant sur le côté externe de l'artère tibiale antérieure, donne une branche qui, après avoir fourni des filets à l'artère, s'enfonce avec elle dans le muscle solaire, et se termine dans l'articulation du premier métatarsien avec le premier cunéiforme.

Le nerf tibial antérieur passe alors dans l'intervalle qui sépare les deux premiers os du métatarse, et là il donne une branche à la peau de la partie externe du gros orteil et un autre à la peau de la partie interne du deuxième.

La continuation du péronier ou sa branche dorsale se porte entre l'origine des muscles long péronier et extenseur commun des orteils ; elle leur donne des rameaux, puis devenant plus superficielle et sous-cutanée en descendant, elle envoie des filets au périoste de la partie inférieure du péroné et aux muscles moyen et troisième péronier, elle passe alors sur le ligament annulaire, lui laisse des filets, et se divise en deux branches principales.

La plus interne envoie un rameau qui croise le tendon du long extenseur du gros orteil, pour se terminer dans la peau qui recouvre le côté interne du pied et du gros orteil ; de plus elle fournit un autre rameau qui se distribue à la peau du pied, et se termine sur le côté externe du second orteil et sur le côté interne du troisième.

L'autre branche se divise aussi et fournit au côté externe du troisième orteil et au côté interne du quatrième ; au côté externe du quatrième, et au côté interne du cinquième ; enfin elle se termine à la peau, sur le côté externe du dos du pied et s'anastomose avec une branche du long rameau cutané formé par le nerf péronier.

Dans l'exécution de cet ouvrage, l'auteur a fait tous les efforts possibles pour représenter clairement et avec soin les préparations compliquées sur lesquelles les planches ont été faites. Le principal objet des planches anatomiques étant d'instruire et non de satisfaire l'imagination, on doit surtout s'attacher à ce que chaque objet soit bien distinct ; par conséquent les règles d'art doivent en quelque sorte être enfreintes toutes les fois qu'il devient impossible de retracer clairement les parties les plus déliées, en conservant en même temps le degré de lumière et d'ombre nécessaire pour la perfection de l'ensemble.

Quand les objets principaux sont retracés avec netteté, l'étude des planches peut faire acquérir sur la situation précise des parties les plus ténues et les plus compliquées, ces connaissances qu'aucuns mots ne pourraient donner, quelque soigneusement et judicieusement qu'ils aient été arrangés et choisis.

En traitant des nerfs en général, beaucoup de filets déliés, mais importants, doivent nécessairement être décrits si légèrement qu'ils passent presque inaperçus ; mais, alors même que la description serait aussi étendue que possible, il resterait encore quelque chose que ne pourraient rendre ni les mots ni les planches.

Une connaissance détaillée des recherches les plus délicates touche à la physiologie ; mais, bien que ces détails fussent susceptibles d'offrir un grand intérêt à quelques lecteurs, il arriverait qu'au milieu d'une série de faits anatomiques, ils pourraient, en produisant beaucoup de confusion, devenir pour plusieurs une cause d'embarras dans la lecture. Quoi qu'il en soit, il est nécessaire cependant de revenir avec quelques détails sur plusieurs points précédemment mentionnés, autrement on pourrait méconnaître l'étendue des investigations qui ont servi à la composition de cet ouvrage.

Quiconque étudie attentivement l'anatomie du système nerveux en même temps que ce qu'il y a de connu sur sa physiologie et sa pathologie, sera nécessairement conduit à admettre que chaque partie organisée du corps humain reçoit des nerfs ; mais comme les fonctions des diverses parties exigent des degrés différents de perception, de même aussi le nombre de nerfs que reçoit chaque organe doit varier.

Les organes des sens sont très importants et reçoivent les nerfs les plus nombreux. Après les organes des sens les muscles sont ceux dont l'action est la plus nécessaire au corps humain, aussi sont-ils pourvus de nerfs en proportion. Les viscères, les glandes, les vaisseaux sanguins, reçoivent encore beaucoup de nerfs ; mais les os, les tendons, organes seulement passifs, n'en contiennent qu'un petit nombre, que ceux qu'on peut supposer indispensables à l'action vitale pour entretenir l'existence, et établir entre ces organes et les autres parties de l'économie, les rapports destinés à maintenir l'harmonie dans l'ensemble des fonctions.

Du moment qu'il existe une telle variété dans la distribution des nerfs, doit-on s'étonner qu'il soit si difficile de suivre les petits filets dans les parties les moins sensibles ; et d'un autre côté, parce qu'on ne peut pas toujours les y démontrer, doit-on en conclure qu'ils n'y n'existent pas ? Certainement non ; car si des nerfs ont été montrés clairement dans des circonstances favorables, la difficulté ou même l'impossibilité d'accomplir généralement de semblables dissections, ne prouve pas contre leur réalité dans le petit nombre d'exemples que l'on cite.

La structure du corps vivant est tellement compliquée, que quelque exercé que soit l'anatomiste à séparer les différents tissus, cependant il lui devient impossible d'apercevoir la disposition des derniers éléments anatomiques de ces tissus.

Les artères, les veines, les absorbants, peuvent être injectés avec diverses substances, de manière que l'on puisse les suivre avec netteté jusqu'à leurs dernières terminaisons ; mais pour les nerfs, la chose est toute différente ; il devient, au-delà d'un certain point, difficile à l'anatomiste d'assurer que ce qu'il a sous les yeux est bien un nerf. Au-delà d'un certain point, les parties voisines deviennent tellement semblables aux filets nerveux, que ce n'est qu'avec peine qu'on parvient à en séparer ces derniers ; néanmoins cette difficulté peut encore être surmontée. Par une dissection très soignée, les nerfs peuvent être suivis jusqu'à leur conversion en une membrane délicate qui, examinée à la loupe, présente un plexus de filets très ténus. On est trop disposé à se laisser guider par les premières notions qu'on nous a transmises relativement à la forme, la substance, etc., des diverses parties du corps ; en ce qui concerne les nerfs, l'on a au premier abord de la peine à se figurer qu'une membrane mince puisse accomplir des fonctions qui sont généralement dévolues à des organes qui se présentent sous forme de cordons arrondis et épais.

Cependant c'est là un fait que nous observons dans la terminaison du nerf optique à la rétine, et chacun l'admet parce qu'il est ici d'une évidence frappante, et que la rétine est si légèrement unie aux autres membranes de l'œil, qu'on peut aisément l'en séparer et l'examiner de manière à dissiper tous les doutes. Dans certaines parties du corps, au contraire, les nerfs s'unissent avec des organes d'une texture si ferme, qu'il devient impossible d'opérer la séparation nécessaire pour démontrer exactement leur mode de terminaison; dans d'autres, on les voit fréquemment se terminer sous la forme d'une membrane délicate.

Les nerfs qui se rendent aux muscles prennent, à leur terminaison, la forme d'une membrane mince qui s'étend au milieu des fibres, et s'accole à la trame celluleuse.

Lorsque le nerf s'est ainsi épanoui pour pénétrer dans le tissu des muscles, devra-t-on, parce qu'on ne peut le suivre dans chaque fibre, y nier l'existence de l'élément nerveux? Et si une semblable opinion ne peut soutenir la discussion, ne devra-t-on pas, lorsqu'un nerf aura été suivi dans une autre partie du corps, quelle qu'elle soit, et qu'on l'aura vu s'y terminer comme dans le tissu musculaire, ne devra-t-on pas en conclure que cet organe tout entier est aussi, lui, pourvu de nerfs?

Si l'on voulait étudier l'anatomie physiologique avec succès, surtout celle qui se rapporte au système nerveux, toutes les petites divisions des nerfs devraient être suivies jusqu'à leur destination définitive. Ainsi quand on a conduit un filet nerveux jusqu'au point où il se termine en une membrane transparente, on ne peut le soumettre à aucune dissection ultérieure sans détruire ses connexions avec la trame organique; mais quelque loin qu'on l'ait déjà suivi, aussi long-temps qu'il conservera son volume, on devra le suivre avec soin; souvent, en effet, on le verra se diriger vers une partie que l'on aura regardée comme privée de nerfs; on le verra pénétrer dans une articu-lation ou dans un os après avoir traversé des fibres musculaires, dans lesquelles on avait supposé qu'il se terminait. Il est des filets nerveux déliés qui peuvent être suivis à une distance considérable dans diverses parties, sans présenter aucune diminution de volume.

On pourrait supposer qu'une longueur considérable dans le trajet des nerfs rend moins parfait l'exercice de leurs fonctions; mais cette longueur ne semble pas avoir d'influence sur leur degré de puissance, car chez les divers animaux on trouve le même nerf destiné aux mêmes usages, quoique offrant une longueur qui varie en raison de la disposition des parties qu'il doit traverser pour parvenir à sa destination. Outre les degrés différents de sensibilité dont les variations de volume et de nombre des nerfs sont la source dans les divers organes, d'autres propriétés dérivent encore de leurs anastomoses et de leurs connexions entre eux; mais jusqu'ici ces propriétés n'ont pu être déterminées d'une manière satisfaisante.

Il peut cependant n'être pas inutile de remarquer que quelques unes de ces anastomoses sont entièrement destinées à produire des actions sympathiques, tandis que d'autres sont tellement multipliées, et particulièrement entre des branches de systèmes différents, qu'elles doivent avoir pour but de modifier les actions de certains organes dans les conditions variées où ils peuvent se trouver soit en santé soit en maladie. C'est un fait qui est frappant dans la distribution des nerfs à la vessie et au rectum ; tandis que les reins et les gros intestins reçoivent tous leurs nerfs du grand sympathique, la vessie et le rectum reçoivent les leurs de l'assemblage des plexus hypogastriques avec des branches des troisième et quatrième nerfs sacrés, de telle sorte que les sensations de ces organes non seulement se trouvent modifiées par suite de cette circonstance, mais qu'aussi leurs actions ne sont plus entièrement sous la dépendance de la volonté, ce qui aurait entraîné dans certains cas de grands dangers, surtout dans l'enfance et dans les affections du cerveau.

L'urètre, les muscles de l'urètre et le sphincter de l'anus reçoivent en totalité leurs filets des branches honteuses qui proviennent des nerfs spinaux.

L'état particulier du rectum, qui se trouve en partie sous l'empire des nerfs involontaires du grand sympathique, en partie sous l'influence des nerfs dépendant de la volonté, est parfaitement en rapport avec la nature de ses fonctions ; s'il en était autrement, il eût été impossible au sphincter de résister à l'action continue des intestins, et d'un autre côté il eût été également dangereux pour l'ensemble de l'économie de placer cette partie complétement sous l'empire de la volonté.

Les artères sont abondamment pourvues de nerfs, mais elles ne le sont pas toutes également. C'est principalement sur l'aorte que les branches nerveuses sont le plus considérables ; cette artère reçoit de nombreuses divisions du nerf grand sympathique. Les divisions de la carotide, la sous-clavière jusqu'à l'aisselle et les artères des viscères de l'abdomen, en sont aussi abondamment pourvues ; sur les autres artères, les nerfs sont moins nombreux et proviennent des branches les plus voisines. A la main, il existe un mode curieux de connexion entre quelques uns des nerfs digitaux et les artères collatérales des doigts.

Cette connexion s'observe ordinairement entre la branche du médian destinée à former le nerf digital du doigt médius et le rameau de l'artère cubitale destiné à l'annulaire, elle est si remarquable et si différente de celle des autres nerfs des extrémités, qu'on ne peut douter qu'elle ne soit destinée à quelque but spécial.

Les nerfs reçoivent le sang par les artères les plus voisines, conséquemment ceux qui parcourent un long trajet reçoivent de plusieurs artères différentes. Les troncs et les grosses branches ne semblent pas avoir besoin du contact des artères, sauf dans certains buts particuliers, comme lorsqu'il s'agit d'une partie dans laquelle le système nerveux doit entretenir une action continuelle de certains muscles, ou un degré plus élevé de perception dans quelques organes sentants; mais constamment au moment d'atteindre leur destination les nerfs sont accompagnés par des artères. Dans quelques parties il y a un entrelacement des ramifications artérielles et nerveuses les plus ténues, comme cela a lieu dans la terminaison des nerfs des doigts; dans d'autres, au contraire. il y a un simple rapprochement, comme on le voit à l'égard de la rétine membrane nerveuse et de la choroïde membrane vasculaire, ce qui prouve que les troncs nerveux n'ont besoin de l'accolement des nerfs qu'en approchant de leur terminaison. Le nerf phrénique n'est pas accompagné par une artère propre jusqu'à ce qu'il ait atteint le diaphragme; le tronc du nerf médian passe avec l'artère humérale le long du bras, et les branches qu'il fournit sont accompagnées par des artères correspondantes. A l'avant-bras, au contraire, il se continue seul; et de nouveau, lors de sa division dans la main, chaque branche se réunit à une artère digitale. Cette disposition se retrouvera fréquemment lorsqu'il s'agira de troncs et de branches considérables de nerfs et d'artères.

Quelquefois les veines sont entourées par des nerfs, mais jamais aussi étroitement que ne le sont les artères digitales; les veines sont peu abondamment pourvues de nerfs lorsqu'on les compare aux artères. Cependant on peut généralement suivre des filets sur leurs parois au pli du bras, et sur la veine saphène, surtout à la partie inférieure de la jambe; mais il est difficile de déterminer si les veines, à leur origine dans la peau, sont plus intimement unies avec les nerfs pour que ceux-ci président à la perspiration. Quoi qu'il en soit, il est toujours fort remarquable que des nerfs aussi considérables se portent sous la peau dans la direction des veines cutanées.

On a suivi un nerf se rendant du plexus aortique au canal thoracique; il est presque impossible de suivre des nerfs sur les vaisseaux lymphatiques; mais lorsque l'on considère les nombreuses ramifications de ces vaisseaux parmi les branches du grand sympathique, dans le tissu cellulaire de chaque côté de la colonne vertébrale, on ne peut élever de doutes sur la réalité des connexions qui existent entre ces deux ordres de parties.

Les nerfs que l'on a vus ordinairement se rendre aux ganglions lymphatiques, proviennent des nerfs vagues et du grand sympathique; mais il est fort probable que les autres ganglions reçoivent leurs filets des branches les plus voisines. Des filets du grand sympathique peuvent être suivis dans cette portion du péritoine qui forme le mésentère, de même que la plèvre reçoit des divisions du nerf vague.

On voit aussi se rendre au péricarde des filets du nerf vague, du phrénique et du grand sympathique; les glandes salivaires sont abondamment pourvues de nerfs ; la parotide reçoit des rameaux du facial et du temporal superficiel ; les glandes sous-maxillaires et sublinguales reçoivent des branches du nerf gustateur (lingual), et sur une préparation j'ai vu un rameau envoyé par la neuvième paire à la glande sublinguale. Des filets du plexus pharyngien, accompagnant les artères, sont aussi donnés à ces glandes.

On a vu souvent des filets nerveux pénétrer dans les dents et dans les os maxillaires, mais il est difficile de les suivre dans la substance des os des extrémités. Sur une section du tibia, dont la partie inférieure était malade, on voyait pénétrer dans l'os une branche considérable du nerf saphène qui était épaissi ; une branche provenant du tibial postérieur distribuait aussi de nombreux filets sur le péroné et sur le périoste de cet os.

On peut suivre des nerfs dans les tendons du dos de la main et des doigts, ces nerfs proviennent de la branche cutanée du radial et de la branche dorsale du cubital. Dans la région palmaire on trouve des filets provenant des nerfs digitaux, pénétrant dans les gaînes et entrant dans les tendons, entourés par des portions de la membrane synoviale, et formant ainsi des bandelettes ou replis qui existent à la surface des tendons. On trouve aussi dans diverses parties du corps de nombreuses branches se rendant aux aponévroses.

Les articulations sont plus abondamment pourvues de nerfs qu'on ne le croit ordinairement; la démonstration de ces nerfs est cependant accompagnée de difficultés; on parvient ordinairement à la rendre évidente en étudiant minutieusement les autres branches nerveuses.

Il n'est pas toujours possible de suivre les filets jusqu'à la membrane synoviale ; on cesse quelquefois de pouvoir les suivre au-delà des ligaments. Tous les nerfs articulaires ne suivent pas le même mode de distribution; quelques uns se terminent entièrement sur les ligaments et sur la membrane synoviale, d'autres fournissent en même temps à la peau environnante.

Les articulations peuvent être divisées en simples et en composées sous le rapport du mode de distribution des nerfs.

Simples, lorsqu'une branche se termine entièrement dans l'articulation, comme dans celles de la cuisse, de l'épaule et de la mâchoire.

Composées, lorsque la branche nerveuse distribue en même temps une partie de ses filets à la peau.

Si le nerf articulaire sort du milieu d'un muscle ou de quelque autre partie et qu'il ne donne ensuite aucun filet à la peau, c'est un nerf articulaire simple. Il serait néanmoins important de pouvoir décider si ce rapport du nerf avec le muscle peut, en cas de maladie, influer sur l'articulation d'une manière autre que lorsque le nerf a des connexions avec la peau.

L'articulation de l'épaule reçoit un filet du nerf circonflexe pour sa partie antérieure, et un filet du scapulaire supérieur pour sa partie postérieure. L'articulation de la cuisse reçoit à sa partie antérieure un filet des nerfs crural et obturateur; à sa partie postérieure un rameau qui vient du sciatique et donne des filets aux muscles carré et jumeaux. Les articulations qu'on peut, après celles-là, ranger parmi celles que j'appelle simples, sont celles du poignet et de la jambe avec le pied; celles-ci sont en grande partie recouvertes par les tendons, et ne sont que dans une petite étendue en rapport avec l'aponévrose et la peau. Le poignet, sur son côté antérieur et externe, reçoit des nerfs provenant d'une branche du radial; en avant et en dedans il reçoit la branche dorsale du cubital, au moment où elle vient de quitter le tronc de ce nerf; à sa partie postérieure il reçoit des filets du radial, de la branche dorsale du cubital et du ganglion dans lequel se termine la branche de continuation du radial; cette branche donne encore des filets aux articulations du carpe.

L'articulation tibio-astragalienne, dans sa partie antérieure et superficielle, reçoit diverses branches du nerf saphène, et de la branche dorsale du péronier; dans ses parties plus profondes, elle reçoit des filets de la branche profonde du tibial antérieur formant une expansion ganglionnaire ou membraneuse, et fournissant aussi aux articulations du tarse; de chaque côté et en arrière elle reçoit des branches du tibial postérieur et de la longue branche cutanée du péronier.

Les articulations qui viennent ensuite sont le genou et le coude.

La partie antérieure du genou reçoit des branches considérables du nerf saphène; l'une d'elles passant sur le côté externe de l'articulation, traverse fréquemment le sac synovial placé au devant de la rotule. Ces branches se distribuent principalement à la peau et aux ligaments. Une branche du péronier se dégageant du milieu de la partie la plus élevée du muscle jambier antérieur va gagner le ligament capsulaire; les nerfs de la partie postérieure de l'articulation sont placés profondément dans le jarret; ils proviennent de chaque côté du genou, du sciatique et du péronier, pour se terminer dans la membrane synoviale et les ligaments. Le coude reçoit à son côté interne un filet du nerf cubital, à son côté externe un filet du radial. La peau, l'aponévrose et le ligament de la partie postérieure reçoivent des filets provenant des nerfs cutanés internes et des branches cutanées du radial.

Les articulations les plus compliquées sont celles des doigts et des orteils; les surfaces palmaires et plantaires sont couvertes par des tendons, de manière qu'elles se trouvent dans les mêmes conditions que les parties postérieures du genou et du coude. Sur la face postérieure, les nerfs de la peau, de l'aponévrose, des tendons et des articulations, sont tellement unis ensemble, qu'il est raisonnable de supposer que dans certaines maladies chacun de ces éléments doit nécessairement participer de l'affection des autres.

Le ligament capsulaire de l'articulation de la mâchoire inférieure reçoit des filets provenant de l'un des nerfs temporaux, division du tronc maxillaire inférieur de la cinquième paire.

Les vertèbres et leurs ligaments reçoivent antérieurement leurs filets du grand sympathique; de cette manière ils contractent par leurs nerfs des rapports avec les viscères, de même que quelques autres articulations en contractent avec la peau; on peut donc agiter la question de savoir si la colonne vertébrale ne souffre point par l'effet des affections des viscères, de même que les articulations souffrent du froid et des maladies qui affectent la peau.

Quelques filets provenant des nerfs spinaux près de leur division en branches antérieure et postérieure, ont été suivis jusque dans les parties postérieures du rachis.

Lorsque la dissection du corps humain aura été poussée à un haut degré de perfection, il restera encore des parties assez peu connues pour exiger de nouvelles recherches; mais jusqu'où faut-il porter la dissection des tissus pour l'avantage de la science?

Il peut arriver que l'on détruise des filets anastomotiques, sans que cependant il reste aucune trace de cette division; et si l'on se hâte trop de tirer les conséquences de semblables dissections, il en résultera des opinions fort erronées. Pour obvier à une semblable source de confusion, il n'y a d'autre moyen que des recherches très consciencieuses et les secours que nous offre l'anatomie comparée. Des travaux étendus et attentifs dans ce champ de recherches, vaste et intéressant, devraient donc être encouragés par ceux qui sont placés à la tête de la profession médicale, et ceux qui étudient ne devraient être détournés ni dispensés de semblables devoirs par aucune considération tirée, soit de leur impossibilité, soit de leur inutilité; car la capacité humaine n'a pas encore été mesurée, et l'on n'a pas déterminé la limite des applications de la science.

De nombreuses raisons engagent à cultiver avec soin l'anatomie fine. Pour l'homme qui veut connaître à fond sa profession, ce doit être un sujet du plus grand intérêt et de la plus haute importance; et quand il n'y aurait que la satisfaction d'observer l'ordre, la beauté et la sagesse des ressorts qui servent d'instruments à l'intelligeuce humaine, ce seul motif serait assez puissant pour exciter le plus vif enthousiasme que l'homme puisse éprouver.

Je ne puis terminer ce travail sans exprimer ma reconnaissance au docteur Monro et à M. Fyfe, pour les leçons assidues de fine anatomie qu'ils m'ont données lorsque j'étais élève à l'université d'Edimbourg ; à sir Astley Cooper pour l'enseignement désintéressé qui m'a donné la première impulsion vers les recherches scientifiques, et qui encouragea ensuite les efforts qui m'ont conduit au rang honorable de professeur.

A M. Abernethy, pour la bienveillance libérale qu'il m'a témoignée lorsque je n'étais pour lui qu'un étranger ; enfin, à Sir Anthony Carlisle, pour le concours bienveillant que j'ai trouvé en lui dans l'exécution de cet ouvrage (1).

(1) Ce n'est, j'en ai la conviction, qu'en réunissant un grand nombre de dissections particulières que l'on peut arriver à donner un haut point de perfection et d'exactitude à la description des diverses portions du système nerveux ; c'est dans ce but que je consigne ici une description des nerfs laryngés ; quelles que soient les imperfections de détail qu'on puisse lui reprocher, elle concourra, je l'espère, à rendre plus complètes encore les données que la science possède sur le mode de distribution des nerfs du larynx. — Je ne l'ai pas insérée dans le chapitre du pneumo-gastrique, parce que j'avais encore à vérifier quelques points qui, vu la rapidité de l'impression, n'ont pu être examinés convenablement à l'époque où le chapitre du pneumo-gastrique était en voie d'impression.

NERFS DU LARYNX.

Rameau laryngé supérieur ou interne, formant sur les parties latérales de la muqueuse pharyngienne, au niveau de la hauteur de l'épiglotte, un petit plexus d'où émanent des filets ascendants qni viennent se porter vers l'os hyoïde et sur la face adhérente de l'épiglotte.

On trouve d'autres filets plus rapprochés de la direction horizontale, et dont les uns viennent pénétrer dans des trous de l'épiglotte pour s'épanouir à la face libre de ce cartilage, dont les autres se glissent au-dessous du bord adhérent de l'épiglotte pour se distribuer à la muqueuse.

Au-dessous des rameaux qui viennent d'être décrits, on en trouve d'autres un peu plus obliques en bas qui viennent s'engager entre le cartilage thyroïde et les fibres musculaires qui doublent la membrane muqueuse sur la partie latérale et supérieure du larynx. Ces fibres sont situées entre la muqueuse et le cartilage thyroïde, et semblent faire suite aux fibres du muscle aryténo-thyroïdien. Tous les filets nerveux dont nous avons parlé traversent les fibres musculaires et viennent tous se distribuer à la muqueuse des parties latérales du larynx.

Un filet considérable se rapprochant de la direction verticale, vient pénétrer dans le muscle aryténoïdien et lui distribue des filets; mais se borne-t-il à perforer ce muscle d'arrière en avant pour aller fournir des filets à la muqueuse? C'est ce qu'il est assez difficile de décider, et l'éparpillement du gros rameau du laryngé supérieur qui va perforer le muscle aryténoïdien est tel qu'on ne peut pas croire qu'il ne soit destiné qu'à la muqueuse.

Après le filet perforant du muscle aryténoïdien on voit un filet anastomotique se porter de haut en bas, donner des filets dans le muscle aryténoïdien, s'anastomoser avec une branche nerveuse qui s'engage sous le muscle crico-aryténoïdien postérieur. Plus en arrière encore, et sur le milieu du larynx, on trouve une autre branche verticale du laryngé supérieur, allant s'anastomoser avec une autre branche du laryngé inférieur ; elle est placée immédiatement sous la muqueuse qui tapisse les muscles du larynx.

Ainsi il existe entre les deux nerfs laryngés supérieur et inférieur une *anastomose sous-musculaire* et une *anastomose sous-muqueuse*.

Le rameau laryngé supérieur s'engage au-dessus du bord supérieur du constricteur inférieur, et ensuite il est recouvert par ce muscle.

Le rameau inférieur ou externe, restant à l'extérieur du constricteur inférieur, donne deux filets qui pénètrent dans ce muscle ; ensuite il vient se porter obliquement à la face externe du cartilage thyroïde vers la base de la petite corne, et fournit des filets qui se distribuent dans le muscle crico-thyroïdien.

Nerf récurrent. Un très beau rameau du nerf récurrent vient s'anastomoser avec le nerf grand sympathique vers la partie moyenne du col.

Des rameaux du récurrent vont se porter à l'œsophage, à la partie postérieure de la trachée et au pharynx; le rameau laryngé proprement dit passe sous le constricteur inférieur du pharynx, s'engage ensuite sous le crico-aryté-noïdien postérieur et se divise en deux branches : l'anastomotique sous-musculaire et la branche musculaire destinée au crico-aryténoïdien latéral et au thyro-aryténoïdien.

La branche anastomotique musculaire donne des filets qui pénètrent dans le muscle crico-aryténoïdien posté-rieur par sa face profonde ; l'autre branche, qui se porte à la partie externe, passe sur le ligament postérieur de l'articulation crico-thyroïdienne, et ensuite se porte obliquement entre le cartilage thyroïde et les muscles, se perd en totalité dans le crico-aryténoïdien latéral et le thyro-aryténoïdien. Ces filets marchent parallèlement au corps charnu du muscle. Ils sont placés dans son épaisseur.

FIN.

EXPLICATION DES PLANCHES.

Planche 1.

Dans la préparation représentée sur cette planche, les parties supérieure et latérale du crâne ont été enlevées; l'apophyse ptérygoïde a été aussi retranchée afin de mettre à découvert le ganglion sphéno-palatin; le canal carotidien et le conduit du nerf vidien ont été ouverts; les côtes ont été sciées à leur angle postérieur; les parties environnant le larynx et le pharynx ont été dérangées de leur situation pour qu'on puisse voir les nerfs dans tout leur trajet; le cœur a été placé de manière qu'on puisse voir les nerfs accompagnant l'artère coronaire antérieure : l'aorte a été soulevée et renversée à gauche pour montrer les nerfs qui passent derrière elle; le diaphragme a été grossièrement disséqué à la partie inférieure de la préparation.

a Aorte.
b Artère pulmonaire et sa branche droite.
c Tronc innominé.
d Artère carotide interne.
e Artère carotide externe.
f Artère thyroïdienne supérieure.
g Artère linguale.
h Artère maxillaire externe ou faciale.
j Artère occipitale.
k Artère sous-clavière.
l Artère vertébrale.
m Artère cervicale antérieure (cervicale ascendante).
n Artère cervicale postérieure (artère cervicale profonde).
o Artère thyroïdienne inférieure.
p Artère mammaire interne.
q Artère intercostale supérieure.
r Artère coronaire antérieure.
s Veines pulmonaires droites.
t Veine cave supérieure.
u Oreillette droite.
v Trachée-artère.
w Pharynx.

x OEsophage.
y Poumon droit.
z Poumon gauche.
A Muscle sterno-hyoïdien.
B Muscle omo-hyoïdien.
C Muscle sterno-thyroïdien.
D Muscle thyro-hyoïdien.
E Muscle long du cou.
F Muscle grand droit antérieur de la tête.
G Muscle scalène antérieur.
H Ventre supérieur (ou postérieur) du muscle digastrique.
1 Sixième paire de nerfs.
2 Ganglion sphéno-palatin.
3 Nerf vidien.
4 Deuxième tronc de la cinquième paire (ou maxillaire supérieur), divisé et renversé en arrière.
5 Troisième tronc de la cinquième paire (ou maxillaire inférieur), divisé et renversé en arrière.
6 Tronc droit du nerf vague (pneumo-gastrique droit).
7 Nerf laryngé supérieur.

18

8 Nerf récurrent.
9 Nerf glosso-pharyngien.
10 Nerf accessoire (ou spinal).
11 Neuvième paire.
12 Membrane nerveuse gangliforme formée par la branche descendante de la neuvième paire, et par une branche venant des première, deuxième et troisième paires cervicales.
13 Nerf phrénique.
14 Nerf récurrent gauche.
15 Nerf sous-occipital.
16 Premier nerf cervical.
17 Deuxième nerf cervical.
18 Troisième nerf cervical.
19 Quatrième nerf cervical.
20 Cinquième nerf cervical.
21 Sixième nerf cervical,
22 Septième nerf cervical.
23 Premier nerf dorsal.
24 Premier ganglion cervical du grand sympathique.
25 Deuxième ganglion cervical du grand sympathique.
26 Troisième ganglion cervical du grand sympathique.
27 Branche supérieure du nerf vidien.
28 Branche inférieure du nerf vidien.
29 Branche du ganglion sphéno-palatin joignant le grand sympathique dans le canal carotidien.
30 Deux branches du glosso-pharyngien s'anastomosant avec le plexus pharyngien.
31 Branche du nerf accessoire se jetant dans le plexus pharyngien.
32 Grosse branche du premier ganglion cervical se jetant dans le plexus pharyngien.
33 Portion du plexus pharyngien, ordinairement appelée nerf laryngé externe.
34 Anastomose entre le premier ganglion cervical, le nerf sous-occipital et la première paire cervicale.
35 Anastomose entre le premier ganglion cervical, la branche inférieure de ce ganglion, le premier et le second nerf cervicaux.
36 Branche du grand sympathique s'anastomosant avec le troisième nerf cervical et le plexus entourant les branches de l'artère sous-clavière.
37 Anastomose entre le nerf phrénique, le troisième ganglion cervical et le plexus entourant les branches de l'artère sous-clavière.
38 Branche du deuxième ganglion cervical accompagnant l'artère vertébrale; on peut voir sa continuation pl. III, 44.
39 Branches venant du second et du troisième ganglions cervicaux, formant un plexus autour de l'artère sous-clavière et de ses branches, et s'anastomosant avec les nerfs cardiaques et récurrent; elles peuvent être considérées comme formant une portion du plexus cardiaque latéral droit.
40 Branche du deuxième ganglion cervical s'anastomosant avec le quatrième nerf cervical, comme on peut le voir pl. III, 45.
41 Plexus ventriculaire.
42 Plexus auriculaire.
43 Plexus pulmonaire antérieur.
44 Branche du tronc droit de la paire vague (branche du pneumo-gastrique droit); on voit sa continuation pl. III, 66.
45 Branche formant une portion du plexus cardiaque latéral droit.
46 Branche du tronc droit de la paire vague (branche du pneumo-gastrique droit) formant une partie du plexus cardiaque latéral droit donnant un rameau au muscle sterno-hyoïdien, et ensuite passant sur l'artère sous-clavière pour se terminer dans le nerf pl. I, 48.
47 Branche formant une partie du plexus cardiaque latéral droit. Elle fournit un grand nombre de petits filets et s'anastomose avec les nerfs pl. I, 45 et 48, et le plexus entourant l'artère thyroïdienne inférieure.
48 Rameau venant de la branche inférieure du ganglion cervical supérieur, formant une partie du plexus cardiaque latéral droit, et se terminant surtout dans le plexus ventriculaire.
49 Rameau, continuation de pl. I, 61, pl. II, 53, et se divisant en filets qui vont en accompagnant l'artère coronaire antérieure aux ventricules du cœur.
50 Rameau, continuation de pl. II, 44.
51, 51, 51 Rameaux se continuant pl. II, 52, 52, 52, pour s'anastomoser sur l'aorte

avec un plexus dépendant du plexus ventriculaire.

5a Rameaux du récurrent gauche, se terminant dans le plexus auriculaire.

53 Continuation de pl. II, 45, se terminant dans le plexus ventriculaire.

54 Le même que pl. IV, 67, formant une partie des anastomoses entre les plexus ventriculaire, auriculaire, thoraciques droit et gauche, le nerf vague gauche et le récurrent.

55 Rameau du plexus ventriculaire naissant près de la branche 54, et se terminant dans le plexus auriculaire.

56 Rameau du plexus ventriculaire; il donne un filet au plexus auriculaire, passe ensuite derrière l'artère pulmonaire droite; envoie un filet à droite pour s'anastomoser avec un rameau du plexus pulmonaire antérieur, pl. I, 43, marche en avant et donne un filet à l'artère pulmonaire; à la partie inférieure de cette artère pulmonaire, il forme le nerf pl. II, 49.

57 Le même que pl. II, 59; il donne un filet à l'artère pulmonaire et se termine pl. II, 5o.

58 Deux rameaux, les mêmes que pl. II, 54, 54, et se terminant pl. II, 5o.

59 Rameau du récurrent allant à l'œsophage; c'est le même que pl. III, 65.

6o Filets du plexus auriculaire allant aux oreillettes.

61 Rameau venant de la terminaison de la branche pl. I, 48; il va au plexus ventriculaire; c'est le même que pl. II, 53, pl. I, 43.

Planche 2.

Cette planche a été dessinée sur le côté gauche du sujet, et le cœur a été placé de telle sorte qu'on puisse voir les nerfs accompagnant l'artère coronaire postérieure.

a Aorte.

b Artère pulmonaire et sa division gauche.

c Tronc innominé.

d Artère carotide interne.

e Artère carotide externe.

f Artère thyroïdienne supérieure.

g Artère linguale.

h Artère maxillaire externe.

j Artère occipitale.

k Artère sous-clavière.

l Artère vertébrale.

m Artère cervicale antérieure (ou ascendante).

n Artère cervicale postérieure (ou profonde).

o Artère thyroïdienne inférieure.

p Artère mammaire interne.

q Artère coronaire postérieure.

r Oreillette gauche.

s Veines pulmonaires gauches.

t Restes du canal artériel.

u Trachée.

v Pharynx.

w OEsophage.

x Poumon droit.

y Poumon gauche.

z Péricarde.

1 Ganglion sphéno-palatin.

2 Nerf vidien.

3 Deuxième tronc de la cinquième paire (nerf maxillaire supérieur).

4 Troisième tronc de la cinquième paire (nerf maxillaire inférieur) divisé et renversé en arrière.

5 Portion faciale de la septième paire (nerf facial).

6 Tronc gauche de la paire vague (nerf pneumogastrique gauche).

7 Nerf laryngé supérieur.

8 Nerf récurrent.

9 Nerf glosso-pharyngien.

10 Nerf accessoire.

11 Neuvième paire.

12 Membrane gangliforme, formée par la branche descendante de la neuvième paire, et par une branche venant des premier et deuxième nerfs cervicaux (première et deuxième paires cervicales).

13 Nerf phrénique.

14 Nerf sous-occipital.

15 Premier nerf cervical (première paire cervicale).

16 Second nerf cervical (seconde paire cervicale).

17 Troisième nerf cervical (troisième paire cervicale).

18 Quatrième nerf cervical (quatrième paire cervicale).

19 Cinquième nerf cervical (cinquième paire cervicale).

20 Sixième nerf cervical (sixième paire cervicale).

21 Septième nerf cervical (septième paire cervicale).

22 Premier ganglion cervical du nerf grand sympathique.

23 Deuxième ganglion cervical du nerf grand sympathique.

24 Troisième ganglion cervical du nerf grand sympathique.

25 Rameau du nerf facial fournissant des filets au ventre supérieur (ou postérieur) du muscle digastrique et au muscle stylo-hyoïdien, et envoyant un filet sur l'artère carotide externe pour s'anastomoser avec le plexus pharyngien.

26 Branche du nerf glosso-pharyngien se jetant dans le plexus pharyngien.

27 Rameau du glosso-pharyngien s'anastomosant
avec les branches du grand sympathique 29.
28 Branche du nerf accessoire se jetant dans le
plexus pharyngien.
29 Grosses branches nées de la partie supérieure
et interne du premier ganglion cervical du
grand sympathique, pour se jeter dans le
plexus pharyngien.
30 Portion du plexus pharyngien, ordinairement
appelée nerf laryngé externe.
31 Deux branches naissant du bord externe du
premier ganglion cervical pour s'anastomoser avec le premier nerf cervical.
32 Rameau de la branche inférieure du ganglion
cervical supérieur, s'anastomosant avec le
troisième nerf cervical (troisième paire cervicale).
33 Rameau de la branche inférieure du ganglion
cervical supérieur, passant entre les fibres
du muscle long du cou, pour donner un filet
anastomotique aux quatrième et cinquième
nerfs cervicaux (quatrième et cinquième
paires cervicales), et s'unir au plexus qui
entoure l'artère vertébrale.
34 Rameau de la branche inférieure du ganglion
cervical supérieur se divisant et envoyant un
filet en haut, accompagné par une branche
de l'artère thyroïdienne inférieure pour
s'enfoncer profondément entre les fibres du
muscle long du cou; l'autre filet se subdivise et s'anastomose avec un rameau de la
branche 37 et avec un de la branche 36.
35 Rameau naissant du deuxième ganglion cervical et du plexus qui entoure l'artère thyroïdienne inférieure puis allant s'unir au nerf
phrénique.
36 Branche formée par le plexus qui entoure l'artère thyroïdienne inférieure pour se distribuer surtout aux glandes absorbantes (ganglions lymphatiques) et au tissu cellulaire.
37 Branche qui naît du deuxième ganglion cervical et se divise en quatre rameaux, lesquels
traversent les fibres du muscle scalène antérieur, et s'anastomosent avec les quatrième
et cinquième nerfs cervicaux.
38 Gros rameau du troisième ganglion cervical
accompagnant l'artère vertébrale; on voit
sa continuation pl. IV, 43.

39 Branches allant du second au troisième ganglion cervical du grand sympathique.
40 Plexus ventriculaire.
41 Plexus pulmonaire antérieur gauche.
42 Nerf faisant partie du plexus cardiaque latéral gauche.
43 Branche du tronc gauche de la paire vague
(nerf pneumo-gastrique gauche), faisant partie du plexus cardiaque latéral gauche et se
terminant dans le plexus ventriculaire.
44 Rameau faisant partie du plexus cardiaque latéral gauche, se ramifiant principalement
sur l'artère pulmonaire et s'anastomosant
avec le plexus ventriculaire, le nerf récurrent, et des branches du plexus auriculaire,
se dégageant de dessous l'artère pulmonaire;
une partie de ce nerf est continuée pl. I, 50,
pour s'anastomoser avec des filets de la branche pl. I, 49.
45 Partie du plexus cardiaque latéral gauche.
Après s'être anastomosée avec les autres branches du plexus et après avoir donné un filet
à la partie postérieure de la crosse de l'aorte,
elle se termine dans le plexus ventriculaire,
pl. I, 53, pl. IV, 62.
46 Partie du plexus cardiaque latéral gauche; elle
se divise en deux rameaux qui passent derrière la crosse de l'aorte, et se terminent
dans pl. IV, 70. Anastomose entre les plexus
ventriculaire, auriculaire, thoraciques droit
et gauche, le tronc gauche de la paire vague
(nerf pneumo-gastrique gauche) et le nerf
récurrent.
47 Renflement gangliforme, le même que pl. IV,
64, recevant des rameaux du deuxième ganglion cervical, et faisant partie du plexus
cardiaque latéral gauche; il forme un grand
nombre d'anastomoses particulièrement indiquées à la page 13, et se termine dans
l'anastomose pl. IV, 70.
48 Renflement gangliforme faisant partie du plexus
cardiaque latéral gauche. Ses anastomoses
sont principalement indiquées à la page 14.
49 Grosse branche naissant du plexus ventriculaire, comme on peut le voir pl. I, 56. Elle
forme plusieurs anastomoses, et ensuite accompagne quelques unes des branches de

l'artère coronaire postérieure pour se terminer dans les ventricules du cœur.

5o Plexus formé de branches naissant du plexus ventriculaire, passant derrière l'artère pulmonaire pl. II, 54, 54, et accompagnant quelques unes des branches de l'artère coronaire postérieure pour se terminer dans les ventricules du cœur.

51 Branche du plexus auriculaire se terminant dans l'oreillette gauche.

52, 52, 52. Rameaux venant de l'autre côté de l'aorte, les mêmes que pl. I, 51, 51, 51, s'anastomosant surtout avec des rameaux de la branche nerveuse pl. I, 48, faisant partie du plexus cardiaque latéral droit.

53 Grosse branche du plexus ventriculaire, d'abord la même que pl. I, 61, et ensuite la même que pl. I, 49, accompagnant les branches de l'artère coronaire antérieure pour se terminer dans les ventricules du cœur.

54, 54. Rameaux naissant du plexus ventriculaire, les mêmes que pl. I, 58, et se terminant pl. II, 5o.

55 Rameau du plexus ventriculaire se terminant sur l'artère pulmonaire.

56 Branche du nerf récurrent, la même que pl. IV, 69, s'anastomosant avec pl. IV, 70, et avec le plexus auriculaire, donnant des filets à l'artère pulmonaire et ensuite rejoignant le nerf récurrent.

57 Rameau détaché de la branche, pl. IV, 66.

58 Rameau détaché aussi de la branche pl. IV, 66.

59 Le même que pl. I, 57, et se terminant dans pl. II, 5o.

6o Le même que pl. I, 61.

61 Grosse branche passant sur l'artère sous-clavière, et allant du second au troisième ganglion cervical; elle est la même que pl. IV, 95.

62 La même branche que pl. IV, 96; elle s'anastomose avec pl. IV, 95, et avec le troisième ganglion cervical.

63 Rameau venant de la branche pl. II, 48, et passant sous l'artère sous-clavière pour s'anastomoser avec pl. II, 47, pl. IV, 64; il est le même que pl. IV, 97.

64 Rameau venant de la branche pl. II, 48, et s'anastomosant avec pl. IV, 65; il est le même que le rameau pl. IV, 98.

Planche 3.

Cette planche représente les nerfs situés sur le côté droit du thorax ; l'artère vertébrale et les branches du grand sympathique qui l'accompagnent ont été mis à découvert ; le poumon droit a été renversé sur le côté gauche pour faire voir le plexus pulmonaire postérieur ; les divisions du nerf vague sur l'œsophage et la continuation du
nerf grand sympathique dans le thorax, ainsi que les connexions avec les nerfs dorsaux et les artères intercostales ; le diaphragme a été *plissé* afin de montrer la branche
du nerf phrénique qui le traverse pour s'anastomoser avec le plexus hépatique et
le ganglion semi-lunaire droit.

a Poumon droit renversé sur le côté gauche.
b Trachée et ses divisions dans le poumon droit.
c Artère pulmonaire.
d Veines pulmonaires.
e Aorte.
f Tronc innominé.
g Artère carotide primitive.
h Artère sous-clavière écartée de sa position ordinaire.
j Artère vertébrale.
k Artère intercostale supérieure.
l Deuxième artère intercostale.
m OEsophage.
n Diaphragme.
1 Prolongation du nerf grand sympathique
(branche inférieure du ganglion cervical supérieur).
2 Tronc du nerf vague.
3 Nerf récurrent.
4 Nerf phrénique ; la branche qui traverse le
diaphragme est représenté pl. V, 46.
5 Nerf sous-occipital.
6 Premier nerf cervical (première paire cervicale).
7 Seconde paire cervicale.
8 Troisième paire cervicale.
9 Quatrième paire cervicale.
10 Cinquieme paire cervicale.
11 Sixième paire cervicale.

12 Septième paire cervicale.
13 Première paire dorsale.
14 Deuxième nerf dorsal.
15 Troisième nerf dorsal.
16 Quatrième nerf dorsal.
17 Cinquième nerf dorsal.
18 Sixième nerf dorsal.
19 Septième nerf dorsal.
20 Huitième nerf dorsal.
21 Neuvième nerf dorsal.
22 Dixième nerf dorsal.
23 Onzième nerf dorsal.
24 Douzième nerf dorsal.
25 Premier ganglion cervical du nerf grand sympathique.
26 Deuxième ganglion cervical du grand sympathique.
27 Troisième ganglion cervical du grand sympathique.
28 Premier ganglion thoracique du grand sympathique.
29 Deuxième ganglion thoracique du grand sympathique.
30 Troisième ganglion thoracique du grand sympathique.
31 Quatrième ganglion thoracique du grand sympathique.
32 Cinquième ganglion thoracique du grand sympathique.

33 Sixième ganglion thoracique du grand sympathique.

34 Septième ganglion thoracique du grand sympathique.

35 Huitième ganglion thoracique du grand sympathique.

36 Neuvième ganglion thoracique du grand sympathique.

3₇ Dixième ganglion thoracique du grand sympathique.

38 Onzième ganglion thoracique du grand sympathique.

3₉ Anastomose entre le premier ganglion cervical
du grand sympathique et les premier et second nerfs cervicaux.

4₀, 4₁, 4₂, 43 Branches allant du grand sympathique aux nerfs cervicaux.

44 La même branche qui est représentée pl. I, 38 ;
elle monte avec l'artère vertébrale, s'anastomose avec la branche 46, envoyée en haut
par le troisième ganglion cervical, et forme
sur l'artère vertébrale un plexus , qui s'a-
nastomose avec les cinq premiers nerfs cervicaux et le nerf sous-occipital.

45 La même branche que pl. I, 4₀, envoyée au
quatrième nerf cervical par le second ganglion
cervical.

46 Rameau de la branche 4₇ s'anastomosant avec
le plexus qui entoure l'artère vertébrale.

4₇ Branche qui naît du troisième ganglion cervical, donne un rameau au sixième nerf cervical.

48 Deux branches du troisième ganglion cervical
allant aux sixième et septième nerfs cervicaux.

4₉ Branches allant du troisième ganglion cervical
au septième nerf cervical et au premier nerf
dorsal.

5₀ Branches du premier ganglion thoracique entourant l'artère intercostale supérieure, et se
terminant dans le premier nerf dorsal.

5₁ Branches allant du deuxième ganglion thoracique au deuxième nerf dorsal.

5₂ Branche fournie par le troisième ganglion thoracique et sa prolongation, et allant au troisième nerf dorsal.

53 Branches allant du quatrième ganglion thoracique au quatrième nerf dorsal.

54 Branche allant du quatrième ganglion thoracique au cinquième nerf dorsal.

55 Branches allant du cinquième ganglion thoracique au cinquième nerf dorsal.

56 Branches du sixième ganglion thoracique allant
au sixième nerf dorsal.

5₇ Branches allant du septième ganglion thoracique au septième nerf dorsal.

58 Branche du huitième ganglion thoracique allant
au huitième nerf dorsal.

5₉ Branche allant du neuvième ganglion thoracique au neuvième nerf dorsal.

6₀ Branches allant du dixième ganglion thoracique
au dixième nerf dorsal.

6₁ Branche naissant (par deux rameaux) de la
prolongation (ou branche inférieure) du
dixième ganglion thoracique au onzième
ganglion thoracique, et allant au onzième
nerf dorsal.

6₂ Branche allant du onzième ganglion thoracique
au douzième nerf dorsal.

63 Partie du plexus environnant l'artère sous-clavière et ses branches telles qu'elles sont décrites pl. I, 3₉.

64 Branches du plexus cardiaque latéral, pl. I, 48.

65 Rameau du récurrent allant à l'œsophage ; c'est
le même que celui représenté pl. I, 5₉.

66 La même branche que celle représentée pl. I,
44 ; elle s'anastomose avec les plexus pulmonaires antérieur et postérieur et le nerf vague
droit, donne des filets à l'œsophage, et se termine dans les divisions du nerf pneumo-gastrique droit qui passent sur l'œsophage.

6₇ Rameau qui naît du tronc droit de la paire
vague (nerf pneumo-gastrique droit) et se
termine dans le plexus pulmonaire antérieur,
pl. I, 43.

68 Branche formant une partie du plexus pulmonaire antérieur et s'anastomosant avec le
plexus thoracique droit, pl. III, 8₁.

6₉ Branches du tronc droit de la paire vague (nerf
pneumo-gastrique droit) formant le plexus
pulmonaire postérieur.

7₀ Branches du nerf pneumogastrique droit s'a-
nastomosant avec pl. IV, 8₀, et se terminant
sur l'œsophage.

7₁, 7₂, 7³ Branches du tronc droit de la paire
vague (branches du pneumo-gastrique droit)

passant derrière l'œsophage pour s'anastomoser avec pl. IV, 84, 85, 86, et former le cordon qui représente le pneumo-gastrique à son passage à travers le diaphragme.

74 Branche du pneumo-gastrique droit, unie aux rameaux pl. III, 75, pl. IV, 82, du pneumo-gastrique gauche, pour constituer le cordon que forme le pneumo-gastrique gauche à son passage à travers le diaphragme.

75 Branche provenant de la réunion des branches du pneumo-gastrique gauche, pl. IV, 81 et 82.

76, 77, 78, 79, 80. Partie principale du plexus thoracique droit formée par des branches du troisième ganglion cervical et des premier, deuxième, troisième et quatrième ganglions thoraciques, passant derrière l'œsophage pour devenir pl. IV, 72, 73, 74, 75, 76.

81 Branche provenant du plexus thoracique droit pour s'anastomoser avec les plexus pulmonaires droits antérieur et postérieur, et accompagner les divisions de l'artère bronchique.

82, 83, 84. Branches provenant des cinquième, septième et huitième ganglions thoraciques, pour former le grand nerf splanchnique.

85 Grand nerf splanchnique; sa continuation est représentée pl. V, 42.

86 Petit nerf splanchnique; il naît du dixième ganglion thoracique et de sa prolongation (ou branche inférieure), et se termine dans le plexus émulgent droit (plexus rénal droit), pl. V, 44.

87 Branche naissant du onzième ganglion thoracique et se terminant dans le plexus émulgent droit (plexus rénal), pl. V, 45.

88 Branches semblables à celles qui naissent du grand sympathique et des nerfs splanchniques, se distribuant sur l'aorte, les artères intercostales, le tissu cellulaire et les ligaments du rachis.

Planche 4.

Cette planche représente les nerfs du côté gauche du thorax; l'artère vertébrale a été mise plus à découvert que dans la planche III; le poumon a été renversé sur le côté droit dans le même dessein que sur la troisième planche; l'artère aorte a été divisée à sa crosse pour faire voir les terminaisons des nerfs cardiaques du côté gauche, et leur anastomose avec les plexus thoracique et pulmonaire postérieur gauche.

a Poumon gauche renversé du côté droit.
b Trachée et ses divisions dans le poumon gauche.
c Artère pulmonaire.
d Veines pulmonaires.
e Artère aorte divisée vers la terminaison de sa crosse.
f Artère carotide.
g Artère sous-clavière.
h Artère vertébrale.
j OEsophage.
k Diaphragme.
1 Tronc de la paire vague (nerf vague gauche).
2 Nerf récurrent.
3 Nerf phrénique.
4 Nerf sous-occipital.
5 Premier nerf cervical.
6 Deuxième nerf cervical.
7 Troisième nerf cervical.
8 Quatrième nerf cervical.
9 Cinquième nerf cervical.
10 Sixième nerf cervical.
11 Septième nerf cervical.
12 Premier nerf dorsal.
13 Deuxième nerf dorsal.
14 Troisième nerf dorsal.
15 Quatrième nerf dorsal.
16 Cinquième nerf dorsal.
17 Sixième nerf dorsal.
18 Septième nerf dorsal.
19 Huitième nerf dorsal.
20 Neuvième nerf dorsal.

21 Dixième nerf dorsal.
22 Onzième nerf dorsal.
23 Douzième nerf dorsal.
24 Premier ganglion cervical du grand sympathique.
25 Deuxième ganglion cervical du grand sympathique.
26 Troisième ganglion cervical du grand sympathique.
27 Premier ganglion thoracique du grand sympathique.
28 Deuxième ganglion thoracique du grand sympathique.
29 Troisième ganglion thoracique du grand sympathique.
30 Quatrième ganglion thoracique du grand sympathique.
31 Cinquième ganglion thoracique du grand sympathique.
32 Sixième ganglion thoracique du grand sympathique.
33 Septième ganglion thoracique du grand sympathique.
34 Huitième ganglion thoracique du grand sympathique.
35 Neuvième ganglion thoracique du grand sympathique.
36 Dixième ganglion thoracique du grand sympathique.
37 Onzième ganglion thoracique du grand sympathique.

38 Anastomoses entre le nerf sous-occipital, le nerf vague gauche, le premier ganglion cervical du grand sympathique et le premier nerf cervical.

39 Anastomose entre le premier nerf cervical, le premier ganglion cervical et le nerf sous-occipital.

40 Rameau de la branche pl. II, 34, venant de la branche inférieure du ganglion cervical supérieur; il s'anastomose avec un rameau de la branche pl. II, 37, pl. IV, 42.

41 Rameau de la branche inférieure du ganglion cervical supérieur, le même que pl. II, 33, se jetant dans le plexus situé sur l'artère vertébrale.

42 Branche qui naît du deuxième ganglion cervical; elle est la même que pl. II, 37; les fibres du scalène antérieur ont été enlevées pour montrer sa terminaison dans les quatrième et cinquième nerfs cervicaux.

43 La même branche que pl. II, 38; elle accompagne l'artère vertébrale et forme une anastomose étendue avec la branche pl. IV, 41, les six premiers nerfs cervicaux et le nerf sous-occipital.

44 Deux branches, les mêmes que pl. II, 39, allant du second au troisième ganglion cervical.

45 Branches allant du troisième ganglion cervical aux sixième et septième nerfs cervicaux.

46 Branche allant du troisième ganglion cervical au septième nerf cervical et au premier nerf dorsal.

47 Branches allant du premier ganglion thoracique au premier nerf dorsal.

48 Branches allant du deuxième ganglion thoracique au deuxième nerf dorsal.

49 Branche du troisième ganglion thoracique s'anastomosant avec le deuxième ganglion thoracique et le plexus thoracique gauche.

50 Deux branches allant du commencement du quatrième ganglion thoracique au troisième nerf dorsal.

51 Branche allant du quatrième ganglion thoracique au quatrième nerf dorsal.

52 Deux branches allant du cinquième ganglion thoracique au cinquième nerf dorsal.

53 Branches allant du sixième ganglion thoracique au sixième nerf dorsal.

54 Branches allant du septième ganglion thoracique au septième nerf dorsal.

55 Branches allant du huitième ganglion thoracique au huitième nerf dorsal.

56 Branches allant du neuvième ganglion thoracique au neuvième nerf dorsal.

57 Branche allant du dixième ganglion thoracique au dixième nerf dorsal.

58 Grosse branche allant du onzième ganglion thoracique au onzième nerf dorsal.

59 Branche allant du onzième ganglion thoracique au douzième nerf dorsal.

60 Branche se rendant du cordon de communication entre le douzième ganglion thoracique et le premier lombaire au douzième nerf dorsal.

61 Plexus ventriculaire, le même que pl. I, 41, et pl. II, 40

62 Le même rameau que pl. I, 53, et pl. II, 45.

63 Le même rameau que pl. II, 46.

64 Le même renflement gangliforme que pl. II, 47.

65 Rameau qui est la principale continuation de la branche pl. II, 47, et pl. IV, 64.

66 Rameau qui vient de pl. IV, 65; une partie de ce rameau, pl. II, 57, passe sur la partie antérieure de l'aorte, donne un filet au récurrent, et ensuite va au plexus pulmonaire postérieur; l'autre partie, pl. II, 58, se termine dans pl. IV, 70.

67 La même branche que pl. I, 54; elle se jette dans pl. IV, 70.

68 Rameau du nerf récurrent se terminant dans le plexus auriculaire, le même que pl. I, 52.

69 Rameau du nerf récurrent, le même que pl. II, 56; il envoie un filet en haut pour s'anastomoser pl. IV, 70, et un autre en bas pour donner des ramuscules à l'artère pulmonaire et au plexus auriculaire, ensuite il rejoint le récurrent.

70 Anastomose entre le nerf vague gauche, le récurrent et les plexus ventriculaire, auriculaire, thoraciques droit et gauche.

71 Branches formant le plexus pulmonaire postérieur gauche.

72, 73, 74, 75, 76 Les mêmes que pl. III, 76, 77, 78, 79, 80, s'anastomosant avec les plexus thoracique gauche, cardiaque latéral gauche, pulmonaire postérieur gauche et ventriculaire.

77, 78, 79 Plexus thoracique gauche formé par des branches du renflement gangliforme, pl. II, 47, pl. IV, 64, et des branches des premier, deuxième, troisième et quatrième ganglions thoraciques.

80 Branche qui naît du pneumo-gastrique gauche, donne des filets à l'aorte et à l'œsophage, et s'anastomose avec des filets du pneumo-gastrique droit, pl. III, 70.

81 Branche du tronc gauche de la paire vague (branche du nerf vague gauche) qui donne des filets à l'œsophage, et s'unit à une autre branche du même nerf, pl. IV, 82.

82 Branche du nerf vague gauche uni à la branche pl. IV, 81 ; elle passe sur l'œsophage et s'unit à une branche du nerf vague droit, pl. III, 74, pour former le cordon que présente le pneumo-gastrique à son passage à travers le diaphragme.

83 Branche du nerf vague gauche s'unissant à une branche du nerf vague droit, pl. III, 77, pl. IV, 84.

84, 85, 86 Branches qui sont la continuation du nerf vague droit, pl. III, 71, 72, 73, et forment le cordon du pneumo-gastrique.

87 Rameau naissant des cinquième et sixième ganglions thoraciques, pour s'unir avec le rameau pl. IV, 88, et se terminer dans le grand nerf splanchnique.

88 Rameau naissant du septième ganglion thoracique et s'unissant au rameau pl. IV, 87, pour se terminer dans le grand nerf splanchnique.

89 Rameau naissant du huitième ganglion thoracique; il reçoit un filet du neuvième ganglion thoracique et un autre du cordon de communication entre celui-ci et le dixième, et se termine dans le grand nerf splanchnique.

90 Rameau qui naît du cordon de communication entre les neuvième et dixième ganglions thoraciques immédiatement au-dessus de ce dernier; il s'unit au rameau pl. IV, 89, et se termine dans le grand nerf splanchnique.

91 Grand nerf splanchnique; on voit sa continuation pl. VI, 38.

92 Petit nerf splanchnique; on voit sa continuation pl. VI, 40.

93 Rameaux analogues aux précédents naissant des ganglions thoraciques, des cordons de communication entre ceux-ci, et des branches formant les nerfs splanchniques, et constituant un plexus qui se termine sur l'aorte, les artères intercostales, le tissu cellulaire et les ligaments de la colonne vertébrale.

94 Branche du nerf vague gauche, la même que pl. II, 43, se terminant dans le plexus ventriculaire.

95 Rameau allant du deuxième au troisième ganglion cervical, en passant sur l'artère sous-clavière; il est le même que pl. II, 61.

96 Rameau qui naît de l'élargissement gangliforme pl. II, 48; il est le même que pl. II, 68; il s'anastomose avec pl. IV, 95, et avec le troisième ganglion cervical.

97 Rameau qui naît du renflement gangliforme pl. II, 48, et passe sous l'artère sous-clavière pour s'anastomoser avec le renflement gangliforme pl. II, 47, pl. IV, 64; il est le même que pl. II, 63.

98 Rameau qui vient du renflement gangliforme pl. II, 48; il s'anastomose avec le rameau pl. IV, 65; il est le même que pl. II, 64.

<h1 style="text-align:center">Planche 5.</h1>

Cette planche représente les portions lombaire et sacrée du grand sympathique du côté droit, et leurs connexions avec les nerfs des viscères abdominaux. La plus grande partie des côtes, les os du bassin et les muscles abdominaux et psoas ont été enlevés ; le muscle diaphragme a été replié sur les extrémités coupées des côtes ; une portion du grand lobe du foie a été retranchée ; la grande courbure de l'estomac et le duodénum ont été renversés à gauche, pour faire voir la partie inférieure de l'artère hépatique, sa branche droite, la partie du plexus hépatique droit qui a des connexions avec celles-ci, et les nerfs qui accompagnent les artères du duodénum ; la branche gauche de l'artère hépatique est dans la même position que sur la pl. VII. En abaissant l'œsophage et en soulevant l'estomac, un grand nombre des anastomoses entre les rameaux du plexus hépatique droit et les rameaux du plexus hépatique gauche ont été exposées comme dans la pl. VII ; la portion droite du colon a été renversée à gauche, et le rectum et la vessie placés de manière qu'on puisse voir la portion sacrée du grand sympathique.

A Aorte.
B Artère diaphragmatique inférieure.
C Artère cœliaque (tronc cœliaque).
D Artère hépatique et ses branches droite et gauche.
E Artère splénique.
F Artère gastrique inférieure droite (artère gastro-épiploïque droite).
G Artère pylorique.
H Artère pancréatique.
J Artère mésentérique supérieure.
K Branche de l'artère mésentérique supérieure s'anastomosant avec une branche de l'artère gastro-épiploïque droite, et se distribuant au duodénum.
L Artères émulgentes (rénales).
M Artère spermatique.
N Artère mésentérique inférieure.
O Artère iliaque primitive droite.

P Artère iliaque primitive gauche.
Q Artère iliaque externe.
R Artère iliaque interne (ou hypogastrique).
S Artères lombaires.
T Artère iléo-lombaire.
U Artère honteuse interne.
a Lobe droit du foie.
b Lobe gauche du foie.
c Lobe de Spigel.
d Vésicule du fiel.
e Conduit cystique.
f Conduit hépatique.
g Conduit excréteur commun de la bile (ou conduit cholédoque).
h Estomac.
i Duodénum.
j Pancréas.
k Portion ascendante du colon (colon ascendant).
l Cœcum.

m Portion gauche du colon se terminant dans le rectum.

n Capsule surrénale.

o Rein droit.

p Uretère.

q Vessie.

r Glande prostate.

s Vésicules séminales.

t Canal déférent.

u Testicule.

v Diaphragme.

1 Nerf vague gauche ou antérieur.

2 Prolongation du grand sympathique.

3 Premier nerf lombaire.

4 Deuxième nerf lombaire.

5 Troisième nerf lombaire.

6 Quatrième nerf lombaire.

7 Cinquième nerf lombaire.

8 Premier nerf sacré.

9 Deuxième nerf sacré.

10 Troisième nerf sacré.

11 Quatrième nerf sacré.

12 Nerf crural antérieur.

13 Nerf obturateur.

14 Nerf sciatique.

15 Nerf fessier.

16 Nerf honteux interne.

17 Premier ganglion lombaire du grand sympathique.

18 Deuxième ganglion lombaire du grand sympathique.

19 Troisième ganglion lombaire du grand sympathique.

20 Quatrième ganglion lombaire du grand sympathique.

21 Premier ganglion sacré du grand sympathique.

22 Deuxième ganglion sacré du grand sympathique.

23 Troisième ganglion sacré du grand sympathique.

24 Quatrième ganglion sacré du grand sympathique.

25 Cinquième ganglion sacré du grand sympathique.

26 Rameau se rendant du grand sympathique au douzième nerf dorsal.

27 Rameau allant du premier ganglion lombaire au douzième nerf dorsal.

28 Rameau allant du premier ganglion lombaire au premier nerf lombaire.

29 Rameau allant du premier ganglion lombaire au deuxième nerf lombaire.

30 Branche du deuxième ganglion lombaire se divisant en deux rameaux, un de ceux-ci se subdivise avant de s'unir à la branche anastomotique située entre les premier et deuxième nerfs lombaires, et l'autre s'unit au deuxième nerf lombaire.

31 Rameau allant du deuxième ganglion lombaire au deuxième nerf lombaire.

32 Rameau anastomotique allant du deuxième ganglion lombaire au troisième nerf lombaire.

33 Rameau anastomotique entre le troisième ganglion lombaire et le quatrième nerf lombaire.

34 Rameau anastomotique entre le quatrième ganglion lombaire et le quatrième nerf lombaire; il s'anastomose avec un des filets d'un autre rameau anastomotique situé entre le même ganglion et le cinquième nerf lombaire, mais il est caché par l'artère iliaque primitive.

35 Rameau anastomotique entre le premier ganglion sacré et le cinquième nerf lombaire.

36 Rameau anastomotique entre le premier ganglion sacré et le premier nerf sacré.

37 Rameau anastomotique entre le deuxième ganglion sacré et le premier nerf sacré.

38 Rameau anastomotique entre le deuxième ganglion sacré et le deuxième nerf sacré.

39 Rameau anastomotique entre le troisième ganglion sacré et le deuxième nerf sacré.

40 Rameau anastomotique entre le quatrième ganglion sacré et le troisième nerf sacré.

41 Rameau anastomotique entre le cinquième ganglion sacré et le quatrième nerf sacré.

42 Grand nerf splanchnique.

43 Ganglion semi-lunaire.

44 Terminaison du petit nerf splanchnique.

45 Rameau anastomotique pl. III, 87, entre le onzième ganglion thoracique et le plexus émulgent (rénal).

46 Ganglion s'anastomosant avec le nerf phrénique, donnant des filets à la capsule surrénale et au diaphragme, et envoyant un ra-

meau pl. V, 53, pl. VII, 4, qui se jette dans le plexus hépatique gauche et donne des filets à la veine cave inférieure et aux parties environnantes.

47 Rameau anastomotique entre le nerf phrénique droit et le ganglion, pl. V, 46.

48 Branches formant la partie principale de l'origine du plexus hépatique droit représentées au côté droit de l'artère hépatique, mais s'anastomosant librement à leur origine avec le plexus cœliaque, pl. VII, 17, et dans leur trajet avec une partie du plexus hépatique droit, pl. VII, 19.

49 Rameaux du plexus hépatique droit vus à la partie postérieure de l'artère hépatique.

50 Rameaux déjà représentés pl. VII, 24, allant du plexus hépatique droit à la vésicule du fiel.

51 Rameaux du plexus hépatique droit, les mêmes que pl. VII, 23.

52 Rameaux du plexus hépatique droit, les mêmes que ceux provenant de pl. VII, 19, pour accompagner la branche gauche de l'artère hépatique.

53 Rameau allant du ganglion, pl. V, 46, à pl. VII, 4, pour se jeter dans le plexus hépatique gauche.

54 Rameau du plexus hépatique gauche, le même que pl. VII, 5.

55 Rameau du plexus hépatique gauche, le même que pl. VII, 6.

56 Rameau du plexus hépatique gauche, le même que pl. VII, 7.

57 Rameau du plexus hépatique gauche, le même que pl. VII, 8.

58 Rameau du plexus hépatique gauche, le même que pl. VII, 9.

59 Rameau du plexus hépatique gauche, le même que pl. VII, 10.

60 Réunion des rameaux, pl. VI, 63, 64; pl. VII, 11, 12, allant au plexus hépatique gauche.

61. Rameau du plexus hépatique droit accompagnant l'artère pylorique, et s'anastomosant avec ceux représentés pl. VII, 21.

62 Rameaux du plexus hépatique droit accompagnant l'artère gastro-épiploïque droite, et formant des anastomoses avec ceux représentés pl. VII, 20.

63 Rameaux passant sur la partie antérieure de l'artère splénique, et s'anastomosant avec ceux représentés pl. VII, 45.

64 Portion de l'espèce d'enveloppe membraneuse qui entoure le tronc cœliaque, et forme le plexus cœliaque.

65 Portion de l'enveloppe membraneuse qui entoure l'artère mésentérique supérieure, et forme l'origine du plexus mésentérique supérieur.

66 Rameaux du plexus mésentérique supérieur; on voit leur continuation pl. VIII, 4.

67 Rameaux du plexus hépatique droit accompagnant une branche de l'artère gastro-épiploïque droite, et s'anastomosant avec le rameau pl. V, 68, du plexus mésentérique supérieur sur une branche de l'artère mésentérique supérieure.

68 Rameau du plexus mésentérique supérieur, allant au duodénum pour s'anastomoser avec pl. V, 67.

69 Divisions de la partie droite du plexus aortique.

70 Anastomose entre les plexus aortique, émulgent droit et spermatique.

71 Rameau anastomotique entre le plexus hépatique droit, les nerfs des capsules surrénales, le ganglion semi-lunaire droit, et le plexus aortique.

72 Partie du plexus aortique, la même que pl. VII, 51, pl. VIII, 2; les rameaux qui en proviennent forment des anastomoses avec chaque plexus spermatique; et d'autres branches du plexus aortique, avec le plexus mésentérique inférieur; quelques uns d'eux se terminent sur le méso-colon.

73 Plexus mésentérique inférieur, le même que pl. VI, 54.

74 Portions du plexus mésentérique inférieur, les mêmes que pl. VI, 55, 55, s'anastomosant avec les plexus aortique et hypogastrique de chaque côté.

75 Rameaux du plexus mésentérique inférieur, vus surtout sur le côté droit de l'artère mésentérique inférieure.

76 Rameaux allant du ganglion semi-lunaire à la capsule surrénale.

77 Plexus émulgent droit (plexus rénal droit).

78 Plexus spermatique droit.

79 Plexus hypogastrique droit.

80 Plexus hypogastrique gauche.

81 Anastomoses entre le plexus hypogastrique droit et des branches des troisième et quatrième nerfs sacrés, allant se terminer sur le rectum, la vessie, l'uretère, les vésicules séminales, les canaux déférents et la prostate.

82 Rameaux du plexus hypogastrique droit accompagnant le canal déférent pour s'anastomoser avec le plexus spermatique.

83 Rameaux allant du plexus aortique à l'uretère.

84 Rameaux provenant de l'anastomose pl. V, 81, du plexus hypogastrique droit avec les troisième et quatrième nerfs sacrés, et allant à la vessie, au rectum, etc.

85 Rameaux du plexus hypogastrique droit; leur connexion avec ceux du pneumo-gastrique gauche est représentée pl. VI, 56.

86 Rameau allant du troisième nerf sacré au plexus, pl. V, 81.

87 Rameau allant du quatrième nerf sacré au plexus pl. V, 81.

88 Rameaux du premier ganglion sacré se rendant aux ligaments du sacrum.

89 Rameaux allant des second et troisième ganglions sacrés au plexus hypogastrique.

90 Rameau du quatrième ganglion sacré s'unissant à un rameau du troisième nerf sacré donné au plexus hypogastrique.

91 Rameau du quatrième ganglion sacré s'anastomosant avec le quatrième ganglion sacré du côté gauche.

92 Rameau du cinquième ganglion sacré s'anastomosant avec un rameau du cinquième ganglion sacré du côté gauche.

93 Branches du pneumo-gastrique gauche ou antérieur, les mêmes que pl. VII, 2, 3.

Planche 6.

Cette planche représente les portions lombaire et sacrée du grand sympathique du côté gauche, et leurs connexions avec les nerfs des viscères abdominaux. La plus grande partie des côtes, les os du bassin, et les muscles abdominaux et psoas ont été enlevés : le diaphragme a été replié sur les extrémités des côtes, le foie a été repoussé autant que possible sur le côté droit; la grosse extrémité de l'estomac a été renversée sur le côté droit pour mettre à découvert le tronc droit au postérieur de la paire vague (nerf pneumo-gastrique droit); la rate et la portion gauche du colon (colon descendant) ont aussi été renversés à droite; la vessie et le rectum ont été placés de manière qu'on puisse voir la portion sacrée du grand sympathique.

A Aorte.

B Artère diaphragmatique inférieure.

C Tronc cœliaque.

D Artère gastrique supérieure au coronaire stomachique.

E Artère hépatique.

F Artère splénique.

G Artère gastrique inférieure gauche (artère gastro-épiploïque gauche.

H Artère pancréatique.

J Artère mésentérique supérieure.

K Les deux premières branches de l'artère mésentérique supérieure, pl. VIII, BB.

L Branche de l'artère mésentérique supérieure allant au duodénum, la même que pl. V, K.

M Artère émulgente gauche (ou rénale gauche).

N Branche de l'artère émulgente gauche allant au mésocolon.

O Artère spermatique gauche.

P Artère mésentérique inférieure.

Q Branche ascendante de l'artère mésentérique inférieure (artère colique gauche supérieure).

R Branche colique gauche de l'artère mésentérique inférieure.

S Artère hémorroïdale interne (supérieure).

T Artère iliaque primitive droite.

U Artère iliaque primitive gauche.

W Artère iliaque externe.

X Artère iliaque interne.

Y Artères lombaires.

Z Artère iléo-lombaire.

a Lobe droit du foie.

b Lobe gauche du foie.

c Lobe de Spigel.

d Face postérieure de la rate.

e Face postérieure de l'estomac.

f Duodénum.

g Pancréas.

h Portion descendante du colon.

i Rectum.

j Capsule surrénale gauche.

k Rein.

l Uretère.

m Vessie.

n Glande prostate.

o Vésicules séminales.

p Canal déférent.

q Testicule.

r Diaphragme.

1 Tronc droit ou postérieur de la paire vague (nerf pneumo-gastrique droit).

2 Branche du premier nerf lombaire.

3 Deuxième nerf lombaire.

4 Troisième nerf lombaire.

5 Quatrième nerf lombaire.

6 Cinquième nerf lombaire.

7 Premier nerf sacré.
8 Deuxième nerf sacré.
9 Troisième nerf sacré.
10 Quatrième nerf sacré.
11 Cinquième nerf sacré.
12 Nerf crural antérieur.
13 Nerf obturateur.
14 Nerf sciatique.
15 Nerf fessier.
16 Nerf honteux interne.
17 Premier ganglion lombaire du grand sympathique.
18 Deuxième ganglion lombaire du grand sympathique.
19 Premier ganglion sacré du grand sympathique.
20 Deuxième ganglion sacré du grand sympathique.
21 Troisième ganglion sacré du grand sympathique.
22 Quatrième ganglion sacré du grand sympathique.
23 Cinquième ganglion sacré du grand sympathique.
24 Deux branches allant du premier ganglion lombaire du grand sympathique au douzième nerf dorsal.
25 Branche du premier ganglion lombaire se divisant et envoyant un rameau au premier nerf lombaire, et l'autre au second.
26 Rameau allant du premier ganglion lombaire au troisième nerf lombaire.
27 Rameau allant du cordon du grand sympathique au troisième nerf lombaire.
28 Rameau allant du deuxième ganglion lombaire au quatrième nerf lombaire.
29 Rameau allant du deuxième ganglion lombaire au cinquième nerf lombaire.
30 Rameau allant du premier ganglion sacré au cinquième nerf lombaire.
31 Rameau allant du premier ganglion sacré au premier nerf sacré.
32 Rameau allant du deuxième ganglion sacré au premier nerf sacré.
33 Rameau allant du deuxième ganglion sacré au deuxième nerf sacré.
34 Rameau allant du troisième ganglion sacré au deuxième nerf sacré.

35 Deux rameaux allant du quatrième ganglion sacré au troisième nerf sacré.
36 Rameau allant du cinquième ganglion sacré au quatrième nerf sacré.
37 Rameau allant du cordon du grand sympathique au cinquième nerf sacré.
38 Grand nerf splanchnique.
39 Ganglion semi-lunaire.
40 Petit nerf splanchnique.
41 Rameau du ganglion semi-lunaire; il donne des filets à la capsule surrénale, s'anastomose avec d'autres filets du ganglion semi-lunaire envoyés sur l'artère phrénique inférieure, pour s'anastomoser avec le nerf phrénique, et envoie deux rameaux qui croisent l'extrémité inférieure de l'œsophage ou cardia, pl. VI, 63, 64; pl. VII, 11, 12.
42 Rameau du nerf phrénique gauche donnant des filets au diaphragme, et s'anastomosant avec des filets du rameau pl. VI, 41, venant du ganglion semi-lunaire gauche.
43 Rameaux allant du ganglion semi-lunaire à la capsule surrénale.
44 Portion du plexus cœliaque s'anastomosant avec le nerf pneumo-gastrique droit et le ganglion semi-lunaire gauche.
45 Plexus naissant surtout du ganglion semi-lunaire gauche et allant à la rate; il envoie au pancréas quelques filets qui accompagnent l'artère pancréatique, et à la partie inférieure de la grosse tubérosité de l'estomac un filet qui accompagne l'artère gastro-épiploïque gauche.
46 Rameau du plexus situé sur l'artère splénique accompagnant l'artère gastro-épiploïque gauche jusqu'à l'estomac.
47 Rameaux du plexus situé sur l'artère splénique, accompagnant l'artère pancréatique.
48 Mêmes rameaux que pl. VIII, 6, naissant du plexus cœliaque vers l'origine des artères splénique et pancréatique pour s'anastomoser avec le plexus aortique.
49 Rameaux allant du ganglion semi-lunaire gauche au plexus aortique; les mêmes que pl. VIII, 1.
50 Mêmes rameaux que pl. VIII, 5, naissant plus particulièrement de cette partie du plexus cœliaque, pl VI, 44, dans laquelle le

pneumo-gastrique droit se termine et allant au plexus mésentérique supérieur.

51 Partie du plexus aortique, la même que pl. V, 72, pl. VIII, 2.

52 Partie du plexus aortique, la même que pl. VIII, 3.

53 Portion de la partie gauche du plexus aortique.

54 Plexus mésentérique inférieur accompagnant les branches de l'artère mésentérique inférieure, et s'anastomosant avec d'autres rameaux des plexus aortique et hypogastrique.

55 Portion du plexus mésentérique inférieur.

56 Rameaux des plexus mésentérique inférieur et hypogastrique allant au rectum; on voit leur connexion avec le plexus hypogastrique droit, pl. V, 85.

57 Plexus hypogastrique droit.

58 Plexus hypogastrique gauche.

59 Anastomose du plexus hypogastrique gauche avec des branches des troisième et quatrième nerfs sacrés fournissant des rameaux qui se terminent sur l'uretère, la vessie, les vésicules séminales, les canaux déférents, la prostate et le rectum.

60 Plexus émulgent gauche (plexus rénal gauche).

61 Plexus spermatique gauche.

62 Rameaux du plexus aortique allant à l'uretère.

63, 64 Rameaux de la branche du ganglion semi-lunaire gauche, pl. VI, 41, allant au plexus hépatique gauche; ce sont les mêmes que pl. VII, 11, 12.

65 Deux rameaux allant du premier ganglion lombaire au plexus aortique.

66 Rameaux du deuxième ganglion lombaire allant, par derrière l'artère iliaque primitive, au plexus aortique.

67 Rameau du deuxième ganglion lombaire allant à l'uretère.

68 Rameau du premier ganglion sacré allant au tissu cellulaire et aux ligaments du rachis.

69 Rameaux du deuxième ganglion sacré allant aux ligaments du sacrum.

70 Rameau venant du cordon de communication entre le deuxième et le troisième ganglions sacrés et allant aux ligaments du sacrum.

71 Rameau allant du troisième ganglion sacré au plexus hypogastrique.

72 Rameaux du troisième ganglion sacré allant aux ligaments du sacrum.

73 Rameaux du quatrième ganglion sacré; un d'entre eux se dirige transversalement et s'anastomose avec le quatrième ganglion sacré du côté droit, les autres se distribuent aux ligaments du sacrum.

74 Rameaux du cinquième ganglion sacré; l'un va transversalement au cinquième ganglion sacré du côté droit, l'autre se distribue aux ligaments du sacrum.

75 Rameau allant du cinquième ganglion sacré au plexus hypogastrique.

76 Ganglion s'anastomosant avec un plexus fourni par les quatrième, cinquième et sixième nerfs sacrés, et avec le plexus situé à la partie postérieure du sacrum et formé par les branches postérieures des nerfs sacrés.

77 Branche du troisième nerf sacré allant former en partie l'anastomose, pl. VI, 59, entre le plexus hypogastrique et les troisième et quatrième nerfs sacrés, pour se distribuer à la vessie, au rectum, etc.

78 Rameau du quatrième nerf sacré se rendant à l'anastomose, pl. VI, 59.

79 Rameaux du plexus hypogastrique se rendant a l'uretère.

80 Rameaux naissant de l'anastomose, pl. VI, 59, entre le plexus hypogastrique et les troisième et quatrième nerfs sacrés, pour aller à l'uretère, à la vessie, aux vésicules séminales, aux canaux déférents, à la prostate et au rectum.

81 Rameaux du plexus hypogastrique accompagnant les canaux déférents, et s'anastomosant avec le plexus spermatique.

82 Branche du pneumo-gastrique droit ou postérieur allant à la face postérieure de l'estomac.

83 Continuation du pneumo-gastrique droit ou postérieur, la même que pl. VII, 13, s'anastomosant avec cette partie du plexus cœliaque qui a des connexions avec le ganglion semi-lunaire gauche.

84 Branche du pneumo-gastrique droit ou postérieur; on voit sa terminaison pl. VII, 14.

85 Branche du pneumo-gastrique droit, la même que pl. VII, 15.

86 Rameaux de la terminaison, pl. VI, 83, du pneumo-gastrique droit allant au plexus cœliaque pour s'anastomoser avec les rameaux de pl. VII, 16 , sur l'artère gastrique supérieure ou coronaire stomachique.

87 Rameau du pneumo-gastrique droit allant au plexus splénique, le même que pl. VII, 26.

<h1 style="text-align:center">Planche 7.</h1>

A la partie supérieure de l'abdomen, on a enlevé une portion du sternum et les extrémités des côtes et l'on a relevé le diaphragme sur les parties divisées; le bord inférieur du foie a été soulevé pour mettre à découvert les branches du pneumogastrique gauche, le plexus hépatique gauche, et les portions des plexus cœliaque et hépatique droits situées à la partie antérieure des artères cœliaque et hépatique.

A Tronc cœliaque.

B Artère gastrique supérieure ou coronaire stomachique.

C Artère hépatique et ses branches droite et gauche.

D Artère gastrique inférieure droite (gastro-épiploïque droite).

E Artère pylorique.

F Artère splénique.

G Artère gastrique inférieure gauche (artère gastro-épiploïque gauche.

H Artère pancréatique.

a Lobe droit du foie.

b Lobe gauche du foie.

c Lobe de Spigel.

d Vésicule du fiel.

e Conduit cystique.

f Conduit hépatique.

g OEsophage.

h Estomac.

i Pylore.

j Duodénum.

k Pancréas.

l Colon.

1 Nerf pneumo-gastrique gauche ou antérieur; continuation de pl. III, 2.

2, 3 Rameaux du nerf vague gauche envoyant des filets à l'estomac et au plexus hépatique gauche, et d'autres sur l'artère gastrique supérieure, pour s'anastomoser avec des rameaux du plexus hépatique droit, pl. VII, 21, accompagnant l'artère pylorique.

4 Même rameau que pl. V, 53, provenant du ganglion pl. V, 46, formé par un rameau du nerf phrénique droit et par le ganglion semi-lunaire droit; il donne des filets à la surface de la veine cave inférieure et se termine dans le plexus hépatique gauche.

5, 6, 7, 8, 9, 10 Plexus hépatique gauche, formé par des branches du pneumo-gastrique gauche, s'anastomosant avec les rameaux pl. VII, 11, 12, avec le rameau pl. V, 53, pl. VII, 4, et le plexus hépatique droit; les rameaux qui composent ce plexus vont ensuite à la porte du foie (scissure transverse) pour accompagner les branches de l'artère hépatique et de la veine porte, et se ramifier sur elles dans la substance du foie.

11, 12 Les mêmes rameaux que pl. VI, 63, 64; ils naissent de la branche pl. VI, 41, du ganglion semi-lunaire gauche, et s'anastomosent avec le nerf phrénique gauche sur l'artère diaphragmatique inférieure gauche; ensuite ils croisent l'extrémité inférieure ou cardiaque de l'œsophage pour joindre le plexus hépatique gauche.

13 Continuation du nerf vague droit, la même que pl. VI, 83, passant derrière l'origine de l'artère gastrique supérieure, et se terminant dans le plexus cœliaque et le ganglion semi-lunaire gauche, pl. VI, 44.

14 Rameau du nerf vague droit, le même que pl. VI, 84, s'anastomosant avec des rameaux du nerf vague gauche sur l'artère gastrique

15 Autre rameau du nerf vague droit, le même que pl. VI, 85, se terminant sur l'estomac.

16 Rameaux accompagnant l'artère gastrique supérieure, et venant du plexus cœliaque pl. VII, 17; ils s'anastomosent avec les rameaux pl. VI, 86, de la terminaison du nerf vague droit dans le plexus cœliaque.

17 Partie du plexus cœliaque située sur l'artère cœliaque (tronc cœliaque), ayant l'apparence d'une expansion membraneuse, et naissant du ganglion semi-lunaire, et de la terminaison du nerf vague droit.

18 Rameaux donnés au pancréas par le plexus cœliaque.

19 Partie du plexus hépatique droit située sur la partie antérieure de l'artère hépatique, et ayant l'apparence d'une expansion membraneuse; elle naît surtout du ganglion semi-lunaire droit.

20 Rameaux du plexus hépatique droit, pl. VII, 19, et pl. VII, 22, allant à l'estomac en accompagnant l'artère gastro-épiploïque droite.

21 Rameaux du plexus hépatique droit, pl. VII, 19, s'anatomosant avec d'autres, pl. V, 61, et allant à l'estomac sur l'artère pylorique; ils s'anastomosent avec une partie du plexus hépatique droit, pl. VII, 22, avec la branche du nerf vague droit, pl. VII, 14, et une branche du nerf vague gauche, pl. VII, 2.

22 Portion du plexus hépatique droit envoyant des rameaux sur les branches de l'artère pylorique pour s'anastomoser avec d'autres rameaux du nerf vague gauche ou antérieur, pl. VII, 2, en envoyant quelques-uns en haut pour s'anastomoser avec le plexus hépatique gauche, et ensuite accompagnant la branche gauche de l'artère hépatique pour se terminer dans le foie.

23 Rameaux du plexus hépatique droit, les mêmes que pl. V, 51, accompagnant surtout la division droite de l'artère hépatique pour se terminer dans le foie.

24 Rameaux du plexus hépatique droit donnés à la vésicule biliaire; les mêmes que pl. V, 50.

25 Rameau du plexus qui accompagne l'artère splénique, allant à l'estomac avec l'artère gastro-épiploïque gauche.

26 Rameau du nerf pneumo-gastrique droit ou postérieur allant au plexus splénique, le même que pl. VI, 87.

Planche 8.

Cette planche représente les nerfs qui accompagnent l'artère mésentérique supérieure; l'arc du colon a été renversé en haut de manière à appuyer sur le bord inférieur du thorax.

A Artère mésentérique supérieure.

B Branches de l'artère mésentérique supérieure données aux intestins grêles.

C Artère iléo colique (artère colique droite inférieure).

D Artère colique droite (artère colique droite moyenne).

E Artère colique moyenne (artère colique droite supérieure).

F Branche ascendante de l'artère mésentérique inférieure (artère colique gauche supérieure).

a Duodénum.

b Jéjunum.

c Iléon.

d Cœcum.

e Colon (ascendant).

f Arc du colon renversé en haut.

g Pancréas.

1 , Mêmes rameaux que pl. VI, 49, 49, allant du ganglion semi-lunaire gauche à la portion du plexus aortique, pl. VIII, 2.

2 Portion du plexus aortique, la même que pl. V, 72, pl. VI, 51.

3 Portion du plexus aortique, la même que pl. VI, 52 ; elle s'anastomose avec les autres rameaux du plexus mésentérique supérieur; quelques uns de ses rameaux suivent l'artère colique moyenne (artère colique droite supérieure) jusqu'au colon, et s'anastomosent avec le rameau pl. VIII, 7, qui vient du plexus mésentérique inférieur le long de l'artère colique gauche supérieure ou ascendante; d'autres rameaux accompagnent l'artère colique droite (artère colique droite moyenne), et une partie de l'artère iléo-colique (artère colique droite inférieure).

4 Portion du plexus mésentérique supérieur, la même que pl. V, 66, naissant plus particulièrement du ganglion semi-lunaire droit, formant un plexus avec des rameaux du côté gauche, pl. VIII, 5, sur l'artère mésentérique supérieure , s'anastomosant avec d'autres rameaux de la portion du plexus aortique , pl. VIII, 3, et suivant les branches pl. VIII, B, B, de l'artère mésentérique supérieure et une partie de l'artère iléo-colique pl. VIII , C, pour aller aux intestins grêles.

5 Rameaux naissant surtout du côté gauche vers l'anastomose de la branche du pneumo-gastrique droit, pl. VI, 5o, avec le plexus cœliaque pour former avec, pl. VIII, 4, le plexus mésentérique supérieur, et s'anastomoser avec des rameaux des portions , pl. VIII , 2. 3, du plexus aortique.

6 Mêmes rameaux que pl. VI , 48 , naissant du plexus cœliaque vers l'origine des artères splénique et pancréatique; ils s'anastomosent avec le plexus aortique.

7 Rameau du plexus mésentérique inférieur, s'anastomosant avec un rameau du plexus aortique, pl. VIII, 3 , qui accompagne l'artère colique droite supérieure.

Planche 9.

FIGURE I.

Dans cette figure, le diaphragme a été détaché et renversé de côté, afin de faire voir la continuation du grand sympathique et les nerfs grand et petit splanchniques passant de la poitrine dans l'abdomen. La capsule surrénale a aussi été renversée sur le côté opposé pour qu'on voie mieux sa connexion avec le ganglion semi-lunaire.

A Aorte.

B Artère émulgente droite.

a Diaphragme.

b Extrémité coupée du foie.

c Capsule surrénale droite.

1 Nerf phrénique.

2 Ganglion formé par un rameau du nerf phrénique et par le ganglion semi-lunaire droit.

3 Grand nerf splanchnique.

4 Rameau allant du septième ganglion thoracique au grand nerf splanchnique.

5 Branche du huitième ganglion thoracique allant au grand nerf splanchnique.

6 Rameau allant du dixième ganglion thoracique au grand nerf splanchnique.

7, 7, 7 Filets des ganglions thoraciques et du grand nerf splanchnique allant au tissu cellulaire et à la surface de l'aorte.

8 Ganglion semi-lunaire droit.

9 Communication du ganglion semi-lunaire droit avec la capsule surrénale.

10 Petit nerf splanchnique allant au plexus émulgent (ou rénal).

11 Rameau allant du cordon du grand sympathique au plexus émulgent (ou rénal).

12 Plexus émulgent (plexus rénal).

13 Portion du plexus spermatique.

14 Plexus aortique.

15 Rameau allant du huitième ganglion thoracique au septième nerf dorsal.

16 Rameau allant du neuvième ganglion thoracique au huitième nerf dorsal.

17 Deux rameaux allant du dixième ganglion thoracique au neuvième nerf dorsal.

18 Deux rameaux allant du onzième ganglion thoracique au dixième nerf dorsal.

19 Rameaux allant du cordon du grand sympathique au onzième nerf dorsal.

20 Rameau se rendant du cordon du grand sympathique au douzième nerf dorsal.

21 Rameau se rendant du premier ganglion lombaire au douzième nerf dorsal.

22 Rameaux allant du premier ganglion lombaire au premier nerf lombaire.

23 Rameaux allant du deuxième ganglion lombaire au premier nerf lombaire.

24 Septième nerf dorsal.

25 Huitième nerf dorsal.

26 Neuvième nerf dorsal.

27 Dixième nerf dorsal.

28 Onzième nerf dorsal.

29 Douzième nerf dorsal.

30 Premier nerf lombaire.

31 Huitième ganglion thoracique du grand sympathique.

32 Neuvième ganglion thoracique du grand sympathique.

33 Dixième ganglion thoracique du grand sympathique.

34 Onzième ganglion thoracique du grand sympathique.

35 Premier ganglion lombaire du grand sympathique.

36 Deuxième ganglion lombaire du grand sympathique.

FIGURE II.

Cette figure a été faite surtout pour représenter
les ganglions semi-lunaires et leurs connexions avec les capsules surrénales.

A Aorte.
B Artère hépatique.
C Artère splénique.
D Artère mésentérique supérieure.
E Artère émulgente droite.
F Artère émulgente gauche.
a Diaphragme.
b Capsule surrénale.
c Reins.
1 Branche du nerf phrénique droit.
2 Ganglion formant l'anastomose entre le nerf
phrénique droit et le ganglion semi lunaire
droit.
3 Ganglion semi-lunaire.
4 Communication entre le ganglion semi-lunaire
et la capsule surrénale.
5 Plexus hépatique.
6 Plexus splénique.
7 Plexus mésentérique supérieur.
8 Plexus émulgent ou rénal.
9 Plexus spermatique.
10 Plexus aortique.
11 Premier ganglion lombaire du grand sympathique.
12 Deuxième ganglion lombaire du grand sympathique.
13 Troisième ganglion lombaire du grand sympathique.

———

FIGURE III.

Cette figure représente la prolongation du grand
sympathique et les nerfs grand et petit splanchniques traversant le diaphragme ; la connexion du ganglion semi-lunaire droit avec la
capsule surrénale ; l'anastomose entre le ganglion semi-lunaire droit, le nerf phrénique
droit et les rameaux que cette anastomose envoie à la veine cave inférieure et qui s'anastomosent avec le plexus hépatique droit ; le rein

droit disséqué de manière à faire voir les rameaux du plexus émulgent suivant les ramifications de l'artère émulgente.

A Aorte.
B Artère hépatique droite.
C Artère hépatique gauche.
D Artère phrénique inférieure.
E Artère mésentérique supérieure.
F Artère rénale divisée.
G Artère spermatique.
H Veine cave inférieure.
a Diaphragme.
b Portion du foie.
c Capsule surrénale.
d Rein.
1 Ganglion semi-lunaire.
2 Rameaux du plexus hépatique accompagnant
l'artère hépatique droite.
3 Rameaux du plexus hépatique droit accompagnant l'artère hépatique gauche.
4 Nerf phrénique.
5 Anastomose entre le nerf phrénique droit et le
ganglion semi-lunaire droit ; sur ce sujet,
cette anastomose a moins l'aspect d'un ganglion qu'à l'ordinaire.
6 Rameau de l'anastomose 5 allant à la surface
de la veine cave.
7 Rameau de l'anastomose 5 s'unissant au plexus
hépatique.
8 Communication entre le ganglion semi lunaire
et la capsule surrénale.
9 Grand nerf splanchnique.
10 Petit nerf splanchnique.
11 Cordon de communication entre le dernier
ganglion thoracique et le premier ganglion
lombaire du grand sympathique.
12, 12 Deux rameaux allant du premier ganglion
lombaire au douzième nerf dorsal.
13 Plexus émulgent ou rénal.
14 Plexus spermatique.
15 Premier ganglion lombaire.
16 Plexus mésentérique supérieur.
17 Plexus aortique.

———

FIGURE IV.

Cette figure représente la continuation du cordon du grand sympathique sur chaque côté du sacrum jusqu'à la terminaison du nerf.

a Cinquième vertèbre lombaire.

b Sacrum.

1 Cinquième nerf lombaire.

2 Premier nerf sacré.

3 Deuxième nerf sacré.

4 Troisième nerf sacré.

5 Quatrième nerf sacré.

6 Cinquième nerf sacré.

7 Prolongation du cordon du grand sympathique.

8 Anastomose entre le dernier ganglion lombaire et le cinquième nerf lombaire.

9 Rameau anastomotique entre le premier ganglion sacré et le cinquième nerf lombaire.

10 Rameau anastomotique entre le premier ganglion sacré et le premier nerf sacré.

11 Rameau anastomotique entre le deuxième ganglion sacré et le premier nerf sacré.

12 Rameau anastomotique entre le deuxième ganglion sacré et le deuxième nerf sacré.

13 Rameau anastomotique entre le troisième ganglion sacré et le deuxième nerf sacré.

14 Rameau anastomotique entre le quatrième ganglion sacré et le troisième nerf sacré.

15 Rameau anastomotique entre le cinquième ganglion sacré et les quatrième et cinquième nerfs sacrés.

16 Rameaux s'anastomosant avec le ganglion impair et les cinquième et sixième nerfs sacrés ; quelques uns d'entre eux traversent des canaux pratiqués dans les ligaments qui recouvrent le coccyx, s'anastomosent avec le plexus postérieur des nerfs sacrés, et donnent des filets aux ligaments et aux téguments vers l'extrémité du coccyx.

17 Premier ganglion sacré du grand sympathique.

18 Deuxième ganglion sacré du grand sympathique.

19 Troisième ganglion sacré du grand sympathique.

20 Quatrième ganglion sacré du grand sympathique.

21 Cinquième ganglion sacré du grand sympathique.

22 Ganglion impair ou terminal du grand sympathique.

Planche 10.

FIGURE I.

Après avoir enlevé les enveloppes du cerveau on a
conservé ce viscère dans l'alcool pendant plusieurs semaines avant de dessiner ses diverses
parties.

A Lobes antérieurs du cerveau.
B Lobes moyens du cerveau.
C Lobes postérieurs du cerveau.
D Scissure de Sylvius.
E Infundibulum.
F Tubercules mamillaires.
G Cuisses du cerveau (pédoncules cérébraux).
H Protubérance annulaire.
J Cervelet.
K Cuisses du cervelet (pédoncules cérébelleux
  moyens).
L Corps pyramidaux antérieurs (pyramides an-
  térieures).
M Corps olivaires.
N Commencement de la moelle épinière

1 Nerfs olfactifs, ou première paire : a, racine
  externe (ou longue); b, racine moyenne
  (ou grise); c, racine interne (ou courte).
2 Nerfs optiques, ou deuxième paire.
3 Nerfs moteurs oculaires communs, ou troisième paire.
4 Nerf moteur oculaire de l'oblique supérieur
  (ou pathétique), ou quatrième paire.
5 Portion antérieure (petite racine, racine non
  ganglionnaire) du nerf trijumeau ou cinquième paire.
6 Portion postérieure (grosse racine, racine
  ganglionnaire) du nerf trijumeau ou cinquième paire.
7 Nerf oculo-musculaire de l'abducteur (nerf
  moteur-oculaire externe) ou sixième paire.
8 Nerf propre de l'audition, ou portion molle
  de la septième paire (nerf auditif).
9 Nerf facial, ou portion dure de la septième
  paire.

10 Nerf vague, pneumo-gastrique, ou huitième
   paire.
11 Nerf glosso-pharyngien, ou accessoire de la
   huitième paire.
12 Myo-glosse, hypo-glosse ou neuvième paire.
13 Nerfs accessoires (de Willis).

FIGURE II.

Cette figure représente la connexion de la portion
antérieure (petite racine) de la cinquième
paire, avec la protubérance annulaire du côté
droit.

A Bandelette optique, nerf optique.
B Cuisse droite (pédoncule droit) du cerveau.
C Protubérance annulaire.
D Endroit d'où a été détaché le pédoncule du
  cervelet.
E Corps pyramidal antérieur (pyramide anté-
  rieure).
F Corps olivaire.
G Corps restiforme.

1 Nerf oculo-musculaire (moteur oculaire commun).
2 Nerf oculo-musculaire de l'oblique supérieur
  (nerf pathétique).
3 Portion antérieure (petite racine) de la cinquième paire, et sa connexion avec la protubérance annulaire.
4 Portion postérieure (grosse racine, racine ganglionnaire) de la cinquième paire; ainsi que
  la connexion de quelques unes de ses fibres
  avec la partie contiguë à celle qui donne
  naissance à la portion antérieure ou petite
  racine.
5 Nerf moteur oculaire externe.
6 Nerf auditif.

7 Tronc droit de la paire vague (nerf vague droit) et nerf glosso-pharyngien.

———

FIGURE III.

Cette figure représente les connexions du nerf olfactif avec le cerveau, et une partie de la cinquième paire; la plus grande partie de la protubérance annulaire et des pédoncules cérébelleux a été enlevée pour mettre à découvert la portion postérieure, grosse racine, racine ganglionnaire de la cinquième paire dans sa connexion avec le corps restiforme et le nerf auditif.

A Portion perforée par des vaisseaux sanguins.
B Bandelettes optiques.
C Tubercules mamillaires.
D Pédoncules cérébraux ou cuisses du cerveau.
E Protubérance annulaire en partie enlevée.
F Pyramides antérieures.
G Corps olivaires.
1 Nerfs olfactifs; *a*, racine externe (ou longue); *b*, racine moyenne (ou grise); *c*, racine interne (ou courte).
2 Portion postérieure grosse racine de la cinquième paire.
3 Nerf propre de l'audition, nerf auditif.
4 Nerf facial.

———

FIGURE IV.

Une partie de la protubérance annulaire et du pédoncule cérébelleux du côté gauche ont été enlevés pour faire voir la prolongation du tronc postérieur (grosse racine, racine ganglionnaire) de la cinquième paire jusqu'au corps restiforme, son anastomose avec le nerf auditif, et sa connexion avec la protubérance annulaire et le pédoncule cérébelleux.

A Bandelette optique.
B Pédoncule du cerveau.
C Protubérance annulaire.
D Corps restiforme.

E Corps olivaire.
F Pyramide antérieure.
1 Nerf moteur oculaire commun.
2 Nerf pathétique ou oculo-musculaire de l'oblique supérieur.
3 Portion postérieure (grosse racine, racine ganglionnaire) de la cinquième paire.
4 Nerf moteur oculaire externe.
5 Nerf auditif.
6 Nerf facial.
7 Nerf vague gauche et nerf glosso-pharyngien.

———

FIGURE V.

Cette figure représente l'origine du nerf oculo-musculaire de l'oblique supérieur (nerf pathétique) qui naît du *processus cerebelli ad testes* (pédoncule cérébelleux supérieur), près de la valvule de Vieussens; et l'origine du nerf auditif qui naît du quatrième ventricule.

A Couches optiques.
B Nates
C Testes } (Tubercules quadrijumeaux).
D Processus cerebelli ad testes (pédoncules supérieurs du cervelet).
E Cuisses du cervelet (pédoncules cérébelleux moyens) divisés.
F Corps olivaires.
G Corps restiformes.
H Corps pyramidaux (pyramides postérieures).
J Quatrième ventricule.
1 Nerfs pathétiques.
2 Nerfs auditifs.

———

FIGURE VI.

Cette figure représente une partie de la moelle allongée et de la moelle épinière; les filets qui composent chaque groupe de racines postérieures des nerfs spinaux ont été divisés pour mettre à découvert l'origine des nerfs accessoires (de Willis).

A Quatrième ventricule.
B Pyramides postérieures.
C Corps restiformes.
D Ligament dentelé.
 1 Nerfs glosso-pharyngiens.
 2 Paire vague (nerfs pneumo-gastriques).
 3 Nerfs accessoires (spinaux), leur connexion avec la moelle épinière et la moelle allongée, et les racines des premier, deuxième et troisième nerfs cervicaux.
 4 Groupes des racines postérieures des premier, deuxième et troisième nerfs cervicaux droits, divisés.
 5 Groupes de racines antérieures des nerfs cervicaux.
 6 Ganglions des nerfs sous-occipitaux et cervicaux.

FIGURE VII.

Après avoir divisé sur la ligne médiane la portion de la masse encéphalique représentée sur cette planche, les racines du nerf moteur oculaire commun gauche ont été suivies en enlevant avec soin un peu de substance cérébrale.

A Protubérance annulaire.
B Pédoncule gauche du cerveau.
C Nates } Tubercules quadrijumeaux.
D Testes }
 1 Nerf moteur oculaire commun, avec ses racines divergeant vers les éminences nates et testes.

FIGURE VIII.

Les portions des lobes antérieurs du cerveau et de la partie perforée située entre les bandelettes optiques et les racines des nerfs olfactifs, ont été enlevées; la surface de chaque bandelette optique a été enlevée ; le côté gauche de la protubérance annulaire a été en partie enlevé pour montrer la continuation de la portion postérieure (grosse racine) de la cinquième paire jusqu'au corps restiforme.

A Bandelettes optiques.
B Commissure optique (chiasma).
C Infundibulum.
D Tubercules mamillaires.
E Pédoncules du cerveau.
F Protubérance annulaire ayant une partie de son côté gauche enlevée.
G Pyramides antérieures.
H Corps olivaires.
J Corps restiformes.
 1 Nerf olfactif; a, racine externe; b, racine moyenne; c, racine interne.
 2 Nerf optique.
 3 Nerf moteur oculaire commun.
 4 Portion antérieure (petite racine) de la cinquième paire.
 5 Portion postérieure (grosse racine) de la cinquième paire.
 6 Nerf moteur oculaire externe.
 7 Nerf auditif.
 8 Nerf facial.
 9 Paire vague (nerfs pneumo-gastriques) et nerfs glosso-pharyngiens.

FIGURE IX.

Cette figure représente le tronc droit de la paire vague (nerf vague droit) et le nerf glosso-pharyngien naissant du corps restiforme.

A Protubérance annulaire.
B Corps olivaire.
C Corps restiforme.
 1 Nerf auditif.
 2 Nerf facial.
 3 Nerf glosso-pharyngien.
 4 Tronc droit de la paire vague (nerf pneumo-gastrique droit).

Planche 11.

FIGURE I.

Les parties supérieure et postérieure du crâne
ont été enlevées ; du côté droit, les nerfs ont
été mis à découvert jusqu'à leur sortie du
crâne ; mais du côté gauche ils ont été laissés
dans leur état naturel , avec les prolongements que leur fournit la dure-mère. Du
côté droit, le troisième tronc (nerf maxillaire
inférieur), ordinairement unique de la
cinquième paire , est divisé en deux parties ,
qui sortent du crâne chacune par un trou
distinct.

a Lame criblée de l'ethmoïde.
b Prolongements de la dure-mère , s'étendant de
la portion pétreuse du temporal aux apophyses clinoïdes du sphénoïde : ils ont été enlevés
du côté droit.
c Infundibulum.
d Artère carotide interne.
e Artère méningée moyenne.
f Portion du sinus latéral.
1 Bulbe ethmoïdal du nerf olfactif.
2 Nerfs optiques.
3 Nerfs moteurs oculaires communs ou troisième
paire.
4 Nerf oculo-musculaire de l'oblique supérieur
(nerf pathétique) ou quatrième paire.
5 Trijumeau ou cinquième paire.
6 Premier tronc (nerf ophthalmique) de la cinquième paire.
7 Deuxième tronc (nerf maxillaire supérieur) de
la cinquième paire.
8 Petite division du troisième tronc (nerf maxillaire inférieur) de la cinquième paire; sa
continuation est représentée fig. 5, et 24
figure 6, pl. XIV.
9 Grosse division du troisième tronc de la cinquième paire ; sa continuation est représentée
4 figure, pl. XIV, 5.
10 Nerfs moteurs externes, ou sixième paire.
11 Nerfs auditifs.
12 Nerf facial.
13 Nerfs glosso-pharyngiens.
14 Paire vague, ou huitième paire.
15 Nerfs accessoires.
16 Neuvième paire.

FIGURE II.

Les cornets et toutes les autres parties qui forment
la paroi externe des fosses nasales ont été
enlevés ; on voit un grand nombre de filets
du nerf olfactif se dirigeant en arrière, et
s'anastomosant avec des filets du ganglion
sphéno-palatin.

1 Rameaux du nerf olfactif.
2 Deuxième tronc de la cinquième paire.
3 Ganglion sphéno-palatin.

FIGURE III.

Cette figure a été dessinée sur une préparation
faite de la même manière que la précédente.

1 Rameaux du nerf olfactif.
2 Ganglion sphéno-palatin.

FIGURE IV.

Cette figure représente une préparation dans laquelle la cloison des fosses nasales a été
enlevée pour faire voir les rameaux du nerf
olfactif, à la surface adhérente de la muqueuse pituitaire.
1 Rameaux du nerf olfactif.
2 Rameau du ganglion sphéno-palatin traversant
le canal incisif.

FIGURE V.

Cette figure représente la rétine; elle a été dessinée sur un œil qui a été conservé dans l'alcool pendant quelque temps, avant que les membranes sclérotique et choroïdes ne fussent enlevées.

FIGURE VI.

Dans la préparation sur laquelle cette figure a été dessinée, la sclérotique a été enlevée dans la plus grande partie de son étendue pour mettre à découvert la continuation des nerfs ciliaires jusqu'au ligament ciliaire.

1 Troisième paire.
2 Rameau nasal du premier tronc (branche ophthalmique de Willis) de la cinquième paire, envoyant un filet au ganglion lenticulaire (ganglion ophthalmique), et envoyant aussi quelques rameaux ciliaires sur la choroïde.
3 Ganglion lenticulaire (ganglion ophthalmique) fournissant les nerfs ciliaires.

FIGURE VII.

Cette figure représente le nerf auditif, le nerf facial et la portion intermédiaire à ces deux nerfs.

1 Nerf auditif.
2 Portion du nerf auditif entrant dans le limaçon.
3 Portion du nerf auditif entrant dans le vestibule.
4 Portion moyenne entre les nerfs facial et auditif.
5 Nerf facial.

FIGURE VIII.

Cette figure représente les nerfs auditif et facial; la portion intermédiaire à ces deux nerfs est mise dans tout son jour, ainsi que les anastomoses.

1 Nerf auditif.
2 Portion du nerf auditif entrant dans le limaçon.
3 Portion du nerf auditif entrant dans le vestibule.
4 Portion intermédiaire aux nerf auditif et facial.
5 Nerf facial; on le voit se renfler immédiatement à l'endroit où il reçoit le rameau supérieur du nerf vidien.

FIGURE IX.

Cette figure a été dessinée sur une préparation dans laquelle le marteau a été enlevé, et la partie inférieure de la membrane du tympan conservée. Le muscle tenseur du tympan, ou interne du marteau, est représenté avec son tendon détaché du marteau, et avec un rameau considérable du nerf facial qui s'y termine. Le muscle de l'étrier est aussi détaché, et on voit un petit filet du facial qui s'y termine.

1 Nerf facial.
2 Rameau du nerf facial donné au muscle tenseur du tympan (muscle interne du marteau).
3 Filet du nerf facial donné au muscle de l'étrier.

Planche 12.

FIGURE I.

Cette figure représente la branche tympanique du nerf glosso-pharyngien; son rameau supérieur, en se rendant au point de jonction du rameau supérieur du nerf vidien avec le nerf facial, envoie en avant un filet qui se termine sous la dure-mère, son rameau inférieur traverse un canal osseux pour s'anastomoser avec le grand sympathique sur l'artère carotide interne.

a Artère carotide interne.
b Veine jugulaire interne.
c Face inférieure du rocher formant une des parois du tympan.
1 Tronc droit de la paire vague (nerf vague droit).
2 Nerf glosso-pharyngien.
3 Neuvième paire.
4 Nerf accessoire.
5 Nerf grand sympathique.
6 Nerf facial.
7 Rameau supérieur du nerf vidien.
8 Branche tympanique du nerf glosso-pharyngien.
9 Rameau du nerf tympanique allant au point de jonction avec le rameau supérieur du nerf vidien et le nerf facial.
10 Rameau du nerf tympanique, allant au plexus que le grand sympathique envoie sur l'artère carotide interne.

FIGURE II.

Après avoir fait une section perpendiculaire de la tête, l'os occipital a été enlevé, ainsi que la plus grande partie du temporal, du sphénoïde et de la portion orbitaire du frontal; la plus grande partie des muscles ptérygoïdiens a aussi été enlevée, et les attaches membraneuses de la langue détachées de la mâchoire inférieure. La figure présente la cinquième paire, mais plus

particulièrement son troisième tronc (nerf maxillaire inférieur), la portion postérieure (grosse racine, racine ganglionnaire) formant le ganglion de Gasser et la portion antérieure (petite racine) n'ayant que de très légères connexions avec ce ganglion ; le filet du nerf nasal de la branche ophthalmique de Willis se rendant à l'aile du nez, le ganglion sphéno-palatin lié au nerf maxillaire supérieur, et envoyant des rameaux en haut à la sixième paire ; les branches palatines (nerfs palatins) se dirigeant en bas et un rameau accompagnant l'artère maxillaire interne pour s'anastomoser sur celle-ci avec un rameau du nerf dentaire inférieur; enfin la branche temporale superficielle s'anastomosant aussi sur l'artère carotide externe avec le nerf facial, et les filets du grand sympathique qui forment le plexus pharyngien.

a Portion du muscle ptérygoïdien interne.
b Portion du muscle ptérygoïdien externe.
c Muscle temporal.
d Muscle mylo-hyoïdien.
e Muscle génio-glosse.
f Glande sous-maxillaire.
g Portion de la glande sublinguale.
h Artère carotide externe.
i Artère maxillaire interne.
1 Grosse racine, ou racine ganglionnaire de la cinquième paire se terminant dans le ganglion de Gasser.
2 Petite racine, ou racine non ganglionnaire de la cinquième paire donnant un filet à la branche temporale profonde, un à la branche du masséter et au nerf lingual, et ensuite se terminant dans le nerf buccal.
3 Nerf maxillaire inférieur.
4 Nerf lingual venant du nerf maxillaire inférieur.
5 Nerf dentaire inférieur venant du nerf maxillaire inférieur.

6 Branche du nerf dentaire inférieur qui va au muscle mylo-hyoïdien et à la portion maxillaire (ventre antérieur) du digastrique.

7 Branche temporale profonde allant du nerf maxillaire inférieur au muscle temporal.

8 Branche du nerf maxillaire inférieur allant au muscle masséter.

9 Branche temporale superficielle venant du nerf maxillaire inférieur et s'anastomosant avec le nerf facial.

10 Nerf buccal.

11 Nerf maxillaire supérieur.

12 Ganglion sphéno-palatin.

13 Branche ophthalmique de Willis.

14 Rameau nasal de la branche ophthalmique de Willis.

15 Nerf sus-orbitaire appartenant à la branche ophthalmique de Willis.

16 Nerf optique.

17 Troisième paire.

18 Sixième paire.

19 Branches du nerf facial.

20 Neuvième paire.

FIGURE III.

Après avoir fait une section perpendiculaire de la tête, la plus grande partie des os temporal, sphénoïde et palatin a été enlevée, et les attaches membraneuses de la langue détachées de la partie interne de la mâchoire inférieure; le muscle ptérygoïdien interne a été divisé. Cette figure représente les divisions de la cinquième paire, mais plus particulièrement les terminaisons des nerfs lingual et glosso-pharyngien. Elle représente les anastomoses du nerf lingual avec la neuvième paire, le trajet du nerf buccal jusqu'à la bouche et les branches qu'il donne au muscle ptérygoïdien externe, le nerf dentaire inférieur, et sa branche qui passe dans une gouttière superficielle pratiquée sur la face interne du maxillaire inférieur pour se terminer dans le ventre inférieur du digastrique et dans le muscle mylo-hyoïdien, la branche temporale profonde fournissant un rameau aux muscles masséter et temporal, et la branche temporale superficielle marchant en avant vers le condyle du maxillaire inférieur, et s'anastomosant avec des rameaux du nerf facial.

a Muscle temporal.

b Muscle ptérygoïdien interne divisé.

c Muscle ptérygoïdien externe divisé.

d Muscle stylo-pharyngien.

e Artère maxillaire interne.

1 Nerf optique.

2 Troisième paire.

3 Quatrième paire.

4 Cinquième paire se terminant dans le ganglion de Gasser.

5 Petite racine de la cinquième paire.

6 Premier tronc de la cinquième paire.

7 Deuxième tronc de la cinquième paire.

8 Troisième tronc de la cinquième paire.

9 Branche temporale profonde venant du nerf maxillaire inférieur et allant au muscle temporal.

10 Branche du nerf maxillaire inférieur allant au muscle masséter.

11 Nerf buccal venant du nerf maxillaire inférieur.

12 Branches du nerf maxillaire inférieur allant au muscle ptérygoïdien externe.

13 Branche temporale superficielle venant du nerf maxillaire inférieur.

14 Nerf lingual.

15 Branche du nerf lingual allant au muscle ptérygoïdien interne.

16 Nerf dentaire inférieur.

17 Branche du nerf dentaire inférieur allant au ventre inférieur du digastrique et au muscle mylo-hyoïdien.

18 Neuvième paire s'anastomosant avec le nerf lingual.

19 Rameaux du nerf glosso-pharyngien allant au muscle stylo-pharyngien.

20 Continuation du nerf glosso-pharyngien allant à la face dorsale ou supérieure de la langue, à l'amygdale et à la muqueuse près de l'épiglotte.

21 Corde du tympan.

22

FIGURE IV.

Après avoir fait ramollir l'os maxillaire inférieur dans une solution d'acide hydro-chlorique affaibli, le canal dentaire inférieur contenant le nerf dentaire inférieur a été ouvert, et la partie inférieure du maxillaire inférieur enlevée de manière à faire voir les nerfs allant aux dents et aux alvéoles.

1 Nerf dentaire inférieur donnant des filets aux dents molaires grosses et petites et aux alvéoles.

2 Branche envoyée en avant pour fournir à la dent canine, aux deux incisives et aux alvéoles.

3 Continuation du nerf sortant par le trou mentonnier.

———

FIGURE V.

Après avoir dégagé les parties molles qui entouraient le nerf maxillaire supérieur, toute la tête a été enlevée excepté la portion représentée dans cette figure. Cette portion a ensuite été mise dans l'acide muriatique affaibli, jusqu'à ce que l'os fût devenu assez mou pour pouvoir être coupé avec un scalpel, et après l'avoir lavée avec de l'eau, elle a été mise dans l'alcool. La figure représente le premier nerf dentaire donnant des filets aux gencives, et s'engageant, après avoir traversé les parois osseuses du sinus maxillaire dans un canal situé immédiatement au-dessus des racines des dents où il s'anastomose avec le deuxième nerf dentaire fourni par le nerf sous-orbitaire, au moment où celui-ci passe sous l'orbite. De cette anastomose part un beau plexus qui s'étale sur la face externe de la muqueuse du sinus, laquelle paraît à l'aide d'une loupe composée de filets nerveux. On voit le troisième nerf dentaire s'unir à l'anastomose des deux précédents et quitter le nerf sous-orbitaire immédiatement avant que celui-ci ne sorte du trou sous-orbitaire. Du nerf ainsi formé on peut voir partir des filets qui se rendent aux dents et aux alvéoles voisines.

1 Nerf maxillaire supérieur.

2 Premier nerf dentaire.

3 Deuxième nerf dentaire.

4 Troisième nerf dentaire.

———

FIGURE VI.

Après avoir enlevé la mâchoire inférieure et les parties supérieure et latérales de la tête, séparé l'occipital d'avec le sphénoïde, le globe de l'œil a été retranché vers l'endroit où le nerf optique l'atteint, afin de mettre en évidence le rameau nasal de la branche ophthalmique allant à l'angle interne de l'œil et le filet ethmoïdal qui se rend au nez en traversant d'abord un petit trou pratiqué dans l'orbite et ensuite un des trous de la lame criblée de l'ethmoïde; l'origine des nerfs dentaires supérieurs fournis par le nerf maxillaire supérieur est aussi représentée sur cette figure.

a Artère carotide interne.

b Corps pituitaire.

c Peau du front.

d Glande lacrymale.

1 Nerf optique.

2 Troisième paire.

3 Quatrième paire.

4 Sixième paire.

5 Portion du ganglion de Gasser.

6 Premier tronc de la cinquième paire (nerf ou branche ophthalmique de Willis).

7 Branche sous-orbitaire de la branche ophthalmique.

8 Rameau nasal de la branche ophthalmique.

9 Filet du rameau nasal traversant un conduit dans les cellules ethmoïdales pour entrer dans le nez par un trou de la lame criblée.

10 Filet du rameau ou nerf nasal se terminant au périoste et aux parties environnantes, à l'angle interne de l'œil, et s'anastomosant avec un petit filet du nerf sus-orbitaire.

11 Nerf lacrymal.

12 Ganglion ophthalmique et nerfs ciliaires.

13 Nerf maxillaire supérieur.

14 Premier nerf dentaire fourni par le nerf maxillaire supérieur donnant des filets aux gencives et à la muqueuse buccale et en-

suite s'engageant dans le canal situé au-dessus de l'arcade alvéolaire.

15 Rameau du nerf maxillaire supérieur allant aux gencives, etc.

16 Deuxième nerf dentaire du maxillaire supérieur.

17 Troisième nerf dentaire du nerf maxillaire inpérieur.

FIGURE VII.

Cette figure est prise sur le côté opposé de la préparation qui vient d'être décrite. Elle représente les nerfs de l'orbite et les nerfs dentaires supérieurs, disséqués plus loin en avant que sur le côté droit. On voit quelques filets allant au corps pituitaire et venant du plexus situé sur l'artère carotide interne.

1 Nerf optique.

2 Troisième paire.

3 Quatrième paire.

4 Sixième paire.

5 Ganglion de Gasser.

6 Branche ophthalmique.

7 Branche sus-orbitaire du premier tronc de la cinquième paire.

8 Nerf lacrymal.

9 Plexus situé sur l'artère carotide interne et donnant des filets au corps pituitaire.

10 Deuxième tronc de la cinquième paire.

11 Ganglion sphéno-palatin.

12 Nerf vidien.

13 Premier nerf dentaire fourni par le nerf maxillaire supérieur, donnant des filets aux gencives et à la muqueuse buccale, et ensuite allant dans le canal situé au-dessus des alvéoles.

14 Rameau du nerf maxillaire supérieur allant aux gencives, etc.

15 Deuxième nerf dentaire du maxillaire supérieur ; il se réunit au premier dans le canal situé au-dessus des alvéoles.

16 Troisième nerf dentaire du maxillaire supérieur ; il s'anastomose avec les précédents dans le canal situé au-dessus des alvéoles.

Planche 13.

Après avoir fait une section perpendiculaire et médiane de la tête et du cou, la portion la plus superficielle de la peau et du cuir chevelu a été enlevée, et les tissus cellulaire et graisseux détachés avec soin, de manière à découvrir les nombreuses branches du nerf facial, le nerf sus-orbitaire, le sous-orbitaire, la branche temporale superficielle, le nerf maxillaire inférieur, le buccal, le deuxième nerf cervical et les anastomoses qui existent entre tous ces nerfs, ainsi que la distribution de la branche occipitale du premier nerf cervical.

a Artère carotide primitive.
b Artère carotide externe.
c Artère faciale.
d Artère faciale transverse (transverse de la face).
e Artère temporale.
f Artère occipitale.
g Artères sus-orbitaires.
1 Tronc du nerf facial.
2 Division supérieure du nerf facial.
3 Branche temporale du nerf facial allant au muscle occipito-frontal.
4 Rameau du nerf facial allant aux muscles occipito-frontal et orbiculaire des paupières.
5 Rameau du nerf facial perforant l'aponévrose temporale pour s'anastomoser avec les branches temporale profonde et malaire.
6 Rameaux du nerf facial contournant l'artère temporale pour s'anastomoser avec la branche temporale superficielle du nerf maxillaire inférieur.
7 Rameau du nerf facial allant au muscle zygomatique et au tissu graisseux.
8 Branches du nerf facial envoyant des filets à la partie inférieure du muscle orbiculaire des paupières et aux paupières elles-mêmes, s'anastomosant avec une des branches du nerf sous-orbitaire, donnant des filets aux muscles élévateurs de l'angle des lèvres et de l'aile du nez, et envoyant un rameau à l'angle interne de l'œil pour distribuer des filets dans cette partie et s'anastomoser avec un filet du rameau nasal. Après s'être anastomosée avec le nerf buccal, la principale partie de ces branches s'unit à celle du nerf sous-orbitaire pour se terminer dans les muscles et à la peau du nez et de la lèvre supérieure.
9 Division inférieure du nerf facial.
10 Branche du nerf facial se terminant dans le tissu cellulaire sous-cutané et à la peau, après s'être anastomosée avec le buccal.
11 Branche du nerf facial s'anastomosant avec le nerf buccal et des rameaux du nerf maxillaire inférieur et se terminant dans les muscles de la lèvre inférieure.
12 Branches du nerf facial s'anastomosant avec les branches auriculaire postérieure et faciale du deuxième nerf cervical; se dirigeant ensuite vers l'angle de la mâchoire et donnant de nombreux filets à la glande parotide et à la peau, et après s'être anastomosés avec une branche du deuxième nerf cervical près de l'angle de la mâchoire, se terminant avec celle-ci dans le muscle peaucier et à la peau.
13 Nerf temporal superficiel venant du tronc maxillaire inférieur et se terminant à la peau de la tempe et de l'oreille.
14 Nerf sus-orbitaire envoyant des rameaux au muscle occipito-frontal et à la peau du front, s'anastomosant avec des filets du nerf facial, et envoyant des rameaux en arrière vers l'occiput, pour se terminer sur le péri-

crâne et s'anastomoser avec plusieurs filets du nerf occipital.

15 Nerf sous-orbitaire se divisant en branches,
dont quelques unes s'anastomosent avec deux
grosses branches de la division supérieure
du nerf facial et vont se terminer à la peau
du nez, aux muscles et à la peau de la lèvre
supérieure.

16 Nerf buccal venant du nerf maxillaire inférieur se divisant et s'anastomosant avec des
rameaux du nerf facial et se terminant dans
le muscle buccinateur, les glandules buccales
et la muqueuse buccale.

17 Nerf maxillaire inférieur se divisant en branches, s'anastomosant avec des rameaux du
nerf facial et se terminant dans les muscles
et à la peau de la lèvre inférieure.

18 Branche du deuxième nerf cervical s'anastomosant avec une branche du facial et se
terminant à la peau de la partie postérieure de l'oreille et à la partie latérale de
la face.

19 Branche du deuxième nerf cervical s'anastomosant avec des branches du nerf facial et
se terminant dans le muscle peaucier et à la
peau vers l'angle de la mâchoire.

20 Branche du deuxième nerf cervical se terminant au cuir chevelu au niveau de l'occiput.

21 Nerf occipital qui est la continuation du tronc
postérieur du premier nerf cervical, donnant des filets au muscle occipito-frontal,
se terminant dans le cuir chevelu des parties
latérale et postérieure de la tête, et envoyant
quelques uns de ses rameaux s'anastomoser
avec ceux du nerf sus-orbitaire.

22 Branche allant du deuxième nerf cervical au
troisième.

Planche 14.

FIGURE I.

Cette figure représente les anastomoses existant entre les filets des nerfs nasal et facial à l'angle interne de l'œil ; le filet ethmoïdal du rameau nasal après qu'il a traversé les cellules ethmoïdales, se divisant et donnant un filet à la membrane de Schneider sur la cloison, et en donnant un autre sur la face postérieure de l'os propre du nez, puis entre celui-ci et le cartilage pour s'anastomoser avec un rameau du nerf sous-orbitaire près de l'aile du nez. Elle représente aussi l'anastomose de la branche temporale superficielle du nerf maxillaire inférieur avec le nerf facial, et les filets qu'elle envoie à l'oreille.

1 Nerf facial.
2 Nerf sus-orbitaire.
3 Nerf sous-orbitaire.
4 Nerf buccal.
5 Nerf maxillaire inférieur.
6 Rameau du nerf sus-orbitaire s'anastomosant avec un rameau du nerf nasal sortant de l'orbite à l'angle interne de l'œil.
7 Rameau du nerf nasal s'anastomosant avec un rameau du nerf sus-orbitaire ainsi qu'avec un rameau du facial.
8 Branche du nerf sous-orbitaire s'anastomosant avec un filet du nerf nasal qui s'est dirigé de haut en bas sur la face postérieure de l'os propre du nez.
9 Nerf temporal superficiel fourni par le nerf maxillaire inférieur, s'anastomosant avec le nerf facial, envoyant un filet à l'oreille, et ensuite se terminant à la tempe.

FIGURE II.

On a fait une section perpendiculaire de la tête ; le cuir chevelu et la peau ainsi que le muscle occipito-frontal et ceux de la face ont ensuite été presque entièrement détachés de leurs points d'insertion. Les os ont été brisés et la plupart des morceaux enlevés avec soin ; la partie latérale de l'os maxillaire inférieur a été enlevée après une section préalable de celui-ci, près du trou mentonnier ; la dissection des nerfs a ensuite été faite sur la face interne de la peau pour montrer les branches du nerf facial allant à la peau et au tissu cellulaire.

a Membrane muqueuse buccale.
b Ventre supérieur du digastrique.
c Portion divisée de l'os maxillaire inférieur disposée de manière à faire voir le nerf maxillaire inférieur à sa sortie du trou mentonnier.
1 Nerf facial.
2 Nerf sous-orbitaire.
3 Nerf maxillaire inférieur.
4 Nerf buccal.
5 Nerf temporal superficiel.
6 Filets du nerf temporal superficiel allant aux ligaments de l'articulation temporo-maxillaire.
7 Nerf maxillaire inférieur.
8 Branche digastrique du nerf facial.
9 Branche du deuxième nerf cervical.

FIGURE III.

Cette figure représente la corde du tympan unie au nerf lingual par son extrémité antérieure et au facial par son extrémité postérieure près du trou stylo-mastoïdien, et des petits filets allant de la corde du tympan aux muscles tenseur et laxateur du tympan.

a Marteau.
b Enclume.
c Muscle tenseur du tympan.
d Muscle laxateur du tympan.
e Membrane du tympan.

1 Troisième tronc de la cinquième paire (nerf
maxillaire inférieur).
2 Nerf dentaire inférieur avant son entrée dans
l'os maxillaire inférieur.
3 Nerf lingual.
4 Corde du tympan.
5 Nerf facial.

FIGURE IV.

Cette figure représente toutes les branches du
nerf moteur oculaire commun, excepté celle
qui va au ganglion lenticulaire (ganglion
ophthalmique).

a Muscle élévateur de l'œil (droit supérieur).
b Muscle élévateur de la paupière supérieure.
c Muscle adducteur de l'œil (droit interne).
d Muscle abaisseur de l'œil (droit inférieur).
e Muscle abducteur de l'œil (droit externe).
f Muscle oblique inférieur.
1 Nerf optique divisé.
2 Rameau du nerf moteur-oculaire commun
donné aux muscles élévateurs de l'œil et de
la paupière supérieure.
3 Portion principale du nerf moteur oculaire
commun donnée aux muscles adducteur,
abaisseur et oblique inférieur de l'œil.

FIGURE V.

Cette figure représente la continuation des quatre
troncs de la cinquième paire sur le côté droit
représentés pl. XI, fig. 1.

a Col du condyle du maxillaire inférieur.
b Muscle temporal.
c Portion du muscle masséter.
d Muscle ptérygoïdien externe.
e Portion du muscle ptérygoïdien interne.
1 Cinquième paire.
2 Premier tronc de la cinquième paire.
3 Deuxième tronc de la cinquième paire.
4 Troisième tronc de la cinquième paire.
5 Quatrième tronc naissant du ganglion de Gasser près de l'origine du deuxième tronc; il
s'anastomose avec le nerf buccal; il reçoit
des filets de la racine antérieure (petite ra-

cine) de la cinquième paire, et donne des
rameaux aux muscles ptérygoïdiens.
6 Rameau allant de la racine antérieure ou non
ganglionnaire de la cinquième paire au
quatrième tronc.
7 Branche temporale profonde du troisième
tronc de la cinquième paire allant au muscle
temporal.
8 Branche du troisième tronc de la cinquième
paire donnant un filet au muscle temporal
et ensuite allant se terminer au muscle masséter.
9 Branche du troisième tronc de la cinquième
paire formant les nerfs lingual et dentaire
inférieur.

FIGURE VI.

Cette figure a été dessinée sur la même préparation
que la précédente, mais la cinquième paire
est disposée de manière à faire voir plus particulièrement la connexion du troisième
tronc avec la racine antérieure de cette cinquième paire.

1 Cinquième paire.
2 Origine du troisième tronc.
3 Portion de la racine antérieure ou non ganglionnaire de la cinquième paire allant joindre le troisième tronc.

FIGURE VII.

Cette figure représente l'anastomose entre une
branche du nerf sous-orbitaire et une branche
du nerf (rameau) nasal près de l'aile du nez.
1 Nerf sous-orbitaire.
2 Continuation du filet ethmoïdal du rameau
ou nerf nasal représenté pl. II, fig. 8, allant
s'anastomoser avec une branche du nerf sous-
orbitaire.

FIGURE VIII.

Cette figure a été prise de l'autre côté de la même
préparation que la figure VII. Elle représente
le ganglion sphéno-palatin avec son moyen d'u-
nion au nerf maxillaire supérieur; une branche

allant de ce ganglion à la surface adhérente de la membrane de Schneider qui tapisse la cloison et ensuite passant à travers le canal incisif pour s'anastomoser avec un filet du nerf palatin près de la racine de la dent incisive interne ou antérieure. On voit d'autres branches se terminer sur la portion de membrane de Schneider qui recouvre les cornets, et quelques unes traverser des canaux pratiqués dans l'articulation de l'os palatin avec l'apophyse ptérygoïde pour aller au voile du palais; la principale traverse le canal palatin postérieur pour se terminer à la voûte palatine.

a Portion de la membrane de Schneider qui recouvre la cloison.

b Portion de la membrane de Schneider qui tapisse les cornets.

c Portion du voile du palais.

1 Une des divisions du rameau nasal de la branche ophthalmique passant sur la portion de membrane de Schneider qui tapisse la cloison.

2 L'autre division du rameau nasal passant sur la face postérieure de l'os propre du nez pour aller vers l'aile du nez s'anastomoser avec la branche 2, fig. 7, du nerf sous-orbitaire.

3 Deuxième tronc de la cinquième paire (nerf maxillaire supérieur).

4 Ganglion sphéno-palatin.

5 Branche du ganglion sphéno-palatin envoyant des filets au périoste de la partie postérieure de l'orbite, à la membrane de Schneider sur les cornets, sur la cloison, et un rameau principal de haut en bas sur cette cloison. Ce rameau traverse le canal incisif pour aller à la voûte palatine, s'anastomoser avec un rameau du nerf palatin près de la dent incisive interne ou antérieure.

6 Filets des nerfs palatins allant à la portion de membrane de Schneider qui recouvre les cornets et les autres parties de la paroi externe des fosses nasales.

7 Branche palatine allant au voile du palais.

8 Nerf palatin principal traversant le canal palatin (postérieur) pour se diviser en branches qui se terminent dans la voûte palatine et envoient un rameau en avant, s'anastomoser près de la dent incisive interne, avec celui qui traverse le canal incisif.

Planche 15.

FIGURE I.

Cette figure a été dessinée sur le côté interne ou médian d'une préparation faite sur une coupe perpendiculaire de la tête et du col. Le pharynx a été attiré vers le menton pour mettre les nerfs à découvert. On voit l'origine du nerf glosso-pharyngien se terminer dans un ganglion et envoyer un rameau à la partie supérieure du premier ganglion cervical du grand sympathique. On voit des branches du nerf vague gauche, de l'accessoire ou spinal, de la neuvième paire et du grand sympathique s'anastomoser et former le plexus pharyngien. A la partie postérieure, des rameaux du grand sympathique peuvent être suivis jusqu'à un amas de ganglions lymphatiques et de tissu cellulaire.

a Artère carotide primitive.
b Artère carotide interne.
c Artère carotide externe.
d Artère thyroïdienne supérieure.
e Tronc commun aux artères linguale et faciale.
f Artère pharyngienne.
g Artère occipitale.
1 Nerf auditif.
2 Nerf facial.
3 Nerf vague gauche.
4 Nerf glosso-pharyngien.
5 Neuvième paire.
6 Nerf accessoire ou spinal.
7 Branche du nerf spinal qui s'est d'abord accolée au nerf vague gauche, allant ensuite au plexus pharyngien.
8 Nerf laryngé supérieur.
9 Premier ganglion cervical du grand sympathique.
10 Rameaux du grand sympathique allant au plexus pharyngien.
11 Rameaux du grand sympathique allant à des ganglions absorbants (lymphatiques).
12 Branche allant du grand sympathique au premier nerf cervical.
13 Branches du nerf glosso-pharyngien allant au muscle stylo-pharyngien.
14 Rameau allant du nerf glosso-pharyngien au plexus pharyngien.
15 Rameau descendant de la neuvième paire.
16 Nerf cardiaque superficiel.

FIGURE II.

Cette figure a été prise sur le côté externe de la même préparation que la fig. 1. Le bord de l'os maxillaire inférieur a été renversé en haut pour mettre à découvert 1° le plexus pharyngien; 2° la branche du nerf facial qui passe sur l'artère carotide externe, et se jette dans ce plexus ; 3° la branche du nerf dentaire inférieur qui se dirige de haut en bas dans un sillon pratiqué sur la face interne de l'os maxillaire inférieur et se termine dans le muscle mylo-hyoïdien et dans la portion maxillaire du digastrique.

a Bord inférieur de l'os maxillaire inférieur tourné en haut.
b Ganglions lymphatiques.
c Muscle ptérygoïdien interne.
d Portion maxillaire du muscle digastrique.
e Muscle mylo-hyoïdien.
f Muscle stylo-glosse.
g Muscle stylo-pharyngien.
h Muscle génio-hyoïdien.
i Muscle génio-glosse.
j Muscle hyo-glosse.
k Pharynx.
l Portion de la glande sous-maxillaire.
m Portion de la glande sublinguale.
1 Nerf facial.
2 Branche du nerf facial allant aux muscles stylo-hyoïdien et digastrique.

23

3 Rameau du nerf facial allant au plexus pharyngien en longeant l'artère carotide externe.

4 Branche du nerf facial allant à la face, etc.

5 Nerf vague gauche.

6 Nerf laryngé supérieur.

7 Branche du nerf accessoire qui se rend au
plexus pharyngien, après s'être unie au nerf
vague gauche.

8 Nerf glosso-pharyngien.

9 Branche du nerf glosso-pharyngien allant au
plexus pharyngien.

10 Neuvième paire fournissant la branche descendante, et ensuite donnant des filets aux
muscles thyro-hyoïdien, génio-hyoïdien,
hyo-glosse, génio-glosse, stylo-glosse, lingual, et aux autres faisceaux musculaires qui
entrent dans la structure de la langue, et
donnant un rameau à la glande sublinguale.

11 Nerf lingual donnant des rameaux aux glandes sous-maxillaire et sublinguale et à la
membrane muqueuse de la bouche, s'anastomosant avec la neuvième paire et ensuite
se divisant en branches qui traversent les
fibres musculaires de la langue pour se terminer dans les papilles de la partie antérieure de la surface de cet organe.

12 Nerf dentaire inférieur.

13 Nerf cardiaque superficiel.

FIGURE III.

Après avoir fait une section perpendiculaire de la
tête une grande portion des parties supérieure
et externe du crâne et de l'orbite a été enlevée,
ainsi que la portion orbitaire de l'os frontal et
une portion du sphénoïde; de cette manière les
nerfs suivants que nous allons énumérer ont été
découverts; ce sont : le ganglion lenticulaire
(ganglion ophthalmique) et les nerfs ciliaires;
la sixième paire envoyant des filets en haut sur
l'artère carotide interne et formant le plexus
situé sur la troisième paire avec des filets du
ganglion de Gasser et de la branche nasale du
premier tronc de la cinquième paire (ou branche ophthalmique) et s'anastomosant ainsi indi-

rectement avec le ganglion ophthalmique; des
rameaux de la sixième paire se divisant en antérieurs et postérieurs, se dirigeant en bas,
recevant le rameau inférieur du nerf vidien et
se réunissant bientôt après leur sortie du canal
carotidien; le nerf glosso-pharyngien fournissant la branche tympanique; le nerf maxillaire
supérieur communiquant avec le ganglion
sphéno-palatin et fournissant les nerfs dentaires
avant qu'il n'arrive à la face pour devenir nerf
sous-orbitaire; le ganglion sphéno-palatin fournissant le nerf vidien qui se divise en deux
branches, dont on voit la supérieure s'unir au
nerf facial et l'inférieure aux branches du nerf
de la sixième paire qui descendent sur l'artère
carotide interne, un rameau du ganglion sphéno-palatin qui va se jeter dans le plexus situé
sur la portion d'artère carotide interne qui
traverse en montant le sinus caverneux :
on voit aussi les nerfs palatins.

a Artère carotide interne.

b Partie du rocher formant la paroi interne du
tympan.

c Muscle élévateur de l'œil (muscle droit supérieur).

d Muscle élévateur de la paupière supérieure.

e Muscle abaisseur de l'œil (muscle droit inférieur).

f Muscle abducteur de l'œil (droit externe).

g Muscle oblique inférieur de l'œil.

1 Portion du ganglion de Gasser.

2 Rameau nasal de la branche ophthalmique.

3 Petite branche de la troisième paire.

4 Grosse branche de la troisième paire.

5 Ganglion ophthalmique fournissant les nerfs
ciliaires.

6 Plexus situé sur la troisième paire, formé par
des filets de la sixième paire, du rameau nasal de la branche ophthalmique et d'une
branche du ganglion sphéno-palatin.

7 Sixième paire envoyant des filets en haut au
plexus situé sur la troisième paire, et sur la
portion d'artère carotide interne qui traverse le sinus caverneux.

8 Filets de la sixième paire allant au premier
ganglion cervical du grand sympathique en

descendant sur la partie antérieure de l'artère carotide interne.

9 Filets de la sixième paire allant au premier ganglion cervical du grand sympathique, descendant sur la partie postérieure de l'artère carotide interne.

10 Premier ganglion cervical du grand sympathique.

11 Nerf maxillaire supérieur.

12 Nerfs dentaires supérieurs coupés à une petite distance de leur origine.

13 Ganglion sphéno-palatin.

14 Branche supérieure du nerf vidien.

15 Branche inférieure du nerf vidien.

16 Branche du ganglion sphéno-palatin allant au plexus situé sur l'artère carotide interne.

17 Branches du ganglion sphéno-palatin allant au voile du palais.

18 Branche du ganglion sphéno-palatin allant à la partie postérieure du palais et à l'insertion du muscle péristaphylin interne.

19 Nerfs palatins formant la portion principale des branches qui naissent du ganglion sphéno-palatin, traversant le canal palatin pour aller à la voûte palatine.

20 Nerf facial.

21 Nerf glosso-pharyngien.

22 Nerf tympanique du glosso-pharyngien.

23 Nerf vague gauche.

24 Nerf accessoire.

25 Neuvième paire.

26 Nerf laryngé supérieur.

FIGURE IV.

Cette figure représente la branche tympanique du nerf glosso-pharyngien et ses ramifications déliées sur la portion de rocher formant la paroi interne du tympan ; on peut voir un filet allant vers le ganglion de Gasser, un second vers la fenêtre ronde, et le troisième s'anastomosant avec le grand sympathique sur l'artère carotide interne.

a Partie du rocher formant la paroi interne du tympan.

b Fenêtre ovale.

c Fenêtre ronde.

d Trompe d'Eustachi.

1 Ganglion de Gasser.

2 Nerf facial.

3 Premier ganglion cervical du grand sympathique.

4 Nerf glosso-pharyngien.

5 Nerf tympanique venant du glosso-pharyngien.

FIGURE V.

Cette figure représente la connexion entre le ganglion de Gasser, la branche inférieure du nerf vidien, la sixième paire, et un rameau ascendant du ganglion sphéno-palatin.

1 Ganglion de Gasser.

2 Nerf maxillaire supérieur.

3 Nerf maxillaire inférieur.

4 Sixième paire (nerf moteur oculaire externe).

5 Ganglion sphéno-palatin.

6 Nerf vidien.

7 Nerf grand sympathique.

FIGURE VI.

Cette figure représente les connexions de la quatrième paire avec la première branche de la cinquième, ainsi que le filet de la quatrième paire qui s'unit à un rameau du nerf sus-orbitaire, et forme le nerf lacrymal ; le nerf malaire du deuxième tronc de la cinquième paire se divisant en branche temporale et en branche malaire ; la branche temporale se subdivisant, et envoyant un filet dans un petit canal pratiqué dans l'articulation formée par l'angle supérieur de l'os malaire et l'apophyse orbitaire externe du frontal, lequel rameau traverse ensuite quelques fibres du muscle temporal, et s'anastomose avec les branches temporales du nerf facial qui perforent l'aponévrose temporale ; l'autre filet va en avant à la glande lacrymale, s'anastomose avec le nerf lacrymal, et se termine à la conjonctive et à la peau de la paupière supérieure ; la branche malaire naît vers la partie antérieure de la paroi externe de l'orbite, et traverse un trou dans l'os malaire pour s'anastomoser avec le nerf facial, et se terminer à la peau.

a Epine nasale du frontal.
b Os ethmoïde.
c Portion pétreuse du temporal (rocher).
d Muscle temporal.
e Face interne de la peau de la paupière supérieure.
f Glande lacrymale.
1 Cinquième paire.
2 Premier tronc de la cinquième paire.
3 Nerf sus-orbitaire.
4 Nerf nasal venant de la branche ophthalmique
de Willis.
5 Deuxième tronc de la cinquième paire.
6 Nerf malaire fourni par le nerf maxillaire supérieur.
7 Branche malaire du nerf malaire traversant un
canal dans l'os malaire pour aller à la joue.
8 Branche temporale du nerf malaire s'anastomosant avec le nerf lacrymal et avec une des
branches temporales du nerf facial.
9 Branches temporales du nerf facial.
10 Nerf lacrymal provenant de la branche ophthalmique de Willis, et de la quatrième paire
ou nerf pathétique.
11 Troisième tronc de la cinquième paire.
12 Branche temporale profonde du nerf maxillaire
inférieur.
13 Filet du nerf temporal profond traversant les
fibres du muscle temporal pour s'anastomoser
avec une branche du nerf facial.
14 Branche du nerf maxillaire inférieur allant au
muscle masséter.

15 Branche temporale superficielle du nerf maxillaire inférieur.
16 Nerf buccal.
17 Nerf optique.
18 Troisième paire (ou moteur oculaire commun).
19 Quatrième paire ou nerf pathétique.

———

FIGURE VII.

Cette figure représente la connexion entre le ganglion de Gasser, la sixième paire (ou nerf
moteur externe), et une branche ascendante
du ganglion sphéno-palatin ; elle représente
aussi le nerf vidien, et les branches ascendantes du ganglion cervical supérieur du
grand sympathique.

[1 Ganglion de Gasser.
2 Premier tronc de la cinquième paire.
3 Deuxième tronc de la cinquième paire.
4 Troisième tronc de la cinquième paire.
5 Sixième paire (ou moteur oculaire externe).
6 Ganglion sphéno-palatin.
7 Nerf vidien.
8 Premier ganglion cervical du grand sympathique.
9 Troisième paire.
10 Quatrième paire.
11 Ganglion ophthalmique.
12 Premier nerf dentaire.

Planche 16.

FIGURE I.

Cette figure représente la branche ordinairement
considérée comme venant du nerf accessoire
pour aller faire partie du plexus pharyngien ;
elle naît du nerf accessoire ou spinal, s'unit
au nerf vague, et près de ce point d'union,
il naît du nerf vague une autre branche; en
sorte que le rameau précédent ne peut être
considéré comme appartenant entièrement
au nerf spinal. Cette figure représente aussi
les connexions qui existent entre la neuvième
paire, le nerf vague et le grand sympathique
après que le tissu cellulaire condensé environnant ces parties a été enlevé.

1 Nerf vague.
2 Nerf accessoire ou spinal.
3 Branche du nerf accessoire allant au plexus
   pharyngien après s'être unie au nerf vague.
4 Nerf glosso-pharyngien.
5 Branche tympanique du nerf glosso-pharyngien.
6 Nerf laryngé supérieur.
7 Nerf laryngé externe, donnant un rameau
   au muscle crico-thyroïdien.
8 Neuvième paire.
9 Nerf grand sympathique.

FIGURE II.

La plus grande partie de la mâchoire inférieure a
été enlevée, après que le nerf facial a été disséqué. La figure représente le nerf facial d'une
manière générale, mais plus particulièrement
le rameau allant à la partie postérieure de
l'oreille se distribuer aux muscles postérieur
et supérieur de cette partie; elle représente
aussi la branche qui donne des filets aux muscles digastrique et stylo-hyoïdien, branche qui
envoie un de ses filets à travers la digastrique

au nerf glosso-pharyngien, et un en bas sur
l'artère carotide externe pour s'unir à la
branche du grand sympathique qui s'anastomose avec le plexus pharyngien.

a Artère carotide interne.
b Artère carotide externe.
c Artère thyroïdienne supérieure.
d Artère occipitale.
e Tronc commun des artères maxillaire externe
   et linguale.
f Artère maxillaire interne.
g Artère temporale.
1 Nerf facial.
2 Branches du nerf facial s'anastomosant avec la
   branche temporale superficielle du nerf maxillaire inférieur.
3 Branche du nerf facial donnée aux muscles
   auriculaires postérieur et supérieur.
4 Branche digastrique du nerf facial.
5 Rameau de la branche digastrique du facial
   allant s'unir au nerf glosso-pharyngien.
6 Nerf lingual.
7 Nerf dentaire inférieur.
8 Branche temporale superficielle du nerf maxillaire inférieur.
9 Nerf glosso-pharyngien.
10 Nerf vague.
11 Neuvième paire.
12 Nerf grand sympathique.
13 Nerf accessoire.

FIGURE III.

Cette figure a été prise sur la même préparation
que la précédente, après une dissection plus
profonde; l'artère carotide externe et ses
branches ont été enlevées pour faire voir le
nerf maxillaire inférieur et la corde du tympan confondus avec le nerf lingual. On voit
aussi l'anastomose entre le nerf temporal su-

perficiel, le facial et le rameau du nerf temporal superficiel envoyé à la membrane muqueuse qui tapisse le conduit auditif externe, ainsi que les branches du nerf glosso-pharyngien qui se terminent près de l'épiglotte.

1 Nerf facial.
2 Troisième tronc de la cinquième paire (nerf maxillaire inférieur).
3 Branches temporales profondes du nerf maxillaire allant au muscle temporal.
4 Branche du nerf maxillaire inférieur allant au muscle masséter.
5 Branche temporale superficielle du nerf maxillaire inférieur.
6 Rameau du nerf temporal superficiel allant à la membrane qui tapisse le conduit auditif externe.
7 Corde du tympan.
8 Nerf lingual.
9 Nerf dentaire inférieur.
10 Nerf glosso-pharyngien.
1 Nerf laryngé supérieur.
12 Branche du nerf laryngé externe.
13 Nerf vague.
14 Neuvième paire (grand hypo-glosse).
15 Nerf grand sympathique.
16 Nerf accessoire ou spinal.

FIGURE IV.

Une partie du cartilage thyroïde a été enlevée; la membrane muqueuse tapissant le pharynx a été disséquée et renversée pour faire voir les anastomoses et la terminaison des nerfs laryngé supérieur et récurrent.

a Membrane muqueuse placée entre le larynx et le pharynx.
b Epiglotte.
c Cartilage thyroïde.
d Muscle crico-aryténoïdien postérieur.
e Muscle crico-aryténoïdien latéral.
f Muscle aryténoïdien oblique.
1 Nerf laryngé supérieur, donnant des filets à la membrane muqueuse et envoyant une branche en bas s'anastomoser avec un rameau du récurrent.

2 Nerf récurrent.
3 Branche du nerf récurrent se dirigeant en haut et se terminant dans les muscles de la glotte.

FIGURE V.

Les muscles aryténoïdiens oblique et transverse ont été divisés pour qu'on puisse suivre la branche du nerf laryngé supérieur qui va à la portion de membrane muqueuse située entre les extrémités supérieures des cartilages aryténoïdes.

a Epiglotte.
b Cartilage thyroïde divisé.
c Cartilage cricoïde.
d Muscle crico-aryténoïdien postérieur.
e Muscle aryténoïdien oblique coupé.
f Muscle aryténoïdien transverse coupé.
1 Nerf laryngé supérieur.
2 Branche du nerf laryngé supérieur allant à la membrane muqueuse entre les extrémités supérieures des cartilages aryténoïdes.

FIGURE VI.

Une partie du cartilage thyroïde a été enlevée pour faire voir la terminaison des nerfs laryngé supérieur et récurrent.

a Portion de la langue.
b Epiglotte.
c Cartilage thyroïde.
d Muscle crico-aryténoïdien postérieur.
e Muscle crico-aryténoïdien latéral.
f Muscle thyro-aryténoïdien.
g Muscle aryténoïdien oblique.
h Muscle aryténoïdien transverse.
i Muscle crico-thyroïdien.
j Membrane muqueuse entre le larynx et le pharynx.
1 Nerf laryngé supérieur.
2 Nerf récurrent.
3 Filets du récurrent allant au muscle crico-aryténoïdien postérieur.
4 Branche du nerf récurrent passant entre le muscle crico-aryténoïdien postérieur et le cartilage aryténoïde pour se terminer dans

les muscles aryténoïdiens oblique et transverse.

5 Continuation du nerf récurrent, donnant des filets aux muscles crico-aryténoïdien latéral et thyro-aryténoïdien, et s'anastomosant avec une branche du nerf laryngé supérieur.

6 Continuation du nerf récurrent s'anastomosant avec une branche du nerf laryngé supérieur.

FIGURE VII.

Cette figure a été prise sur le côté opposé de la même préparation que la précédente.

a Portion de la langue.

b Epiglotte.

c Cartilage thyroïde.

d Muscle crico-aryténoïdien postérieur, divisé pour faire voir la branche du nerf récurrent allant aux muscles aryténoïdiens oblique et transverse.

e Muscle crico-aryténoïdien latéral.

f Muscle thyro-aryténoïdien.

g Muscle aryténoïdien oblique.

h Muscle aryténoïdien transverse.

i Muscle crico-thyroïdien.

j Membrane muqueuse entre le larynx et le pharynx.

1 Nerf laryngé supérieur.

2 Branches du nerf laryngé supérieur allant à la muqueuse, qui se continue avec celle qui recouvre l'épiglotte.

3 Branche du nerf laryngé supérieur allant à la membrane muqueuse, entre les extrémités supérieures des cartilages aryténoïdes.

4 Nerf récurrent.

5 Branches du nerf récurrent données à la membrane muqueuse situées entre le larynx et le pharynx.

6 Branche du nerf récurrent s'anastomosant avec une branche du nerf laryngé supérieur.

7 Branche du nerf récurrent allant au muscle crico-aryténoïdien postérieur.

8 Branche du nerf récurrent allant aux muscles crico-aryténoïdien latéral et crico-thyroïdien.

9 Branche donnant des filets au muscle crico-aryténoïdien postérieur, et passant entre ce muscle et le cartilage aryténoïde pour se terminer dans les muscles aryténoïdiens oblique et transverse.

Planche 17.

Le sternum a été divisé longitudinalement dans sa partie moyenne, et les côtes du côté gauche l'ont été près de leur angle, de manière à pouvoir renverser le sternum et voir à sa face postérieure; les côtes du côté droit et les corps des vertèbres ont été entièrement enlevés ainsi que les têtes des côtes gauches. La partie antérieure de la tête a été enlevée jusque vers le conduit auditif externe. La plus grande partie de la clavicule a été extirpée, et l'épaule déjetée en arrière, de manière à pouvoir suivre les nerfs cervicaux jusqu'au plexus axillaire; le muscle sterno-cléido-mastoïdien a été renversé, de telle sorte qu'on peut voir le nerf accessoire ainsi que les anastomoses avec les nerfs cervicaux. Toutes les enveloppes de la moelle ont été enlevées du canal rachidien, ainsi que le ligament dentelé ; le diaphragme a été abaissé pour faire voir, autant que possible, les nerfs dorsaux.

A Muscle sterno-cléido-mastoïdien.
B Portion du muscle scalène moyen.
C Muscle grand complexus.
D Muscle splénius.
E Muscle trapèze.
F Muscle coraco-brachial.
G Muscle grand pectoral.
H Muscle petit pectoral.
J Muscle sous-scapulaire.
K Muscle sacro-lombaire.
L Diaphragme.

1 Nerf sous-occipital, *a* sa branche postérieure.

2 Premier nerf cervical, *a* sa branche postérieure passant à travers le muscle grand complexus, donnant des filets à ce muscle, au splénius de la tête et s'anastomosant avec la branche postérieure du deuxième nerf cervical pour se terminer dans le péricrâne de l'occiput.

3 Deuxième nerf cervical, *a*, sa branche postérieure, donnant un rameau aux muscles grand complexus, splénius et transversaire du cou et fournissant la branche *b*, qui traverse le grand complexus, le splénius et le trapèze pour se terminer à la peau.

4 Troisième nerf cervical, *a* sa branche postérieure, donnant des filets au demi-épineux et aux autres petits muscles des gouttières vertébrales, et envoyant la branche *b* entre le demi-épineux et le grand complexus pour donner des filets au muscle splénius, le traverser ainsi que le trapèze et se terminer à la peau.

5 Quatrième nerf cervical, *a* sa branche postérieure, donnant des filets au demi-épineux et autres petits muscles des gouttières vertébrales, ensuite passant entre le demi-épineux et le grand complexus, traversant le splénius et le trapèze pour se terminer à la peau.

6 Cinquième nerf cervical, *a* sa branche postérieure, donnant des filets au demi-épineux et aux autres petits muscles des gouttières et se terminant dans le muscle grand complexus.

7 Sixième nerf cervical, *a* sa branche postérieure donnant des filets au demi-épineux et aux autres petits muscles des gouttières, et se terminant dans le muscle grand complexus.

8 Septième nerf cervical, *a* sa branche postérieure donnant des filets au demi-épineux et aux autres petits muscles des gouttières et

ensuite se terminant dans le muscle grand complexus.

9 Premier nerf dorsal, *a*, rameau de la branche postérieure se terminant dans les muscles longs du dos ; *b*, rameau qui, après avoir donné des filets aux petits muscles des gouttières et aux muscles longs du dos, traverse le trapèze pour aller à la peau.

10 Deuxième nerf dorsal, *a*, rameau de sa branche postérieure se terminant dans les muscles longs du dos ; *b*, rameau qui après avoir donné des filets aux petits muscles des gouttières vertébrales, au sacro-lombaire et au long dorsal traverse le trapèze pour se terminer à la peau.

11 Troisième nerf dorsal, *a*, rameau de la branche postérieure se terminant dans les muscles sacro-lombaire et long dorsal ; *b*, autre branche qui, après avoir donné des filets aux petits muscles des gouttières vertébrales et au muscle sacro-lombaire, traverse le trapèze pour se terminer à la peau.

12 Quatrième nerf dorsal, *a*, rameau de la branche postérieure se terminant dans les muscles sacro-lombaire et long dorsal ; *b*, branche donnant des filets aux petits muscles des gouttières vertébrales et traversant le trapèze pour se terminer à la peau.

13 Cinquième nerf dorsal, *a*, rameau de la branche postérieure se terminant dans les muscles sacro-lombaire et long dorsal ; *b*, rameau qui, après avoir donné des filets aux muscles sacro-lombaire, traverse le trapèze pour se terminer à la peau.

14 Sixième nerf dorsal, *a*, rameau de la branche postérieure donnant des filets aux muscles sacro-lombaire et long dorsal, et envoyant un filet à la peau ; *b*, rameau qui, après avoir donné des filets aux petits muscles des gouttières vertébrales et au sacro-lombaire, se termine à la peau.

15 Septième nerf dorsal, *a*, son tronc ou sa branche postérieure se terminant dans les muscles sacro-lombaire et long dorsal ; *b*, rameau qui, après avoir donné des filets aux petits muscles des gouttières vertébrales, se termine dans le muscle sacro-lombaire.

16 Huitième nerf dorsal, *a*, sa branche postérieure qui, après avoir donné des filets aux petits muscles des gouttières vertébrales, au sacro-lombaire et au long dorsal, traverse celui-ci et le trapèze pour se terminer à la peau.

17 Neuvième nerf dorsal, *a*, sa branche postérieure donnant des filets aux petits muscles des gouttières vertébrales et aux sacro-lombaire et long dorsal, et traversant celui-ci et l'aponévrose du muscle grand dorsal pour se terminer à la peau.

18 Dixième nerf dorsal, *a*, sa branche postérieure donnant des filets aux petits muscles des gouttières vertébrales et aux sacro-lombaire et long dorsal, puis traversant celui-ci et l'aponévrose du muscle grand dorsal pour se terminer à la peau.

19 Onzième nerf dorsal, *a*, sa branche postérieure donnant des filets aux petits muscles des gouttières vertébrales et aux sacro-lombaire et long dorsal, puis traversant celui-ci et l'aponévrose du muscle grand dorsal pour se terminer à la peau.

20 Origine du onzième nerf dorsal ; on peut voir sa continuation I, pl. XVIII.

21 Anastomose entre les nerfs vague, grand hypoglosse, etc.

22 Branche du premier nerf cervical qui s'anastomose avec le grand sympathique et le nerf sous-occipital.

23 Rameau de la branche anastomotique entre le premier et le deuxième nerf cervical, allant au cuir chevelu de la partie postérieure de la tête.

24 Rameau du deuxième nerf cervical, envoyé à la peau vers l'apophyse mastoïde.

25 Branche du deuxième nerf cervical allant à la peau de la face interne du pavillon de l'oreille.

26 Branche du deuxième nerf cervical envoyant un filet à l'oreille, s'anastomosant avec des rameaux du nerf facial dans la glande parotide, et envoyant des filets à la peau de la face.

27 Branche du deuxième nerf cervical s'anastomosant avec des branches du nerf facial, et se terminant dans le muscle peaucier et près de l'angle de la mâchoire.

28 Branche du deuxième nerf cervical se terminant à la peau de la partie antérieure du cou.

29 Rameau de la branche anastomotique entre le

deuxième et le troisième nerfs cervicaux se terminant à la peau vers la partie postérieure de la clavicule.

30 Rameau de la branche anastomotique entre les deuxième et troisième nerfs cervicaux, se terminant à la peau vers la partie postérieure de la clavicule.

31 Rameaux de la branche anastomotique entre le deuxième et le troisième nerfs cervicaux, se terminant à la peau près de l'acromion.

32 Filets de la branche anastomotique entre le premier et le deuxième nerfs cervicaux s'anastomosant avec l'accessoire dans le muscle sterno-cléido-mastoïdien.

33 Branches des deuxième et troisième nerfs cervicaux allant joindre le nerf accessoire derrière le muscle trapèze.

34 Nerf phrénique.

35 Branche du nerf phrénique allant au muscle scalène postérieur.

36 Nerf formé par une branche des quatrième, cinquième et sixième nerfs cervicaux allant au muscle grand dentelé.

37 Branche du deuxième nerf cervical allant au muscle angulaire de l'omoplate.

38 Nerf sus-scapulaire.

39 Nerf circonflexe.

40 Nerf spiral (radial).

41 Nerf musculo-cutané.

42 Les deux origines du nerf médian.

43 Gros cordon donnant une branche au nerf médian, et ensuite formant le nerf cubital.

44 Nerf cutané interne.

45 Nerfs thoraciques allant aux muscles grand et petit pectoraux.

46 Rameau naissant de la réunion des cinquième et sixième nerfs cervicaux, et allant au muscle coraco-brachial.

47 Branche qui naît du nerf spiral (radial) pour se terminer dans le muscle sous-scapulaire.

48 Branches qui naissent du nerf circonflexe pour se terminer dans les muscles petit et grand ronds.

49 Nerf qui naît du radial ou spiral pour se terminer dans le muscle grand dorsal.

50 Branche interne du premier nerf intercostal donnant des filets aux muscles intercostaux, passant ensuite entre les cartilages des première et deuxième côtes, donnant un filet au muscle grand pectoral, et se terminant à la peau, après s'être anastomosé avec la branche du troisième nerf cervical qui a passé sur la clavicule.

51 Branche externe du premier nerf dorsal passant entre les première et deuxième côtes; sur cette préparation, elle remplace le plus petit nerf cutané interne.

52 Branche interne du deuxième nerf dorsal donnant des filets aux muscles intercostaux, et passant entre les cartilages des seconde et troisième côtes pour aller à la glande mammaire et à la peau.

53 Branche externe du deuxième nerf dorsal ou intercostal.

54 Branche interne du troisième nerf dorsal ou intercostal, donnant des filets aux muscles intercostaux et triangulaire du sternum, passant ensuite entre les cartilages des troisième et quatrième côtes pour donner un filet au muscle grand pectoral, et se terminer à la peau près de la mamelle.

55 Branche externe du troisième nerf dorsal.

56 Branche interne du quatrième nerf dorsal donnant des filets aux muscles intercostaux et triangulaire du sternum, passant ensuite entre les cartilages des quatrième et cinquième côtes pour aller à la glande mammaire et à la peau qui la revêt.

57 Branche externe du quatrième nerf dorsal ou intercostal.

58 Branche interne du cinquième nerf dorsal ou intercostal, donnant des filets aux muscles intercostaux et triangulaire du sternum, et passant entre les cartilages des cinquième et sixième côtes pour se terminer à la peau.

59 Branche externe du cinquième nerf dorsal ou intercostal.

60 Branche interne du sixième nerf intercostal, donnant des filets aux muscles intercostaux, au diaphragme, au tissu ligamenteux qui recouvre le cartilage de la sixième côte et au triangulaire du sternum, passant ensuite entre les cartilages des sixième et septième côtes pour se terminer à la peau.

61 Branche externe du sixième nerf dorsal.

62 Branche interne du septième nerf intercostal; on voit sa continuation 13, pl. XVIII.

63 Branche externe du septième nerf dorsal.

64 Branche interne du huitième nerf dorsal ; on voit sa continuation 14 , pl. XVIII.
65 Branche externe du huitième nerf dorsal.
66 Trijumeau ou cinquième paire.
67 Nerf moteur-oculaire externe.
68 Nerf auditif.
69 Nerf facial.
70 Nerf glosso-pharyngien.
71 Nerf vague.
72 Nerf accessoire ; du côté gauche on peut le voir s'engageant dans le muscle sterno-mastoïdien, et s'anastomosant avec deux filets de la branche anastomotique entre les premier et deuxième nerfs cervicaux, descendant ensuite, s'anastomosant avec des branches des second et troisième nerfs cervicaux et se terminant dans le muscle trapèze.
73 Neuvième paire ou grand hypoglosse.

Planche 18.

L'ilium, l'ischion et le pubis (os coxal), les muscles abdominaux et la plus grande partie des muscles sacro-lombaires ont été enlevés du côté droit : la vessie, l'utérus et la presque totalité du rectum et du muscle grand psoas ont été retranchés ; les corps des vertèbres lombaires et la partie antérieure du sacrum ont aussi été enlevés, de sorte que les branches antérieures des nerfs peuvent être suivies sur le côté gauche, et les postérieures sur le côté droit.

A Muscle sacro-lombaire (masse commune).

B Diaphragme.

C Portions du muscle transverse de l'abdomen.

D Portions du muscle oblique interne de l'abdomen.

E Muscle droit de l'abdomen.

F Feuillet portérieur de la gaîne du muscle droit de l'abdomen.

G Portion du muscle grand psoas.

H Muscle iliaque interne (iliaque).

I Muscle releveur de l'anus.

J Ligament de Poupart.

K Partie du ligament sacro-sciatique supérieur.

L Rectum.

M Vagin.

N Clitoris.

1 Douzième nerf dorsal. *a*, Sa branche postérieure donnant des rameaux aux muscles transversaires épineux et à la masse commune du sacro-lombaire et du long dorsal, et ensuite se terminant à la peau.

2 Première paire lombaire. *a*, Sa branche postérieure, donnant des filets aux petits muscles transversaires épineux et à la masse commune aux sacro-lombaire et long dorsal, et ensuite se terminant à la peau.

3 Deuxième paire lombaire. *a*, Sa branche postérieure donnant des filets aux petits muscles transversaires épineux et à la masse commune aux sacro-lombaire et long dorsal, et ensuite se terminant à la peau.

4 Troisième paire lombaire. *a*, Sa branche postérieure se terminant dans les petits muscles transversaires épineux et dans la masse commune aux sacro-lombaire et long dorsal.

5 Quatrième paire lombaire. *a*, Sa branche postérieure se terminant dans les muscles transversaires épineux et dans la masse commune.

6 Cinquième paire lombaire. *a*, Sa branche postérieure, donnant des filets aux petits muscles transversaires épineux et à la masse commune, et s'anastomosant avec la branche postérieure de la première paire sacrée.

7 Première paire sacrée. *a*, Sa branche postérieure s'anastomosant avec la branche postérieure de la cinquième paire lombaire, donnant des filets à la masse musculaire de la gouttière sacrée, s'anastomosant ensuite avec la branche postérieure de la seconde paire sacrée et donnant des filets à la peau.

8 Deuxième paire sacrée. *a*, Sa branche postérieure donnant des filets à la masse musculaire de la gouttière sacrée, s'anastomosant avec la branche postérieure de la troisième paire sacrée, et se terminant à la peau.

9 Troisième nerf sacré. *a*, Sa branche postérieure s'anastomosant avec les branches postérieures des seconde et quatrième paires sacrées, et donnant des filets à la peau.

10 Quatrième paire sacrée. *a*, Sa branche postérieure s'anastomosant avec les branches postérieures des troisième et cinquième paires sacrées, et donnant des filets à la peau.

11 Cinquième paire sacrée, s'anastomosant avec les branches postérieures des troisième, quatrième et sixième paires sacrées et se terminant à la peau.

12 Sixième paire sacrée, s'anastomosant avec la cinquième et se terminant à la peau.

13 Continuation de la branche interne de la septième paire dorsale, donnant des filets au muscle droit de l'abdomen et en envoyant d'autres à travers ce muscle et sa gaîne pour se terminer à la peau.

14 Continuation de la branche interne de la huitième paire dorsale, donnant des filets au muscle transverse, et se divisant en deux rameaux, dont le supérieur donne des filets au muscle droit et le traverse ensuite pour se terminer à la peau, dont l'inférieur donne des filets au transverse, et s'anastomose avec la branche interne de la neuvième paire dorsale, donne des filets au muscle droit, et ensuite le traverse pour se terminer à la peau.

15 Continuation de la branche interne de la neuvième paire dorsale, se divisant en deux rameaux, se dirigeant en avant entre les muscles transverse et oblique interne, et donnant des filets à l'un et à l'autre de ces muscles. Le rameau supérieur s'anastomose avec la branche interne de la huitième paire dorsale, l'inférieur avec celle de la dixième; l'un et l'autre perforent ensuite la gaîne du muscle droit, et après avoir donné de nombreux filets à celui-ci, le traversent pour se terminer à la peau.

16 Continuation de la branche interne de la dixième paire dorsale, passant entre les muscles transverse et oblique interne et leur donnant des filets à tous deux, s'anastomosant ensuite avec les branches internes des neuvième et onzième paires dorsales, et, après être entrés dans la gaîne du muscle droit qui en reçoit des filets, le traversant pour se terminer à la peau.

17 Continuation de la branche interne de l'onzième paire dorsale, passant entre les muscles transverse et oblique interne et se divisant en trois branches; toutes donnent des filets à ces muscles; la supérieure s'anastomose avec la branche interne de la dixième paire et se termine dans le muscle droit; la moyenne se termine aussi dans ce muscle; l'inférieure s'anastomose avec la branche interne de la douzième paire dorsale, et après avoir donné des filets au muscle droit le traverse et se termine à la peau.

18 Longue branche de la douzième paire dorsale, s'anastomosant avec la branche externe, et ensuite se dirigeant en bas et en avant entre les muscles oblique interne et transverse, et se divisant en deux rameaux, qui entrent dans la gaîne du muscle droit; l'un se termine dans ce muscle, l'autre le traverse et va à la peau.

19 Branche interne de la douzième paire dorsale, donnant des filets au muscle transverse, se continuant entre celui-ci et l'oblique interne, en leur donnant des filets à tous deux; il s'anastomose ensuite avec le rameau inférieur de la branche interne de l'onzième paire, et marche obliquement en bas et en avant pour traverser la gaîne du muscle droit, donner des filets à celui-ci, et se terminer à la peau.

20 Branche externe de la douzième paire dorsale; on voit sa continuation pl. XX, 12.

21 Branche de la première paire lombaire, donnant plusieurs filets au muscle transverse, et ensuite le traversant ainsi que l'oblique interne vers l'épine antérieure et supérieure de l'os des îles; on pourra voir sa continuation pl. XXIV, 1.

22 Branche de la première paire lombaire, formant le nerf honteux externe et se divisant en plusieurs branches, voir 23, 24, 25, 26, 27.

23 Branche du nerf spermatique externe, ou rameau pubien de la grande branche abdominale (Cruveilh.), donnant un filet, a, au fascia transversalis, et ensuite se divisant en deux rameaux b, b, pour traverser les muscles transverse et oblique interne; on pourra voir leur continuation pl. XXIV, 2.

24 Branche du nerf honteux externe, traversant l'insertion du transverse près du ligament de Poupart, donnant un filet au fascia transversalis, et se divisant en deux rameaux, lesquels vont à la peau vers l'épine antérieure et supérieure de l'os coxal, comme on peut le voir pl. XXIV, 4.

25 Petite branche du nerf honteux externe allant au fascia transversalis.

26 Grosse branche du nerf honteux externe, se divisant en trois rameaux, lesquels traversent les fibres du ligament de Poupart pour aller à la peau; on peut voir leur continuation pl. XXIV.

27 Grosse branche du nerf honteux externe qu'on pourrait appeler elle-même avec raison nerf honteux externe; elle donne deux petits rameaux, *a*, *a*, au fascia transversalis, et traverse le canal inguinal pour se terminer à la peau près du pubis et du cordon spermatique ou du ligament rond, et s'anastomoser avec une branche de la 1ᵉ paire lombaire; on peut voir sa continuation pl. XXIV, 3.

28 Branche cutanée externe de la seconde paire lombaire; on peut voir sa continuation pl. XXIV, 6. Elle se distribue à la peau de la partie externe de la cuisse.

29 Branche cutanée interne de la seconde paire lombaire; on peut voir sa continuation pl. XXIV, 7.

30 Nerf crural antérieur.

31 Nerf obturateur.

32 Nerf sciatique.

33 Branches venant de la réunion des quatrième et cinquième nerfs lombaire; l'une d'elles vient du premier nerf sacré; elles s'anastomosent et forment la partie supérieure du plexus fessier (nerf fessier supérieur), passant sur le muscle pyriforme, pour aller aux muscles moyen et petit fessier, et au tenseur du fascia lata.

34, 35 Branches des première, seconde et troisième paires sacrées, conjointement avec d'autres naissant de la partie postérieure de la réunion de celles-ci avec les quatrième et cinquième paires lombaires, pour former le nerf sciatique; elles forment la partie inférieure du plexus fessier (nerf fessier inférieur), passent sous le muscle pyriforme, donnent des rameaux au muscle grand fessier, et envoient des branches cutanées à la peau près de la tubérosité de l'ischion et une autre qui s'anastomose avec un rameau du nerf honteux interne vers les parties génitales externes, puis envoie d'autres filets à la peau de la partie inférieure de la cuisse, comme on le voit pl. XXV, 8, 9, 10, 11.

36 Origine de la branche du nerf honteux interne venant du troisième nerf sacré et allant au clitoris et aux parties adjacentes.

37 Origine de la portion du nerf honteux interne qui naît du troisième nerf sacré, donnant des filets aux sphincters de l'anus et du vagin, et se terminant à la peau voisine.

38 Nerf venant de la cinquième paire lombaire et de la seconde paire sacrée, passant derrière le ligament sacro-sciatique supérieur pour aller au muscle obturateur interne.

39 Branche du second nerf sacré allant au muscle pyriforme.

40 Branches de la quatrième paire sacrée données au muscle releveur de l'anus et du vagin.

41 Nerf venant des deuxième et troisième paires sacrées et allant à la peau près de la tubérosité de l'ischion, etc.

42 Branche du nerf honteux interne allant au clitoris et aux parties environnantes.

43 Branche du nerf honteux interne donnant des filets aux sphincters de l'anus et du vagin, et se terminant à la peau environnante.

44 Continuation de la quatrième paire sacrée se terminant dans le sphincter de l'anus et à la peau environnante, comme on le voit pl. XXV, 3.

Planche 19.

Le sommet du crâne et une portion considérable de l'occipital ont été enlevés, la partie postérieure de chaque anneau vertébral se terminant à l'apophyse épineuse a été enlevée, ainsi que la plupart des apophyses transverses, et la partie postérieure du sacrum. Quelques portions de muscles ont été enlevées, et le reste a été déplacé ; par conséquent quelques unes des terminaisons des branches postérieures ont été détruites. Les membranes de la moelle et le ligament dentelé ont été enlevés du canal vertébral, afin de montrer plus distinctement le faisceau postérieur de chaque nerf spinal.

FIGURE I.

A Moelle allongée.
B Moelle épinière.
C Artère vertébrale.
D Muscle complexus.

1 Nerf sous-occipital, formé principalement par un faisceau venant de la partie antérieure de la moelle épinière. *a,* Sa branche antérieure ; *b* sa branche postérieure, qui donne des filets au complexus et aux muscles droits et obliques postérieurs, et qui en envoie un communiquer avec la branche postérieure du premier nerf cervical.

2 Premier nerf cervical. *a,* Sa branche postérieure, communiquant avec celles du nerf sous-occipital et du second cervical, et donnant des filets aux muscles complexus, splénius de la tête et trachélo-mastoïdien, et envoyant en arrière un rameau *b*, qui se termine dans le cuir chevelu de l'occiput.

3 Second nerf cervical. *a,* Sa branche postérieure, communiquant avec celle du premier, et donnant des filets aux muscles complexus, splénius et transverse, et envoyant la branche *b* à la peau de la partie postérieure de la tête et du cou.

4 Troisième nerf cervical. *a,* Sa branche postérieure donnant des filets aux muscles splénius et complexus, et envoyant un rameau cutané, *b*, à la peau de la partie postérieure du cou.

5 Quatrième nerf cervical. *a,* Sa branche postérieure qui envoie des filets aux muscles et un rameau cutané, *b*, à la peau de la partie postérieure du cou.

6 Cinquième nerf cervical. *a,* Sa branche postérieure, qui se termine dans les muscles.

7 Sixième nerf cervical. *a,* Sa branche postérieure se terminant dans les muscles.

8 Septième nerf cervical. *a,* Sa branche postérieure se terminant dans les muscles.

9 Premier nerf dorsal. *a,* Sa branche postérieure, se terminant dans les muscles.

10 Second nerf dorsal. *a,* Sa branche postérieure, donnant des filets aux muscles, et envoyant un rameau, *b*, en avant pour se terminer à la peau.

11 Troisième nerf dorsal. *a,* Sa branche postérieure, donnant des filets aux muscles, et envoyant un rameau, *b*, en avant pour se terminer à la peau.

12 Quatrième nerf dorsal. *a,* Sa branche postérieure, donnant des filets aux muscles, et envoyant un rameau, *b*, en avant pour se terminer à la peau.

13 Cinquième nerf dorsal. *a,* Sa branche postérieure, donnant des rameaux aux muscles, et envoyant un rameau, *b*, en avant pour se terminer à la peau.

14 Sixième nerf dorsal. *a*, Sa branche postérieure, donnant des rameaux aux muscles , et envoyant un rameau, *b*, en avant pour se terminer à la peau.

15 Septième nerf dorsal. *a*, Sa branche postérieure, donnant des rameaux aux muscles, et envoyant un rameau, *b*, en avant pour se terminer à la peau.

16 Huitième nerf dorsal. *a*, Sa branche postérieure, donnant des rameaux aux muscles , et envoyant un rameau, *b*, en avant pour se terminer à la peau.

17 Neuvième nerf dorsal. *a*, Sa branche postérieure, donnant des rameaux aux muscles , et envoyant un rameau, *b*, en avant pour se terminer à la peau.

18 Dixième nerf dorsal. *a*, Sa branche postérieure, donnant des rameaux aux muscles , et envoyant un rameau, *b* (*fig.* 2), en avant pour se terminer à la peau.

19 Onzième nerf dorsal.

20 Nerf grand sympathique.

21 Nerf glosso-pharyngien.

22 Nerf vague.

23 Nerf accessoire.

FIGURE II.

1 Onzième nerf dorsal. *a*, Sa branche postérieure, donnant des rameaux aux muscles, et envoyant un rameau, *b*, en avant pour se terminer à la peau.

2 Douzième nerf dorsal. *a*, Sa branche postérieure, donnant des rameaux aux muscles, et envoyant un rameau, *b*, à la peau au-dessus de l'ilium.

3 Premier nerf lombaire. *a*, Sa branche postérieure, donnant des filets aux muscles, et envoyant un rameau, *b*, au-dessus de l'ilium.

4 Second nerf lombaire. *a*, Sa branche postérieure, donnant des filets aux muscles, et envoyant un rameau, *b*, à la peau, au-dessus de la partie postérieure de l'épine iliaque.

5 Troisième nerf lombaire. *a*, Sa branche postérieure, donnant des filets aux muscles, et envoyant une branche, *b*, à la peau.

6 Quatrième nerf lombaire. *a*, Sa branche postérieure, se terminant dans les muscles sacrolombaires.

7 Cinquième nerf lombaire. *a*, Sa branche postérieure, donnant des filets aux muscles, et envoyant un rameau se joindre à la branche postérieure du premier nerf sacré.

8 Premier nerf sacré. *a*, Sa branche postérieure, qui se réunit à un rameau venant des branches postérieures du cinquième nerf lombaire, et du second sacré, et qui donne plusieurs filets, dont les uns se terminent dans les muscles , et les autres les traversent pour aller à la peau.

9 Second nerf sacré. *a*, Sa branche postérieure, qui communique avec celle du premier et du troisième , et qui envoie un rameau *b* à travers les muscles à la peau , et un autre , *c*, pour se joindre à un rameau provenant de l'union des branches postérieures du troisième et du quatrième nerf sacré.

10 Troisième nerf sacré. *a*, Sa branche postérieure, se réunissant à celles du second et du quatrième, et donnant ensuite un rameau, *b*, qui communique avec un rameau du second, et avec un autre , provenant de la jonction du troisième et du quatrième nerf sacré , et qui passe entre les fibres musculaires pour se terminer à la peau.

11 Quatrième nerf sacré. *a*, Sa branche postérieure, communiquant avec le troisième et le cinquième , et envoyant en bas le rameau *b* qui se joint à un rameau provenant de l'union du second et du troisième, et qui passe à travers les fibres musculaires et le fascia , jusqu'à la peau qui répond à la partie postérieure du sacrum.

12 Cinquième nerf sacré. *a*, Sa branche postérieure , communiquant avec celle du quatrième et celle du sixième.

13 Sixième nerf sacré. Communiquant avec la branche postérieure du cinquième , pour se terminer ensemble à la peau vers le coccyx.

14 Filets qui se terminent dans la membrane qui revêt la partie inférieure du canal vertébral.

15 Nerf grand sympathique.

Planche 20.

Cette planche a été dessinée sur la même préparation que les planches XVII et XVIII. La division préalable des côtes a permis de renverser en arrière le sternum et la portion antérieure des côtes et des muscles abdominaux, de manière à montrer les nerfs superficiels qui se distribuent à ces parois; toute la peau et le tissu cellulaire ont été enlevés, excepté de petites portions destinées à maintenir les nerfs dans leur situation.

A Muscle trapèze.
B Muscle grand dorsal.
C Muscle oblique externe.
D Muscle grand dentelé.
E Muscle grand pectoral.
F Muscle petit pectoral.
G Muscle sous-épineux.
H Muscle deltoïde.
I Longue portion du muscle triceps.
J Portion externe ou courte du muscle triceps.

1 Rameau externe du premier nerf dorsal, se terminant dans la peau de l'aisselle et à la partie interne et postérieure du bras.

2 Rameau externe du second nerf dorsal, se terminant à la mamelle et dans la peau vers l'aisselle, le sein et la partie interne du bras.

3 Rameau externe du troisième nerf dorsal, se terminant dans la peau vers l'aisselle et le bord interne de l'omoplate.

4 Rameau externe du quatrième nerf dorsal, envoyant un rameau en avant pour se terminer à la mamelle, et un autre en arrière à la peau au bord interne de l'omoplate.

5 Rameau externe du cinquième nerf dorsal. Il envoie une branche en avant qui donne un filet au muscle grand dentelé dans le lieu de son entrecroisement avec l'oblique externe, et qui se termine dans la peau de la partie antérieure et latérale du thorax; il envoie un rameau en arrière à la peau de la partie latérale et postérieure du thorax.

6 Rameau externe du sixième nerf dorsal. Il envoie en avant un rameau, qui donne un filament au muscle oblique externe, et se termine à la peau de la partie latérale et antérieure du thorax; il envoie en arrière un rameau qui se termine dans la peau de la partie latérale et postérieure du thorax.

7 Rameau externe du septième nerf dorsal. Il envoie en avant un rameau qui donne un filet au muscle oblique externe, et se termine à la peau de la partie antérieure et latérale du thorax; il envoie un rameau en arrière à la peau du côté et du dos.

8 Rameau externe du huitième nerf dorsal. Il envoie un rameau en avant qui donne des filets au muscle oblique externe, et se termine dans la peau de la partie latérale et antérieure du thorax; il envoie un rameau en arrière, qui se termine dans la peau du côté.

9 Rameau externe du neuvième nerf dorsal. Il envoie en avant un rameau qui donne des filaments au muscle oblique externe et se termine à la peau de la partie antérieure et latérale de l'abdomen; il envoie un rameau en arrière, qui se termine dans la peau du côté.

10 Rameau externe du dixième nerf dorsal. Il passe en avant, donne un filet au muscle

oblique externe, et se termine dans la peau de la partie antérieure de l'abdomen.

11 Rameau externe du onzième nerf dorsal. Il se dirige en bas et en avant, donne des filets aux muscles obliques interne et externe, et se termine dans la peau.

12 Rameau externe du douzième nerf dorsal. Il passe en avant, se termine dans la peau répondant à la partie antérieure de la face externe de l'os iliaque, et envoie un rameau jusqu'au grand trochanter.

13 Continuation du rameau interne du premier nerf dorsal vers la peau.

14 Continuation du rameau interne du second nerf dorsal vers la mamelle et la peau.

15 Continuation du rameau interne du troisième nerf dorsal vers la peau, au-dessus de la mamelle.

16 Continuation du rameau interne du quatrième nerf dorsal vers la mamelle et la peau.

17 Continuation du rameau interne du cinquième nerf dorsal vers la peau.

18 Continuation du rameau interne du sixième nerf dorsal vers la peau.

19 Continuation du rameau interne du septième nerf dorsal vers la peau.

20 Continuation du rameau interne du huitième nerf dorsal vers la peau.

21 Continuation du rameau interne du neuvième nerf dorsal vers la peau.

22 Continuation du rameau interne du dixième nerf dorsal vers la peau.

23 Continuation du rameau interne du onzième nerf dorsal vers la peau.

24 Continuation du rameau interne du douzième nerf dorsal vers la peau.

25 25 Rameaux de la branche postérieure du troisième nerf cervical, qui se terminent dans la peau de la partie postérieure du cou.

26 Continuation de la branche postérieure du quatrième nerf cervical, allant se terminer dans la peau.

27 Continuation de la branche postérieure du premier nerf dorsal, allant se terminer dans la peau du dos.

28 Continuation de la branche postérieure du second nerf dorsal, allant se terminer dans la peau du dos.

29 Continuation de la branche postérieure du troisième nerf dorsal, allant se terminer dans la peau du dos.

30 Continuation de la branche postérieure du quatrième nerf dorsal, se rendant à la peau du dos.

31 Continuation de la branche postérieure du cinquième nerf dorsal, se rendant à la peau du dos.

32 Continuation de la branche postérieure du sixième nerf dorsal, se rendant à la peau du dos.

33 Continuation de la branche postérieure du septième nerf dorsal, se rendant à la peau du dos.

34 Continuation de la branche postérieure du huitième nerf dorsal, se rendant à la peau du dos.

35 Continuation de la branche postérieure du neuvième nerf dorsal, se rendant à la peau du dos.

36 Continuation de la branche postérieure du dixième nerf dorsal, se rendant à la peau des lombes.

37 Continuation de la branche postérieure du onzième nerf dorsal, se rendant à la peau des lombes.

38 Continuation de la branche postérieure du douzième nerf dorsal, se rendant à la peau des lombes.

39 Continuation de la branche postérieure du premier nerf lombaire, se rendant à la peau de la partie postérieure de la hanche.

40 Continuation de la branche postérieure du second nerf lombaire, se rendant à la peau de la partie postérieure de la hanche.

41 Nerfs thoraciques, se rendant aux muscles grand et petit pectoral. Les mêmes qui sont représentés planche XVII. 45.

42 Branche du nerf circonflexe, se rendant à la peau de la partie postérieure de l'épaule.

Planche 21.

FIGURE I.

Après une section perpendiculaire de la tête et du cou, toutes les côtes, excepté les trois premières, ont été enlevées, ainsi que toutes les vertèbres situées au-dessous de la troisième dorsale ; les muscles grand et petit pectoral ont été divisés, et des portions des muscles grand dentelé et grand dorsal ont été conservées.

  Artère carotide.

B Artère thyroïdienne supérieure.

C Artère sous-clavière.

D Artère mammaire interne.

E Artère thyroïdienne inférieure.

F Artère vertébrale.

G Artère cervicale postérieure (ou scapulaire postérieure.)

H Artère scapulaire postérieure (ou cervicale transverse).

J Artère axillaire.

K Artère circonflexe antérieure.

L Artère circonflexe postérieure.

M Artère sous-scapulaire (ou scapulaire inférieure).

N Artères thoraciques.

O, O Deux artères brachiales profondes, ou artères spirales qui naissaient du même point.

a Muscle sterno-hyoïdien.

b Muscle sterno-thyroïdien.

c Muscle omo-hyoïdien.

d Muscle thyro-hyoïdien.

e Muscle sterno-cleido-mastoïdien.

f Muscle scalène antérieur.

g Muscle scalène postérieur.

h Muscle trapèze.

i Muscle splénius de la tête.

j Muscle splénius du cou.

k Muscle angulaire de l'omoplate.

l Muscle grand pectoral.

m Muscle petit pectoral.

n Muscle sous-scapulaire.

o Muscle grand rond.

p Muscle grand dentelé.

q Muscle grand dorsal.

r Muscle coraco-brachial.

s Muscle biceps.

t Muscle brachial antérieur.

u Longue portion du triceps.

v Troisième portion, ou portion interne du triceps.

w Commencement du long supinateur.

x Commencement des muscles rond pronateur, radial antérieur et palmaire grêle.

1 Branche du nerf facial.

2 Neuvième paire.

3 Branche de la neuvième paire allant au muscle thyro-hyoïdien.

4 Branche descendante de la neuvième paire.

5 Rameau de la branche descendante de la neuvième paire, se divisant et se terminant dans le muscle sterno-hyoïdien et dans le ventre supérieur du muscle omo-hyoïdien.

6 Branche résultant de la réunion des rameaux 13 et 17, venant des première et deuxième paires cervicales ; elle va joindre la branche descendante de la neuvième paire.

7 Rameau de la branche 6, naissant près de la réunion de celle-ci avec la branche descendante de la neuvième paire et allant au ventre inférieur du muscle omo-hyoïdien.

8 Rameau venant de la branche 6, et de la branche descendante de la neuvième paire et allant au muscle sterno-hyoïdien.

9 Deux rameaux de la branche 6, et de la branche descendante de la neuvième paire, allant au muscle sterno-thyroïdien.

10 Nerf accessoire, s'anastomosant avec des branches des première, deuxième et troisième paires cervicales, et donnant des rameaux en descendant à différentes parties du muscle trapèze.

11 Branche antérieure de la première paire cervicale.

12 Gros rameau de la branche antérieure de la
première paire cervicale, s'anastomosant avec
la seconde paire cervicale et avec l'accessoire,
et allant au cuir chevelu à la partie postérieure
de la tête.

13 Branche de la première paire cervicale, se
divisant et envoyant un rameau s'anastomoser
avec la seconde paire cervicale, et l'autre
s'unissant avec un rameau de cette seconde
paire, pour s'anastomoser avec la branche
descendante de la neuvième paire.

14 Branche de la première paire cervicale, allant
au muscle sterno-cléido-mastoïdien.

15 Branche postérieure de la première paire cervicale, s'anastomosant avec la branche 12
du tronc antérieur de la même paire, et se
terminant au cuir chevelu de la partie postérieure de la tête.

16 Branche antérieure de la deuxième paire cervicale.

17 Branche de la seconde paire cervicale, s'unissant avec une de la première paire, pour s'a-
nastomoser avec la branche descendante de la
neuvième paire.

18 Branche de la seconde paire cervicale, se terminant sur la partie postérieure de l'oreille,
et à la partie latérale de la face, et s'anastomosant dans la glande parotide, avec des
branches du nerf facial.

19 Branche de la deuxième paire cervicale, s'a-
nastomosant avec la branche la plus inférieure
du facial et se terminant dans le muscle peaucier et à la peau de la partie antérieure et latérale du cou.

20 Branche de la seconde paire cervicale, se terminant dans le muscle splénius du col.

21 Branche de la seconde paire cervicale, s'anastomosant avec une de la troisième qui va s'u-
nir avec le rameau 12, et se divisant ensuite
en deux rameaux, dont un donne un filet à
une division de l'artère cervicale postérieure,
et s'unit ensuite au nerf accessoire; l'autre
s'anastomose avec une branche de la troisième paire cervicale et s'unit aussi à l'accessoire.

22 Branches des seconde et troisième paires cervicales, se distribuant au bord du muscle
trapèze.

23, 23. Deux branches de la troisième paire cervicale, allant au muscle angulaire de l'omoplate.

24 Branche de la troisième paire cervicale, s'a-
nastomosant avec l'accessoire immédiatement avant que celui-ci ne se termine dans
le muscle trapèze.

25 Branche de la troisième paire cervicale, se
divisant et envoyant une branche anastomotique à l'accessoire, et l'autre à travers le
trapèze pour se terminer à la peau, vers
l'extrémité postérieure et externe de la clavicule.

26 Branche de la troisième paire cervicale, allant
à la peau de la partie inférieure et latérale
du cou.

27 Grosse branche de la troisième paire cervicale,
se divisant et donnant des branches à la peau
qui répond à la clavicule.

28 Deux rameaux de la branche postérieure de la
seconde paire cervicale, donnés à la peau de
la partie postérieure du cou.

29 Nerf phrénique.

30 Branche antérieure de la quatrième paire cervicale, allant au plexus axillaire.

31 Branche de la quatrième paire cervicale, donnant un filet au muscle scalène postérieur en
le traversant pour se terminer dans le muscle
angulaire de l'omoplate.

32 Branche antérieure de la cinquième paire cervicale, allant au plexus axillaire.

33 Branche de la cinquième paire cervicale, traversant les fibres des muscles scalènes moyen
et postérieur, et s'unissant avec une branche
du sixième nerf cervical, pour se terminer
dans le muscle grand dentelé.

34 Branche de la cinquième paire cervicale, envoyant un rameau en bas du muscle sous-
clavier, et ensuite continuant sa marche pour
s'unir au nerf phrénique.

35 Branche antérieure de la sixième paire cervicale, allant au plexus axillaire.

36 Branche antérieure de la septième paire cervicale, allant au plexus axillaire.

37 Portion de la branche antérieure de la première
paire dorsale, allant au plexus axillaire.

38 Nerf scapulaire supérieur (branche sûs-sca-
pulaire).

39 Branche du plexus axillaire, allant au muscle sous-scapulaire.

4o Branche du plexus axillaire, allant au muscle grand-rond.

41 Branche du plexus axillaire, allant au muscle petit-rond.

4a Branche du plexus axillaire, allant au muscle grand dorsal.

43 Nerfs thoraciques, venant du plexus axillaire et allant aux muscles grand et petit pectoraux.

44 Branche externe (ou cutanée) du tronc antérieur de la seconde paire dorsale, donnant une branche qui traverse le muscle petit pectoral pour se terminer dans le grand, s'anastomosant ensuite avec la division externe ou cutanée de la troisième paire dorsale, et avec le petit nerf brachial cutané (accessoire), pour se terminer à la peau de l'aisselle et des parties postérieure et interne du bras.

45 Branche externe (ou cutanée) de la troisième paire dorsale, s'anastomosant avec la branche externe de la seconde paire dorsale, et avec la petite branche cutanée interne (accessoire), pour se terminer à la peau vers l'aisselle, et le bord axillaire de l'omoplate.

46 Petit nerf cutané interne, (accessoire du cutané interne).

47 Nerf cutané interne.

48 Nerf circonflexe.

49 Branche du circonflexe, allant au muscle petit rond.

5o Branche du circonflexe, allant au muscle petit rond, au bord postérieur du deltoïde, et à la peau de la partie postérieure du bras et de l'épaule.

51 Continuation du nerf circonflexe autour de la partie postérieure et interne de l'humérus, donnant un filet à l'articulation de l'épaule, et se terminant dans le muscle deltoïde.

5a Nerf musculo-cutané, ou cutané externe.

53 Branche du cutané externe pour le muscle coraco-brachial.

54 Branche du cutané externe pour le muscle biceps.

55 Branche du cutané externe pour le muscle brachial antérieur.

56 Petite branche du cutané externe accompagnant l'artère brachiale.

57 Continuation du nerf cutané externe descendant sur l'avant-bras ou branches cutanées.

58 Nerf médian.

59 Nerf cubital.

6o Nerf spiral (radial).

61 Branche du nerf spiral (radial), allant à la longue portion du triceps.

6a Branche du spiral, allant à la petite portion (ou portion interne), et à la portion externe du triceps.

63 Petite branche du nerf spiral, devenant superficielle en passant entre la portion interne du triceps et le brachial antérieur pour se rendre à la peau.

64 Continuation du nerf spiral (radial):

FIGURE II.

Cette figure est une continuation de l'extrémité inférieure de la même préparation, et elle représente les nerfs cutanés sur l'avant-bras et la main.

A Artère brachiale.

B Artère radiale.

C Artère cubitale.

a Tendon du muscle biceps.

b Muscle long supinateur.

c Muscle court supinateur.

d Muscle long radial externe.

e Muscle rond pronateur.

f Grand palmaire ou radial antérieur.

g Muscle palmaire grêle.

h Muscle cubital antérieur.

i Muscle fléchisseur sublime des doigts.

j Muscle abducteur du pouce.

k Muscle court fléchisseur du pouce.

l Muscle adducteur du petit doigt.

m Muscles lombricaux.

1 Branches du nerf cutané interne.

a Continuation du nerf cutané externe.

3 Nerf médian.

4 Branche du nerf médian allant au rond pronateur.

5 Branche du nerf médian allant à la peau qui répond au ligament annulaire, et s'anastomo-

sant avec une branche du nerf radial (branche cutanée du radial).

6 Branche du nerf médian, passant entre quelques fibres du ligament annulaire, s'anastomosant avec le rameau que le nerf médian donne au muscle court abducteur et opposant du pouce, et se terminant à la peau vers la base du pouce.

7 Branche du nerf médian, allant aux court abducteur et opposant du pouce.

8 Branche du nerf médian, allant à la peau du côté externe du pouce.

9 Branche du nerf médian, se divisant et envoyant un rameau à la peau et au côté interne du pouce, et un autre qui donne un filet au premier muscle lombrical, et se termine à la peau, et au côté externe de l'index.

10 Branche du nerf médian, se divisant et se terminant au côté interne de l'index et au côté externe du médius.

11 Branche du nerf médian, se divisant et se terminant au côté interne du médius et au côté externe de l'annulaire.

12 Rameaux des branches digitales, allant à la face dorsale des doigts, et s'anastomosant avec ceux du nerf radial et de la branche dorsale du cubital.

13 Nerf cubital.

14 Branche profonde du nerf cubital.

15 Branche du nerf cubital, se divisant et se terminant au côté interne de l'annulaire et au côté externe du petit doigt.

16 Branche du cubital, se terminant au côté interne du petit doigt.

17 Continuation du nerf spiral (radial).

18 Branche du spiral, allant au muscle court supinateur.

19 Branche du spiral, allant au muscle long supinateur.

20 Branche radiale du nerf spiral (ou branche superficielle du radial).

21 Continuation du nerf spiral (branche profonde du radial), passant à travers le court supinateur pour aller aux muscles de la partie postérieure de l'avant-bras.

Planche 22.

FIGURE I.

Cette figure représente les nerfs cutanés sur la partie postérieure de l'avant-bras et de la main.

a Muscle extenseur commun des doigts.
b Muscle cubital postérieur.
c Muscle premier ou long radial externe.
d Second ou court radial externe.
e Muscle long abducteur du pouce.
f Muscle court extenseur du pouce (extenseur de la première phalange.
g Muscle long extenseur du pouce (ext. de la deuxième phalange).
h Muscle abducteur de l'index (premier interosseux dorsal).
1 Divisions de la branche cutanée postérieure du nerf spiral allant à la peau de la face postérieure de l'avant-bras.
2 Branche du nerf cutané externe allant à la peau de la partie postérieure et externe de l'avant-bras.
3 Branches du nerf cutané interne allant à la peau de la partie postérieure et interne de l'avant-bras.
4 Continuation de la branche radiale du nerf spiral (branche cutanée ou digitale du radial).
5 Rameaux de la branche superficielle cutanée ou digitale du spiral (radial), allant à la partie postérieure de la main, aux côtés interne et externe du pouce et de l'index, et au côté externe du médius et s'anastomosant avec les rameaux postérieurs des branches digitales.
6 Rameaux de la branche superficielle cutanée ou digitale du nerf spiral, s'anastomosant avec un rameau de la branche dorsale du cubital.
7 Branche dorsale du cubital.
8 Rameau de la branche dorsale du cubital se divisant et se terminant à la peau de la face dorsale de la main et des côtés interne et externe du petit doigt et de l'annulaire, ainsi qu'au côté interne du médius, et s'anastomosant avec les rameaux postérieurs des branches digitales.
9 Rameaux postérieurs des branches digitales du médius s'anastomosant avec les divisions de la branche superficielle, digitale ou radiale du nerf spiral, et avec les divisions de la branche dorsale du cubital.
10 Rameaux postérieurs des branches digitales du cubital s'anastomosant avec des rameaux de la branche dorsale du cubital.

FIGURE II.

Le muscle biceps a été enlevé; les muscles rond pronateur, radial antérieur et fléchisseur sublime des doigts ont été divisés près de leur origine; les tendons des muscles fléchisseurs sublime et profond ont été divisés; le fléchisseur sublime a été renversé, l'adducteur du pouce a été divisé, ainsi que la plupart des branches digitales des nerfs cubital et médian, l'arcade artérielle palmaire superficielle, aussi bien que des portions des tendons fléchisseurs et des portions des lombricaux ont été enlevées afin de mettre à découvert les divisions de la branche palmaire profonde du nerf cubital.

a Artère brachiale.
b Artère radiale.
c Artère cubitale.
d Artère interosseuse.
e Arcade palmaire profonde.
f Terminaison du muscle brachial antérieur.
g Origine coupée du rond pronateur, du radial antérieur et du fléchisseur sublime.
h Extrémité coupée du muscle radial antérieur.

i Long fléchisseur du pouce.
j Fléchisseur sublime des doigts.
k Fléchisseur profond des doigts.
l Muscle cubital antérieur.
m Long supinateur.
n Court supinateur.
o Long radial externe.
p Court abducteur du pouce.
q Muscle opposant du pouce.
r Court fléchisseur du pouce.
s Adducteur du pouce.
t Adducteur du petit doigt.
u Court fléchisseur du petit doigt.
v Abducteur du petit doigt.
w Muscles lombricaux.
x Muscles interosseux.

1 Nerf médian.
2 Branche du nerf médian allant à l'origine du rond pronateur et du radial antérieur.
3 Branche du nerf médian allant au rond pronateur.
4 Branche du nerf médian allant au muscle radial antérieur.
5 Branche du nerf médian allant au muscle radial antérieur.
6 Branche du nerf médian allant au fléchisseur sublime des doigts.
7 Branche du nerf médian, s'anastomosant avec le cubital et se terminant dans le fléchisseur profond des doigts.
8 Branche interosseuse du médian, donnant des rameaux au muscle long fléchisseur propre du pouce ainsi qu'au fléchisseur profond des doigts, et se terminant dans le carré pronateur.
9 Branche du nerf médian allant au fléchisseur sublime.
10 Branche du médian allant à l'aponévrose palmaire et à la peau.
11 Branche du nerf médian allant aux muscles court abducteur et opposant du pouce.
12 Branche du nerf médian allant à la peau et au côté externe du pouce.
13 Rameau de la branche 12, donné au côté externe du pouce pour s'anastomoser avec un rameau de la branche palmaire profonde du cubital et avec cette dernière elle-même, et se

terminer avec elle dans le muscle court fléchisseur du pouce.
14 Deux branches du médian, l'une se terminant à la peau, etc., au côté interne du pouce; l'autre envoyant un filet au premier lombrical, et se terminant à la peau du côté externe de l'index.
15 Branche du nerf médian, donnant un filet au deuxième lombrical, et un qui enlace une artère collatérale des doigts; elle se divise ensuite et se termine sur le côté interne de l'index et sur le côté externe du médius.
16 Branche du nerf médian, donnant 1° un filet au troisième lombrical, 2° un autre qui enlace une artère collatérale des doigts, puis se terminant au côté interne du médius et au côté externe de l'annulaire.
17 Branches dorsales des nerfs médian et cubital, s'anastomosant avec des rameaux de la branche superficielle du nerf spiral et avec la branche dorsale du cubital, et se terminant à la peau de la partie postérieure des doigts.
18 Nerf cubital.
19 Branche du nerf cubital allant au cubital antérieur.
20 Branche du nerf cubital allant au cubital antérieur.
21 Branche du nerf cubital allant au fléchisseur profond des doigts.
22 Branche dorsale du nerf cubital.
23 Branche du nerf cubital allant au muscle adducteur du petit doigt.
24 Branche du nerf cubital allant aux muscles adducteur et court fléchisseur du petit doigt.
25 Branche du nerf cubital allant au muscle court fléchisseur du petit doigt.
26 Branche profonde du nerf cubital.
27 Rameau de la branche profonde du nerf cubital allant au muscle abducteur du petit doigt et au dernier lombrical.
28 Rameau de la branche profonde du nerf cubital, se divisant et donnant un filet à l'articulation métacarpo-phalangienne du doigt annulaire, plusieurs filets aux muscles interosseux, et un au troisième lombrical.
29 Rameau de la branche profonde du nerf cubi-

tal, donnant des filets aux muscles interosseux , et ensuite se terminant dans l'articulation métacarpo-phalangienne du médius.

3o Rameau de la branche profonde du cubital, se
divisant et se terminant dans les muscles interosseux.

31 Rameau de la branche profonde du nerf cubital se divisant et envoyant un filet à l'articulation métacarpo-phalangienne de l'index,
et le reste au muscle abducteur de l'index (ou
premier interosseux).

32 Rameau de la branche profonde du nerf cubital , donnant 1o un filet au muscle adducteur
de l'index (ou premier interosseux palmaire),
2o un autre qui se divise , et donne plusieurs
filets au muscle court fléchisseur du pouce et
en envoie un devant et un autre derrière
le tendon du muscle long fléchisseur du pouce
pour s'anastomoser avec une branche du nerf
médian allant à la peau du côté externe du
pouce.

33 Continuation du nerf spiral (ou branche profonde ou musculaire du nerf radial).

34 Rameau de la branche profonde du radial allant au muscle brachial antérieur.

35 Rameau de la branche profonde du radial allant aux muscles long supinateur et long radial externe.

36 Rameau de la branche profonde du radial allant au long supinateur.

37 Rameau de la branche profonde du radial allant au court supinateur.

38 Rameau de la branche profonde du radial allant au muscle court radial externe.

39 Nerf radial (ou branche superficielle ou digitale du nerf radial).

FIGURE III.

Une partie du muscle extenseur des doigts a été
divisée près de son origine ; de même que les
tendons ont été divisés près du carpe, excepté
celui du petit doigt ; le tendon du muscle
extenseur propre de l'indicateur a été divisé
ainsi qu'une partie de l'origine du court
supinateur.

a Muscle court supinateur.

b Muscle extenseur commun des doigts.

c Muscle cubital postérieur.

d Muscle long abducteur du pouce.

e Muscle court extenseur du pouce.

f Long extenseur du pouce.

g Extenseur propre de l'index.

h Abducteur de l'index (premier interosseux dorsal).

1 Branche du nerf cutané interne.

2 Continuation du nerf spiral (branche profonde
ou musculaire du nerf radial), donnant des
rameaux au muscle cubital postérieur, à l'extenseur commun des doigts , au long abducteur du pouce, aux court et long extenseur
du pouce, et au muscle indicateur (extenseur
propre de l'index).

3 Continuation du nerf spiral en un ganglion,
qui donne des filets aux articulations du carpe
et aux ligaments.

4 Nerf radial.

5 Branche dorsale du nerf radial.

Planche 23.

FIGURE I.

Cette figure montre la continuation des nerfs scapulaire supérieur et circonflexe. — En faisant la préparation, l'épine du scapulaire a été sciée en travers et l'acromion enlevé; le muscle sus-épineux a été divisé, et le sous-épineux séparé de l'épine; une partie des attaches du deltoïde a été divisée aussi.

a Portion de l'épine du scapulum qu'on a sciée.
b Clavicule.
c Muscle sus-épineux.
d Muscle sous-épineux.
e Muscle petit rond.
f Muscle grand rond.
g Longue portion du muscle triceps.
h Courte portion du muscle triceps.
i Muscle biceps.
j Muscle brachial antérieur.
k Muscle long supinateur.
1 Nerf scapulaire supérieur ou sus-scapulaire.
2 Branche de ce nerf pour le muscle sus-épineux.
3 Branche du même nerf au périoste, près du col de l'omoplate.
4 Branche du nerf scapulaire supérieur allant au ligament capsulaire de l'épaule.
5 Continuation du nerf scapulaire supérieur jusqu'à sa terminaison dans le muscle sous-épineux.
6 Nerf circonflexe.
7 Branche du nerf circonflexe donnant un filet au muscle sous-épineux et se terminant dans le muscle petit rond; elle forme un ganglion remarquable chez ce sujet.
8 Branche cutanée du nerf circonflexe se perdant dans la peau de la partie postérieure du bras et de l'épaule.
9 Branches du nerf circonflexe pour le muscle deltoïde.
10 Branche pour la capsule articulaire.
11 Continuation du nerf circonflexe.
12 Branches qui se terminent dans la peau de la partie externe du bras.
13 Branche cutanée postérieure se perdant dans la peau de la partie postérieure de l'avant-bras et du poignet.

FIGURE II.

Les muscles complexus et splénius ont été séparés à leurs attaches et renversés, pour montrer les branches du tronc postérieur du nerf sous-occipital.

a Muscle petit oblique de la tête.
b Muscle grand oblique.
c Muscle grand droit postérieur.
d Muscle petit droit postérieur.
e Muscle splénius de la tête.
f Muscle transverse du col.
g Muscle complexus.
h Demi-épineux du col.
i Artère vertébrale.
1 Branche antérieure du nerf sous-occipital.
2 Branche postérieure du nerf sous-occipital s'anastomosant avec la branche postérieure du premier nerf cervical, donnant une branche au muscle complexus, et se terminant dans les muscles oblique supérieur, grand et petit droit postérieur de la tête.
3 Branche postérieure du premier nerf cervical donnant des filets aux muscles grand oblique et complexus, et ensuite traversant ce dernier pour se terminer dans les téguments de la partie postérieure de la tête.
4 Branche postérieure du deuxième nerf cervical donnant des branches au muscle complexus, ensuite perçant ce muscle et donnant des branches au splénius de la tête, et après avoir traversé celui-ci et le trapèze, se terminant dans la peau de la partie postérieure du cou.

5 Branche du tronc postérieur du troisième nerf
cervical.

6 Branche postérieure de la quatrième paire.

7 Branche postérieure de la cinquième paire.

8 Branche postérieure de la sixième paire.

9 Branche postérieure du septième nerf cervical.

FIGURE III.

Cette figure montre les nerfs qui se distribuent aux
tendons et aux articulations des doigts ; plusieurs branches des nerfs des doigts ont pour
cela été enlevées, aussi bien que des portions
de plusieurs tendons.

a Long fléchisseur du pouce.

b Tendons du fléchisseur profond des doigts.

c Muscle cubital antérieur.

d Muscle adducteur du pouce.

e Muscle court fléchisseur du pouce.

f Muscle abducteur du pouce.

g Muscle abducteur du petit doigt.

h Court fléchisseur du petit doigt.

i Muscles lombricaux.

1 Nerf médian.

2 Branche du médian aux muscles abducteur et
opposant du pouce.

3 Branche du muscle court fléchisseur du pouce.

4 Branches des nerfs digitaux et leurs filets
postérieurs aux articulations et tendons des
doigts.

5 Branches du médian aux muscles lombricaux.

6 Branches aux racines des ongles et à la terminaison des gaînes des tendons.

7 Rameau venant d'une des branches du nerf radial, passant de la partie postérieure du
pouce à l'articulation de la première avec la
deuxième phalange.

8 Branche du nerf radial à la partie externe de
la matrice de l'ongle du pouce.

9 Nerf cubital.

10 Branche profonde du nerf cubital.

11 Branche de la profonde allant aux troisième et
quatrième muscles lombricaux et à l'articulation métacarpo-phalangienne de l'annulaire.

FIGURE IV.

Cette figure représente la branche que le nerf
sciatique donne à la membrane synoviale et
au ligament capsulaire du genou, ainsi que
les divisions principales du nerf péronier
(sciatique, poplité externe).

a Portion du ligament capsulaire.

b Membrane synoviale.

c Attache du muscle biceps.

d Muscle long péronier coupé et renversé.

e Portions détachées des muscles jambier antérieur
et extenseur commun des orteils.

1 Continuation de la branche du nerf sciatique
qui a fourni à la courte portion du muscle
biceps, pour se terminer dans la synoviale et
les ligaments du genou.

2 Nerf péronier.

3 Filet du nerf péronier donné au ligament capsulaire de l'articulation péronéo-tibiale.

4 Filet de la capsule articulaire du genou.

5 Branches du nerf péronier ou muscle jambier
antérieur ; quelques uns des filets peuvent
être suivis jusqu'au périoste du tibia, et au
ligament interosseux.

6 Branche du nerf péronier donnant des filets à
l'artère tibiale antérieure et se terminant dans
les muscles jambier antérieur et extenseur
des orteils.

7 Nerf tibial antérieur.

8 Branches du nerf péronier au muscle long péronier latéral.

9 Branche dorsale du nerf péronier. — Saphène
postérieure.

10 Branche de cette dernière pour le court péronier.

Planche 24.

a Muscle oblique externe.
b Muscle oblique interne.
c Muscle transverse.
d Muscle grêle interne.
e Muscle couturier.
f Muscle droit antérieur de la cuisse.
g Tenseur du fascia lata.
h Muscle vaste interne.
i Muscle triceps de la cuisse.
j Muscle vaste interne.
k Muscle pectiné.
l' Courte portion du triceps ou petit adducteur.
m Longue portion du triceps ou moyen adducteur.
n Large portion du triceps ou grand adducteur.
o Terminaison du muscle iliaque.

1 La continuation d'une branche du premier nerf lombaire, la même qu'au n° 21, pl. XVIII; elle perce les muscles transverse, l'oblique interne près de l'épine iliaque antérieure et supérieure, communique avec une des branches 28, pl. XVIII, et ensuite se dirige en avant et se divise en plusieurs branches, qui percent l'aponévrose du muscle oblique externe et se terminent à la peau près du pubis.

2 Deux divisions de la branche 23, pl. XVIII, nerf spermatique externe, donnant un filet au fascia transversalis et se divisant en deux rameaux qui percent les muscles transverse et oblique interne où l'un se termine, tandis que l'autre leur donne des filets, et après avoir communiqué avec le nerf précédent, 1, perce l'aponévrose du muscle oblique externe, puis communique avec le spermatique externe, 3, et se termine à la peau près du pubis.

3 Continuation de la branche principale du nerf spermatique externe, 27, pl. XVIII; elle traverse les anneaux externe et interne pour se terminer à la peau du pubis et au cordon spermatique ou au ligament rond et communique avec le nerf précédent 2.

4 Une branche du spermatique externe, continuation de 24, pl. XVIII; elle se divise en deux branches qui se terminent dans la peau près de l'épine iliaque antérieure et supérieure.

5 Trois branches, continuation du spermatique externe, 25, pl. XVIII; elles se terminent à la peau; l'une près de l'épine iliaque antéro-supérieure, la seconde dans la partie supérieure de la cuisse, et la troisième près des pubis.

6 Nerf cutané externe du second lombaire, continuation du 28, pl. XVIII, allant se distribuer à la peau de la partie externe de la cuisse.

7 Nerf cutané interne du deuxième lombaire, continuation du 27, pl. XVIII, allant se distribuer à la peau de la partie externe moyenne et inférieure de la cuisse.

8 Branche du nerf crural antérieur, se distribuant au muscle iliaque près de son insertion.

9 Nerf crural antérieur.

10 Première branche de ce nerf destinée au muscle droit antérieur.

11 Deuxième branche pour les muscles vaste externe et triceps.

12 Troisième branche pour les muscles vaste interne et triceps.

13 Quatrième branche, pour le muscle couturier.

14 Cinquième branche se divisant en quatre autres 15, 16, 17, 17.

15 Branche 14, traversant le couturier et se divisant en deux branches pour se terminer à la peau, l'une au-dessus de la cotule, l'autre au côté interne du genou.

16 Une branche de 14, perçant le couturier et s'anastomosant avec la 19, se terminant à la peau de la partie moyenne de la cuisse.

17 17 Deux branches du 14, se distribuant au couturier.

18 Une partie de la cinquième branche du nerf

crural antérieur, naissant avec la branche 19, elle descend sur la partie externe de l'artère fémorale et envoie un filet de dessous le couturier pour s'anastomoser avec une branche cutanée du nef obturateur et se terminer à la peau.

19 Une partie de la sixième branche du nerf crural, naissant avec le 18 ; elle se divise en deux rameaux en descendant ; l'un donne des filets à la peau et se termine dans une des branches du nerf saphène en passant dessous le couturier ; tandis que l'autre s'anastomose avec la branche cutanée du nerf obturateur et se termine avec une petite artère à la partie inférieure de la cuisse.

20 Septième branche du nerf crural, pour la peau de la partie supérieure interne de la cuisse.

21 Huitième branche accompagnant la veine saphène et lui donnant des filets.

22 Neuvième branche au muscle pectiné.

23 Une division de la dixième branche du crural formant une partie du nerf saphène ; après s'être divisée elle envoie une branche sous le bord externe de la partie inférieure du muscle couturier, donne des filets à la peau et aux ligaments du côté interne du genou, et se rend ensuite sur la rotule pour donner des filets à la peau et aux ligaments du côté externe du genou ; l'autre sort aussi de dessous le bord externe du muscle couturier, donne des filets à la peau et se joint aux divisions du nerf saphène, 24.

24 L'autre division de la dixième branche du nerf crural, fait partie du saphène ; elle envoie un filet au ligament capsulaire du genou, sort de dessous le bord externe du muscle couturier et se continue en bas sur la face interne du tibia avec la veine saphène, elle passe sur la malléole interne, au côté interne du pied jusqu'au gros orteil, donnant dans son trajet des filets au fascia, au périoste et à la peau.

25 Nerf obturateur.

26 Branche de l'obturateur au muscle petit adducteur.

27 Branche pour le muscle moyen adducteur.

28 Branche du nerf obturateur pour le muscle grêle interne.

29 Branche du nerf obturateur pour la longue portion du triceps (moyen adducteur), et se terminant à la peau de la partie interne de la cuisse, s'anastomosant avec les branches 18 et 19 du crural.

30 Branche de la portion supérieure du plexus fessier, s'avançant sous le muscle fessier moyen pour se perdre dans le muscle fascia lata.

FIGURE III.

a Muscle jambier antérieur.

b Muscle extenseur propre du gros orteil.

c Muscle extenseur commun des orteils.

d Muscle long péronier.

e Muscle court péronier.

f Muscle pédieux.

1 1 Continuation de la division du nerf saphène, 24, fig. I.

2 Continuation de la branche dorsale du nerf péronier.

3 Branche de la branche dorsale du nerf péronier pour le muscle petit péronier.

4 Division interne de la branche dorsale du nerf péronier, distribuant des nerfs au pied, au côté interne du gros orteil, au côté externe de deuxième et au côté interne du troisième.

5 Division externe de la branche dorsale du nerf péronier, donnant des filets au pied et s'anastomosant avec la longue branche cutanée, ensuite fournissant au côté externe du troisième, au côté interne du quatrième et au côté externe du cinquième orteil.

6 Nerf tibial antérieur, donnant des filets au jambier antérieur, au muscle extenseur propre et à l'extenseur commun et passant sous le ligament annulaire pour donner des filets à la peau, et se diviser en se terminant au côté externe du gros orteil et au côté interne du deuxième.

7 Continuation de la longue branche cutanée du péronier donnant une branche à la partie externe du dos du pied et communiquant avec la division externe de la branche dorsale du nerf péronier, ensuite se portant au côté externe du pied et du petit orteil.

FIGURE II.

a Artère tibiale antérieure.
b Muscle pédieux divisé.
1 1 Divisions de la branche dorsale du nerf péronier données au côté interne du pied et du gros orteil , au côté externe du deuxième et aux deux côtés des troisième et quatrième ainsi qu'au côté interne du petit orteil.

2 Longue branche cutanée du nerf péronier, passant au côté externe du pied et du petit orteil.
3 Nerf tibial antérieur.
4 Branche externe du nerf tibial antérieur, donnant des filets au muscle pédieux , aux muscles interosseux , aux ligaments et aux articulations.

Planche 25.

FIGURE I.

Les muscles grand et moyen fessiers ont été divisés et renversés; le muscle jumeau et le tendon de l'obturateur interne ont été divisés pour mettre à découvert le nerf qui passe derrière eux et se termine dans le jumeau, le carré crural et le ligament capsulaire de l'articulation coxo-fémorale; les deux têtes du muscle gastrocnémien ont aussi été séparées à leur jonction (et écartées).

a Muscle grand fessier.
b Muscle moyen fessier.
c Muscle petit fessier.
d Muscle pyriforme (pyramidal).
e Muscle jumeau et tendon de l'obturateur interne coupés.
f Muscle carré de la cuisse.
g Muscle demi-tendineux.
h Muscle demi-membraneux.
i Longue portion du biceps.
j Courte portion du biceps.
k Grande portion du biceps (grand adducteur).
l Muscle grêle interne.
m Muscle gastrocnémien superficiel (jumeaux interne et externe).
n Muscle plantaire grêle.
o Muscle releveur de l'anus.
p Artère fessière.
q Artère ischiatique.
r Branches perforantes de l'artère fémorale profonde.
s Artère poplitée.
1 Terminaison des branches postérieures des nerfs sacrés allant se rendre à la peau qui revêt la face postérieure du coccyx et la partie la plus inférieure du sacrum.
2 Rameaux de la branche antérieure du cinquième nerf sacré, perforant le muscle releveur de l'anus et se terminant à la peau, près de l'anus.

3 Continuation de la branche antérieure du quatrième nerf sacré, le même qui est représenté pl. XVIII, 44, s'anastomosant avec la branche n° 4 du nerf honteux interne, et se terminant sur le sphincter et à la peau qui entoure l'anus.
4, 4 Branches du nerf honteux interne, continuation de la pl. XVIII, 37, donnant des filets au sphincter de l'anus et du vagin et se terminant à la peau.
5 Branche du nerf honteux interne, continuation de celle représentée pl. XVIII, 36, se terminant au clitoris et dans les parties adjacentes.
6 Partie supérieure du plexus fessier (nerf fessier supérieur), continuation du n° 33, pl. XVIII, passant au-dessus du muscle pyriforme pour aller se jeter dans les muscles moyen et petit fessier, et envoyant une branche en avant, par-dessous le moyen fessier, au tenseur du fascia lata.
7 Partie inférieure du plexus fessier (nerf fessier inférieur).
8 Branches de la partie inférieure du plexus fessier, données au muscle grand fessier.
9, 9 Branches de la partie inférieure du plexus fessier, contournant le bord inférieur du grand fessier et allant se rendre à la peau, vers la partie postérieure du grand trochanter.
10 Branche de la partie inférieure du plexus fessier, donnant des filets à la peau vers la tubérosité de l'ischion, et en envoyant un en avant le long de la branche descendante du pubis à la peau, près de la grande lèvre, puis s'anastomosant avec une branche du nerf honteux interne.
11 Deux longues branches cutanées de la partie inférieure du plexus fessier, donnant des filets à la peau et descendant sur la partie postérieure de la cuisse, pour se terminer à

la peau du côté externe et du côté interne du jarret.

12 Nerf sciatique.

13 Branche de la partie supérieure du nerf sciatique, passant derrière le muscle jumeau, et le tendon de l'obturateur interne, donnant des filets à celui-ci ainsi qu'à la partie postérieure du ligament capsulaire de l'articulation coxo-fémorale, et se terminant dans le muscle carré de la cuisse.

14 Branche du nerf sciatique allant au muscle demi-membraneux.

15 Branche du nerf sciatique se jetant dans la longue portion du biceps.

16 Branche du nerf sciatique pour le muscle demi-tendineux.

17 Branche du nerf sciatique, envoyant un rameau en arrière du muscle demi-membraneux à la grande portion du triceps (grand adducteur), et ensuite se terminant dans le demi-membraneux.

18 Branche du nerf sciatique allant à la courte portion du biceps.

19 Nerf péronier (sciatique poplité externe).

20 Branche du nerf sciatique, donnant des filets à plusieurs branches de l'artère poplitée, et se divisant en rameaux qui se terminent sur les ligaments des parties postérieure et interne de l'articulation du genou.

21 Branche du nerf sciatique se terminant dans la portion externe du muscle gastrocnémien superficiel.

22 Branche du nerf sciatique appelée communiquante tibiale (saphène tibiale ou interne); on peut voir sa continuation n° 20, fig. 2.

23 Branche du nerf sciatique donnant des rameaux aux muscles jumeaux, et se terminant dans le muscle soléaire.

24 Branche du nerf sciatique allant au plantaire grêle.

25 Branche du nerf sciatique allant au muscle poplité.

26 Branche du nerf sciatique se divisant en rameaux, voir n° 2, 3, 4, fig 2.

27 Branche du nerf tibial postérieur; on voit sa continuation n° 5, fig, 2.

28 Branche du nerf tibial postérieur; on voit sa continuation n° 6, fig. 2.

29 Branche du nerf péronier, se dirigeant en avant sous la partie la plus inférieure du muscle biceps, donnant un rameau à la courte portion de ce muscle, et ensuite allant se distribuer aux ligaments et à la membrane synoviale du côté externe de l'articulation du genou.

30 Longue branche cutanée (saphène, péronier ou externe) du nerf péronier, donnant une branche à la peau qui revêt le côté externe de la jambe, et ensuite passant à travers quelques fibres des muscles jumeaux s'unissant à la communiquante tibiale, donnant des branches à la peau du côté externe du talon, et se terminant sur le côté externe du dos du pied et du petit orteil.

FIGURE II.

Les muscles gastrocnémien, superficiel et profond (jumeaux et soléaire) ont été divisés longitudinalement; quelques portions de ces muscles ont été enlevées, et le reste renversé.

a Muscle gastrocnémien superficiel (jumeaux).

b Muscle gastrocnémien interne.

c Tendon du plantaire grêle.

d Long fléchisseur du gros orteil.

e Long fléchisseur des orteils.

f Muscle tibial postérieur.

g Court fléchisseur des orteils.

h Abducteur du gros orteil.

i Court fléchisseur du gros orteil.

j Abducteur du petit orteil.

k Court fléchisseur du petit orteil.

l Artère tibiale postérieure.

m Artère péronière.

n Artère plantaire.

1 Nerf tibial postérieur (nerf tibial).

2 Continuation d'une branche représentée n° 26, fig. 1, allant au muscle tibial postérieur.

3 Continuation de la petite branche fig. 1, 26, se terminant au périoste du tibia.

4 Continuation d'une branche représentée n° 26,

se terminant dans le muscle gastrocnémien profond (soléaire).

5 Branche du nerf tibial postérieur allant au long fléchisseur des orteils; c'est la continuation de celui représenté fig. 1, 27.

6 Branche du nerf tibial postérieur allant au long fléchisseur du gros orteil; il est la continuation de celui représenté fig. 1, 28.

7, 8, 9 Branches du nerf tibial postérieur allant au fascia, aux ligaments et au tissu cellulaire de la partie la plus inférieure de la jambe.

10 Branche du nerf tibial postérieur, passant derrière l'artère tibiale postérieure et communiquant avec une des branches données à la peau du côté interne du talon, et ensuite s'unissant au nerf plantaire interne.

11 Branches du nerf tibial postérieur, allant à la peau et au tissu cellulaire du côté interne du talon.

12 Branches du nerf plantaire interne allant à la peau et au tissu cellulaire sous-cutané du côté interne du pied.

13 Branche du nerf plantaire interne donnant un rameau au court fléchisseur du gros orteil et ensuite passant sur le côté interne du pied et du gros orteil pour se terminer à la peau et au tissu cellulaire sous-cutané.

14 Branche du nerf plantaire interne donnant un filet au premier muscle lombrical, et ensuite se terminant sur le côté externe du gros orteil et sur le côté interne du second.

15 Branche du nerf plantaire interne, se terminant sur le côté externe du second orteil et sur le côté interne du troisième.

16 Branche du nerf plantaire interne, communiquant avec une branche du plantaire externe, et se terminant sur le côté externe du troisième orteil et sur le côté interne du quatrième.

17 Branche du nerf plantaire externe communiquant avec une branche de l'interne et se terminant au côté externe du quatrième orteil et au côté interne du petit.

18 Branche du nerf plantaire externe, se terminant à la peau du côté externe du pied et du petit orteil.

19 Branche du nerf plantaire externe se terminant à la peau du côté externe du pied.

20 Communiquante tibiale du nerf sciatique, continuation du n° 22, fig. 1 (saphène tibiale).

21 Longue branche cutanée du nerf péronier, recevant la communiquante tibiale et donnant des branches à la peau du côté externe du talon et se terminant au côté externe du dos du pied et du petit orteil.

FIGURE III.

Le muscle court fléchisseur des orteils a été détaché à son origine et ses tendons ont été divisés; le court fléchisseur du gros orteil a été coupé à son insertion, et une portion en a été enlevée; des portions des tendons du long et du court fléchisseur, ainsi que des muscles lombricaux, ont été enlevées.

a Muscle court fléchisseur des orteils.

b Accessoire du fléchisseur des orteils.

c Abducteur du gros orteil.

d Court fléchisseur du gros orteil.

e Adducteur du gros orteil.

f Abducteur du petit orteil.

g Court fléchisseur du petit orteil.

h Adducteur du petit orteil.

i Muscles interosseux.

k Muscle transverse du pied.

l Artère tibiale postérieure, formant les artères plantaires, se divisant en

1 Nerf plantaire interne.

2 Nerf plantaire externe.

3 Branches du nerf plantaire interne allant au muscle court fléchisseur des orteils.

4 Rameau d'une des branches précédentes 3, allant au muscle abducteur du gros orteil.

5 Branche du nerf plantaire interne allant au côté interne du gros orteil.

6 Rameau de la branche 5 du plantaire interne, allant à la peau.

7 Rameau de la branche 5 du plantaire interne, donnant des filets au court fléchisseur du gros orteil, et communiquant avec la bran-

che du nerf plantaire profond qui fournit à l'adducteur du gros orteil.

8 Rameau de la branche 5 du nerf plantaire interne se terminant dans l'articulation du premier métatarsien avec la première phalange du gros orteil.

9 Filet allant au premier muscle lombrical et venant de la branche du plantaire interne qui donne des rameaux au côté externe du gros orteil et au côté interne du second.

10 Branche du nerf plantaire externe allant à l'accessoire du fléchisseur commun.

11 Branche du nerf plantaire externe fournissant à l'origine du muscle court fléchisseur des orteils et à l'abducteur du petit orteil.

12 Branche du nerf plantaire externe, donnant un petit rameau aux ligaments des articulations du tarse, et ensuite se terminant à la peau du côté du pied.

13 Extrémités coupées de la branche du nerf plantaire externe, fournissant au côté externe du quatrième orteil et au côté interne du petit orteil.

14 Nerf plantaire profond.

15 Branche du nerf plantaire externe, donnant des filets au côté externe du pied et du petit orteil.

16 Branche du nerf plantaire externe envoyant un filet à l'articulation du petit orteil à la cinquième articulation métatarso-phalangienne, un au dernier muscle interosseux et un au dernier lombrical.

17 Branche du plantaire externe se divisant et donnant un rameau au fascia, au tissu cellulaire sous-cutané, et l'autre au muscle court fléchisseur du petit orteil.

18 Branche du nerf plantaire profond allant aux muscles interosseux.

19 Branche du nerf plantaire profond, donnant des filets aux muscles interosseux et un au troisième lombrical.

20 Branche du nerf plantaire profond donnant des filets aux muscles interosseux et envoyant un rameau en bas au muscle transverse du pied et au second lombrical.

21 Continuation du nerf plantaire profond, se terminant dans les muscles interosseux et dans l'adducteur du gros orteil.

22 Branche du nerf plantaire profond donnant un filet à la face supérieure de l'adducteur du gros orteil, et ensuite passant entre quelques fibres de la face inférieure pour donner un plus grand nombre de filets à ce muscle et enfin s'anastomosant avec la branche 7 du nerf plantaire interne envoyée au court fléchisseur du gros orteil.

TABLE DES MATIÈRES.

TABLE DES ADDITIONS.

FIN DE LA TABLE.

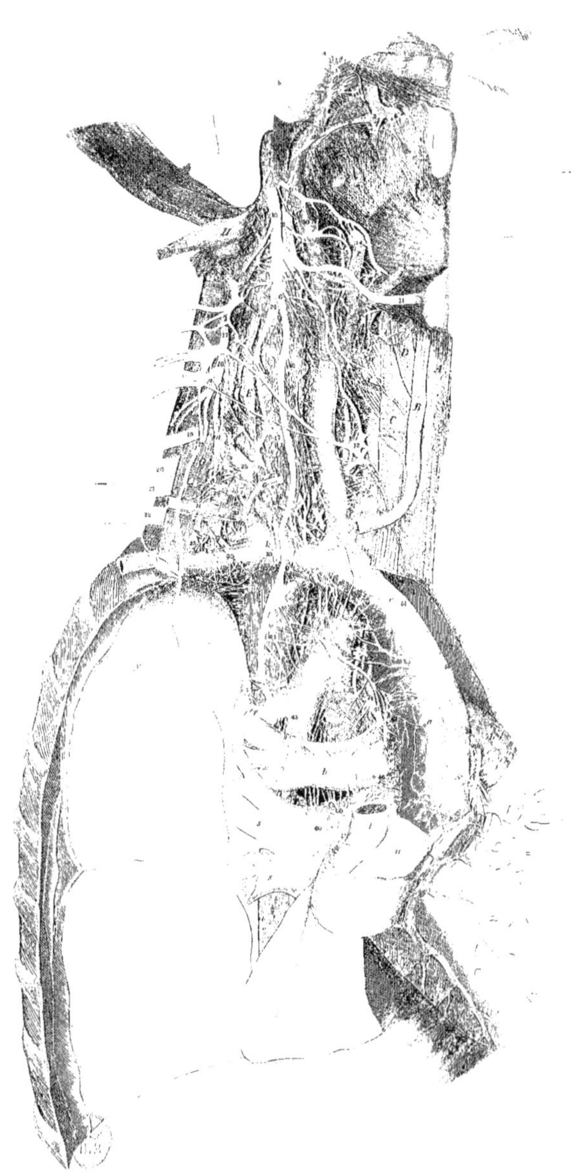

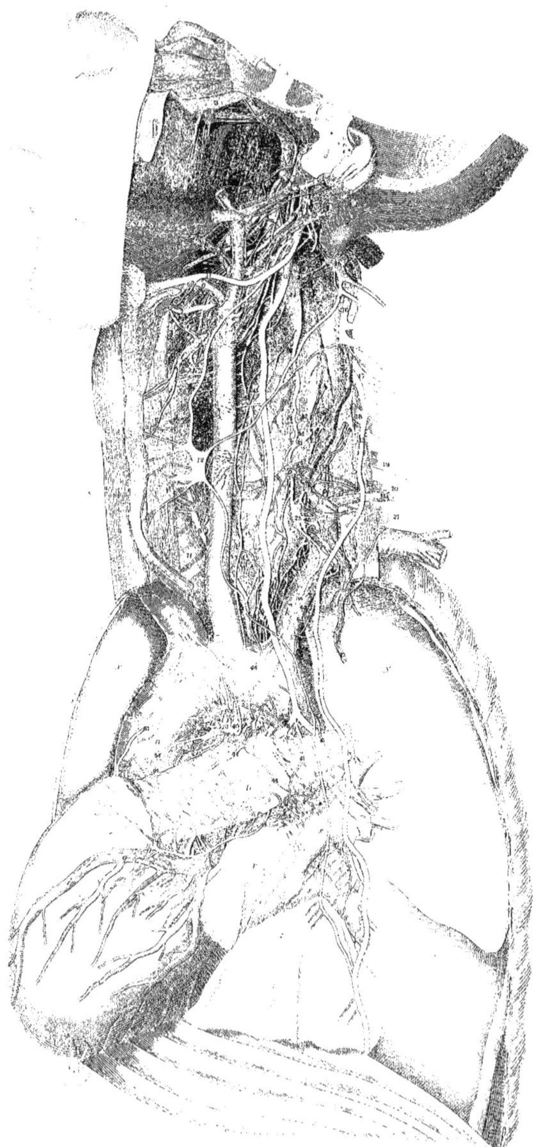

Drawn by West.   Engraved by Fisher.

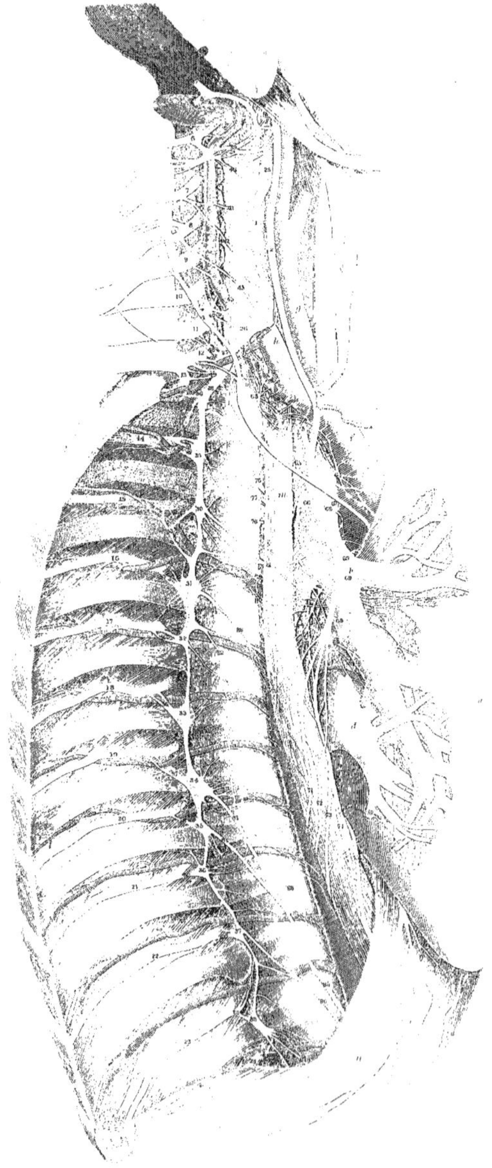

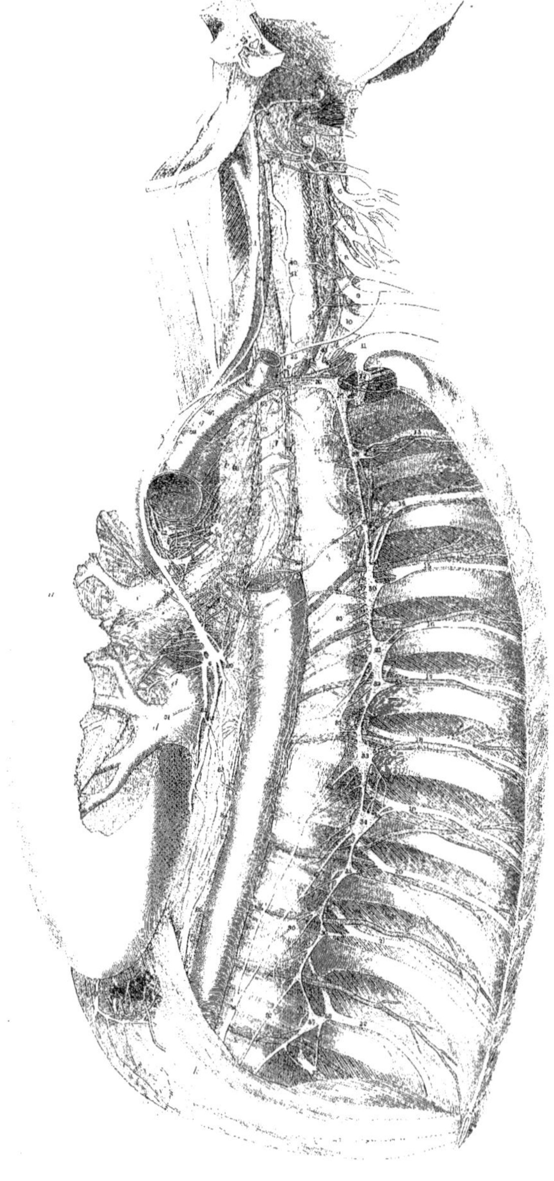

Drawn by West
Engraved by Finden

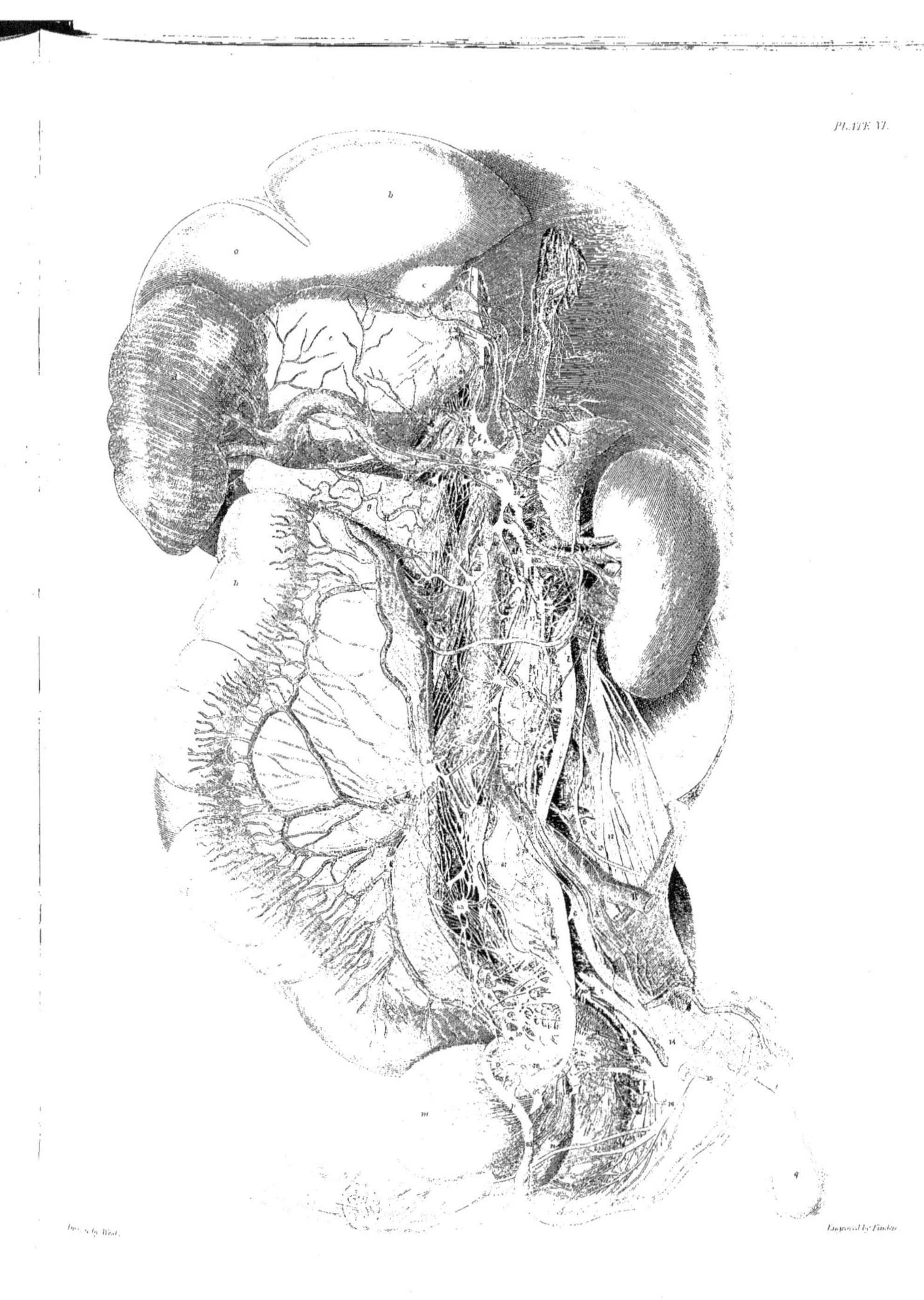

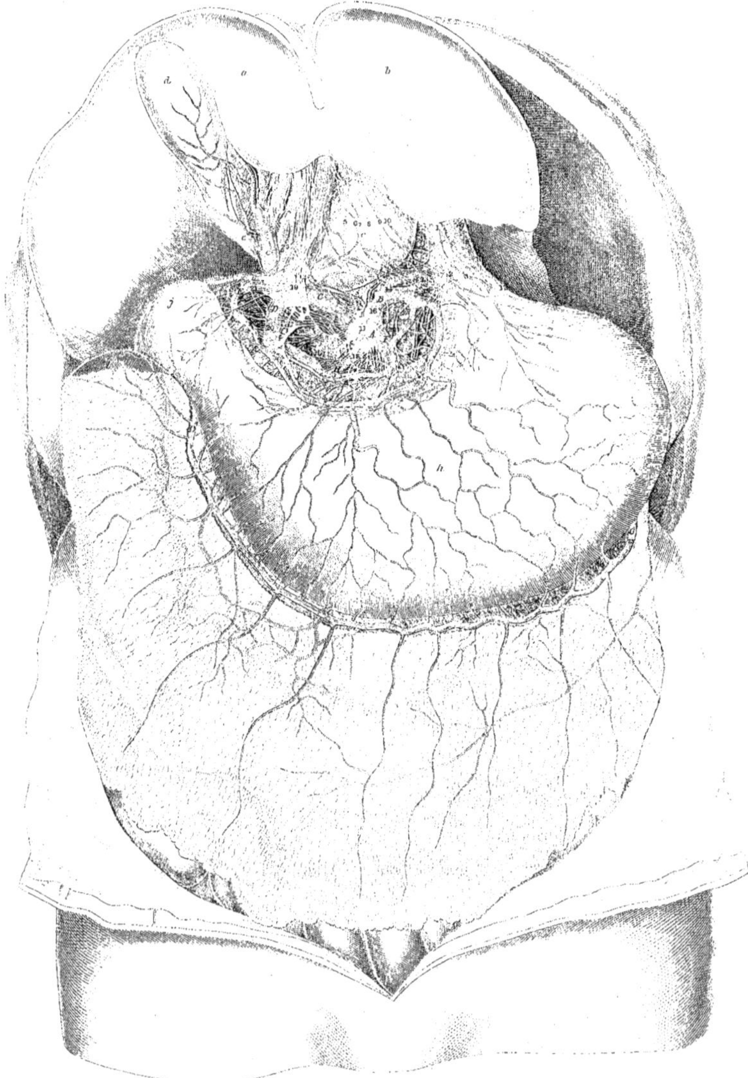

Drawn by Gent.　　　　　　　　Engraved by London.

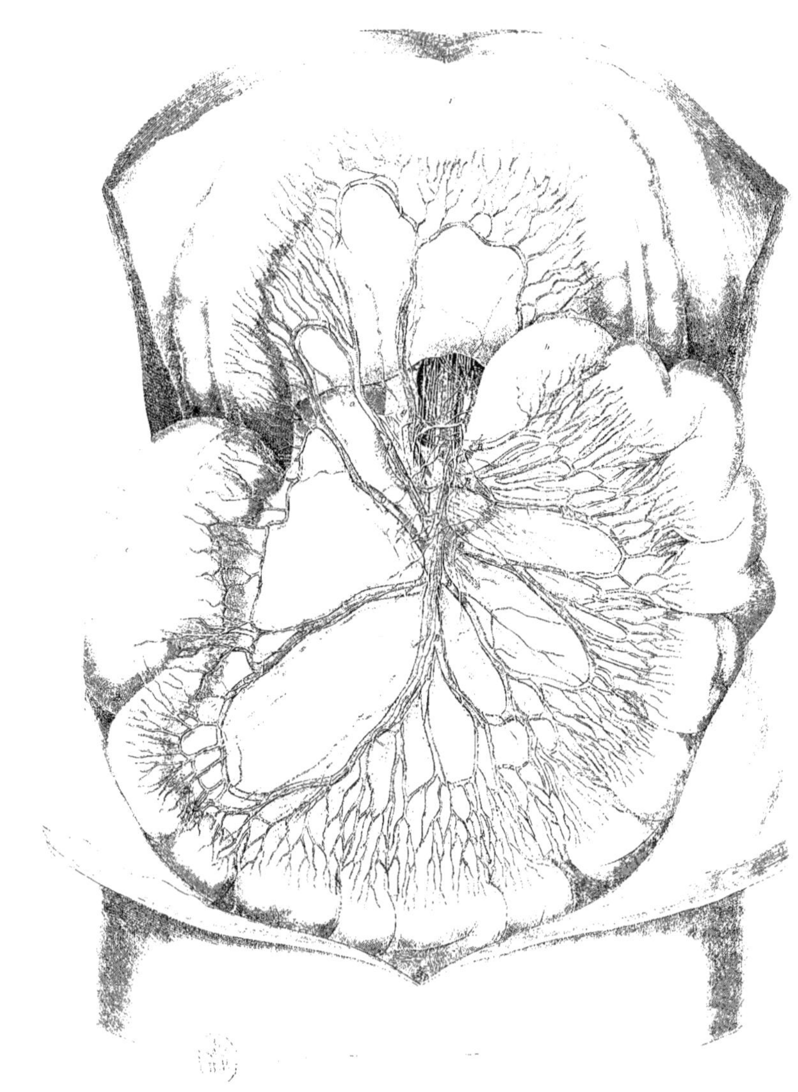

Drawn by West.   Engraved by Comte.

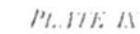

Fig. 3. 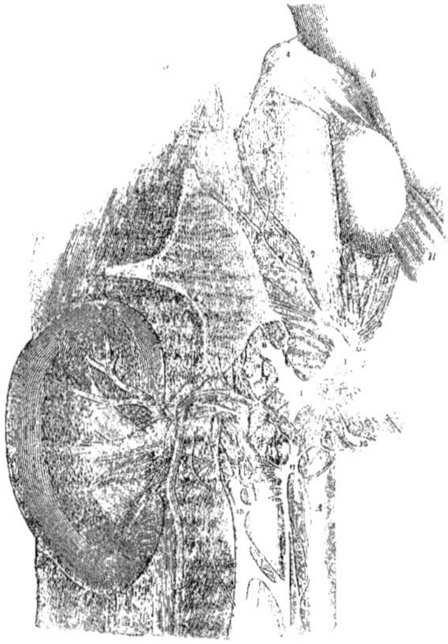
Fig. 1. 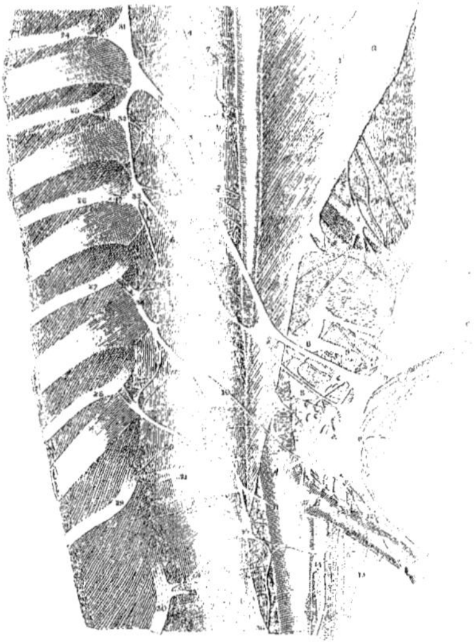
Fig. 4. 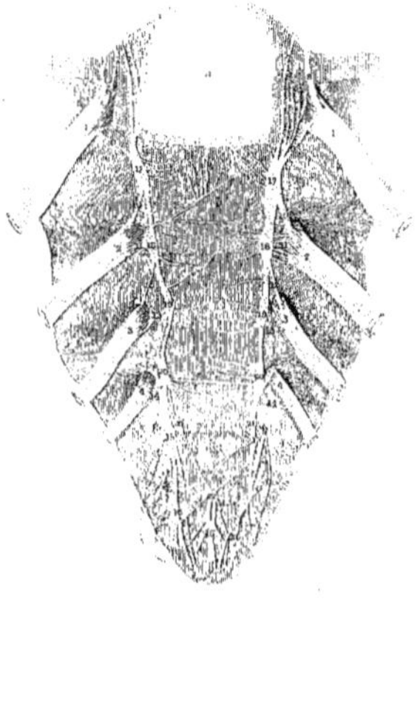
Fig. 2.
PLATE IX.

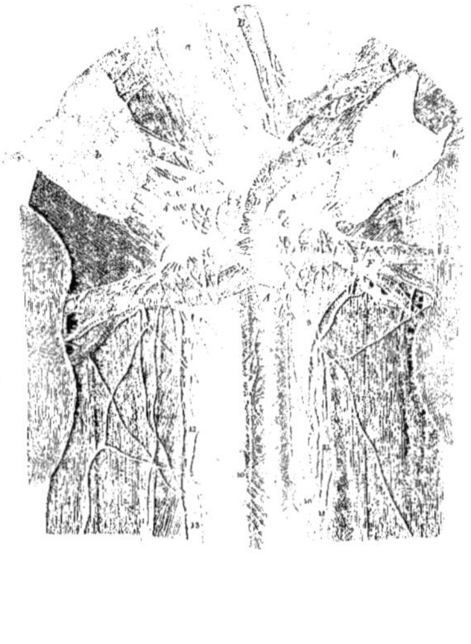

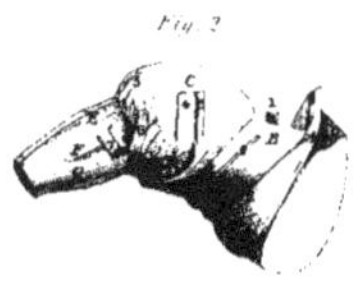

Fig. 2.

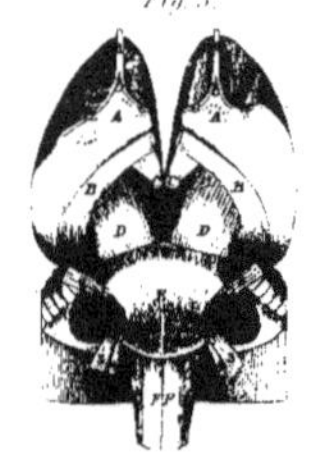

Fig. 3.

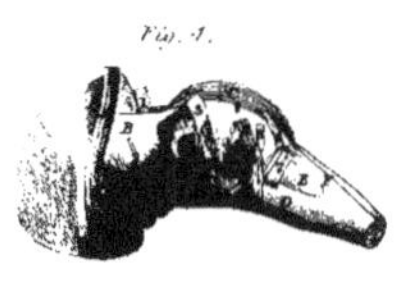

Fig. 4.

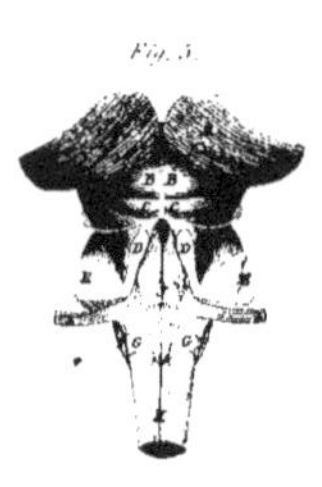

Fig. 5.

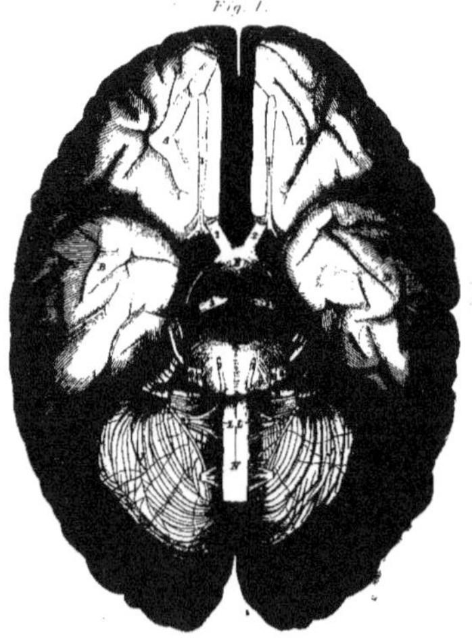

Fig. 1.

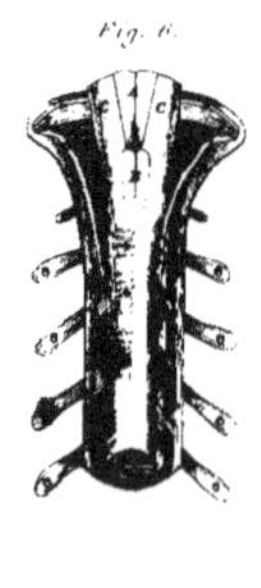

Fig. 6.

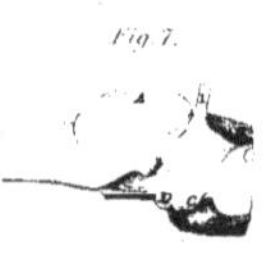

Fig. 7.

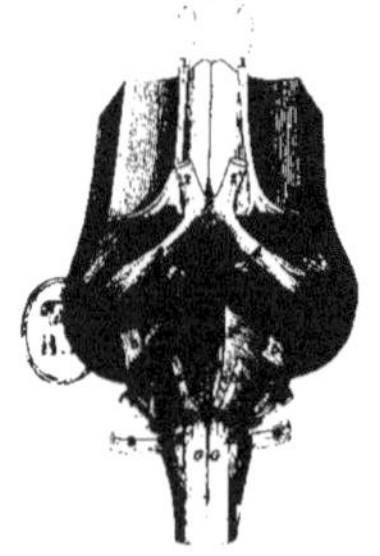

Fig. 8.

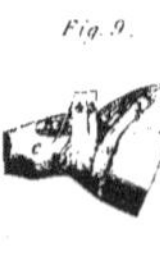

Fig. 9.

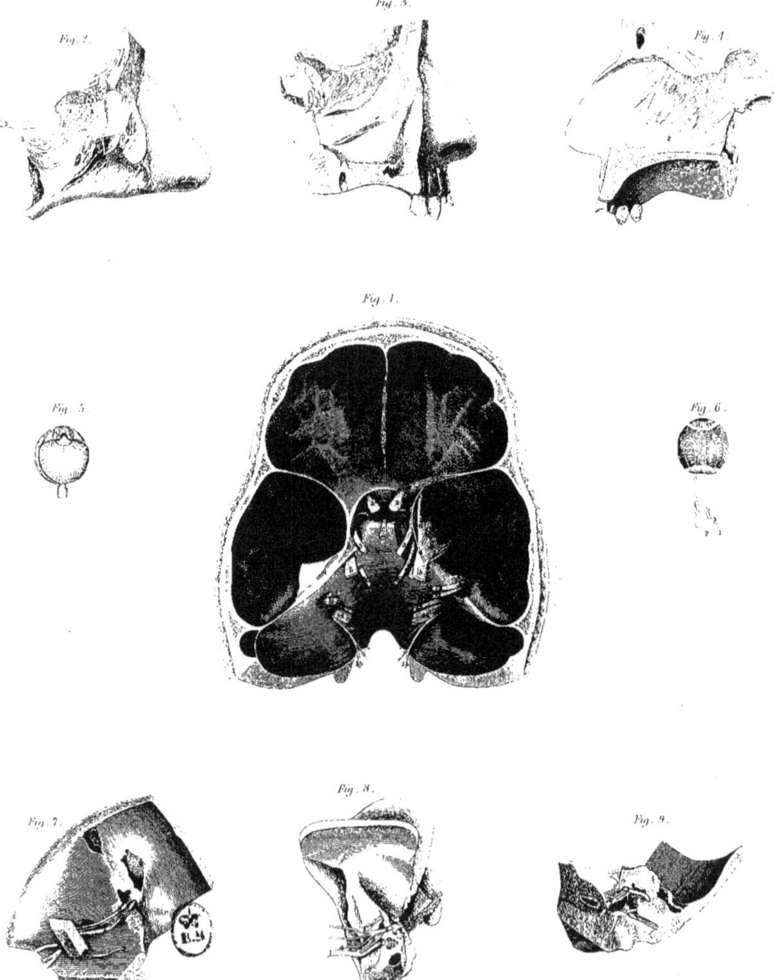

Fig. 2.
Fig. 3.
Fig. 4.
Fig. 1.
Fig. 5.
Fig. 6.
Fig. 7.
Fig. 8.
Fig. 9.

PLATE XII.

Fig. 1.

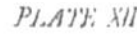

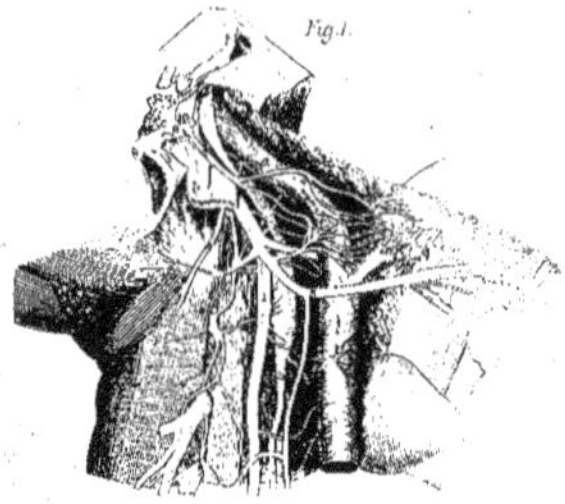

Fig. 4.

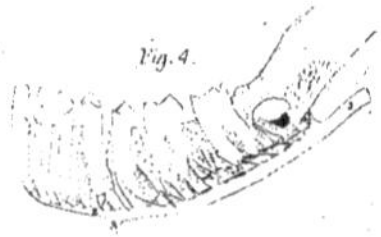

Fig. 5.

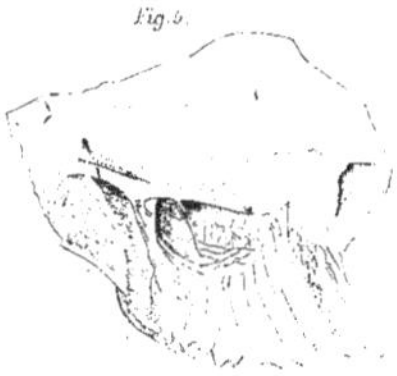

Fig. 2.

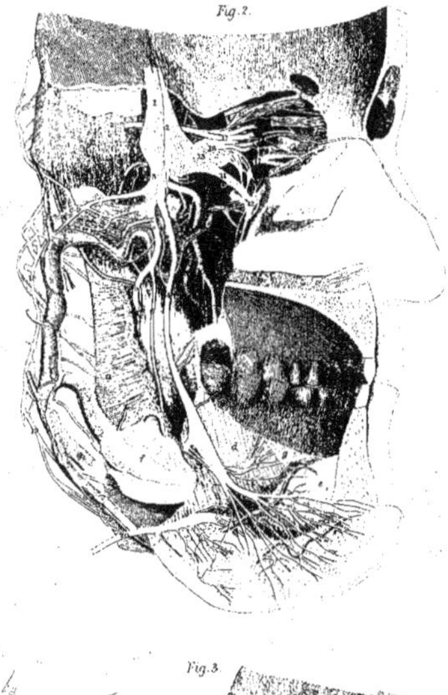

Fig. 6.

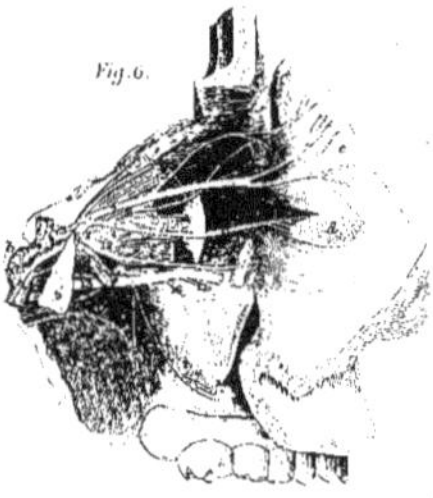

Fig. 7.

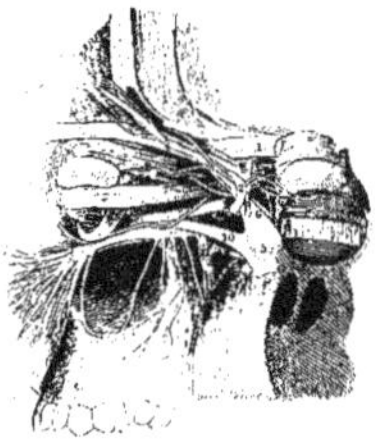

Fig. 3.

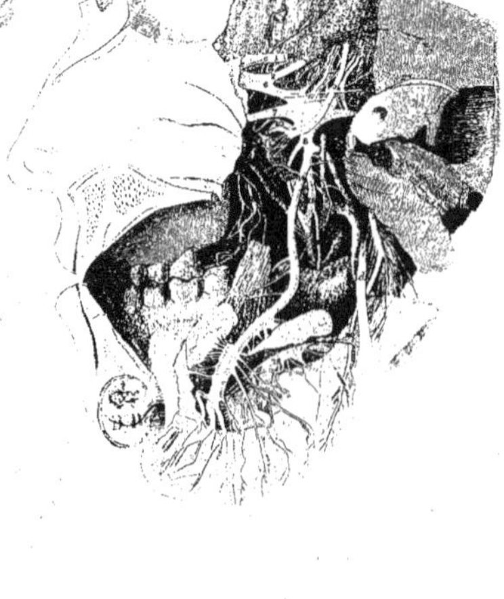

Drawn by West.

Engraved by Finden.

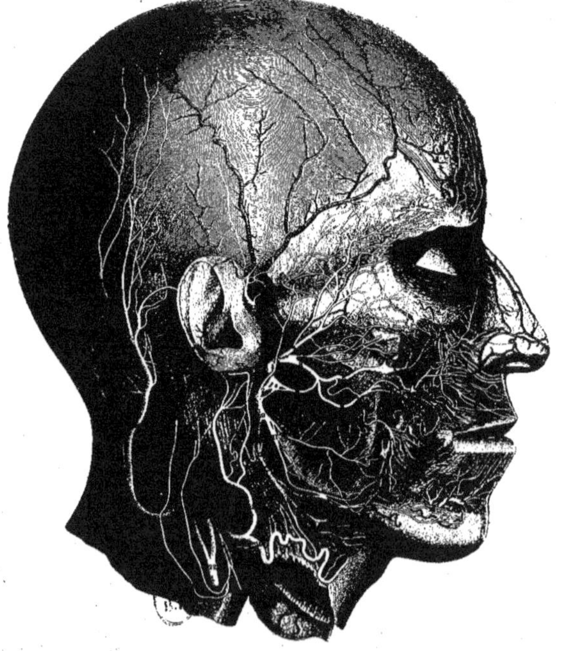

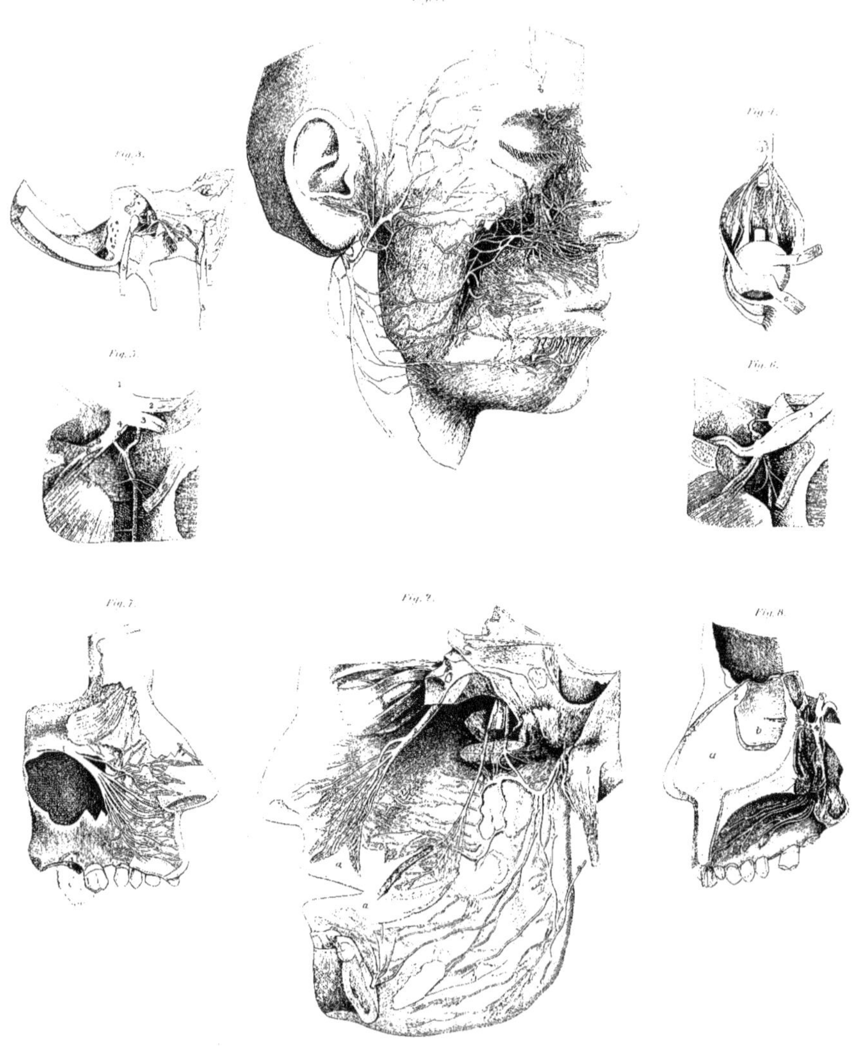

Fig. 1.
Fig. 2.
Fig. 3.
Fig. 4.
Fig. 5.
Fig. 6.
Fig. 7.
Fig. 8.

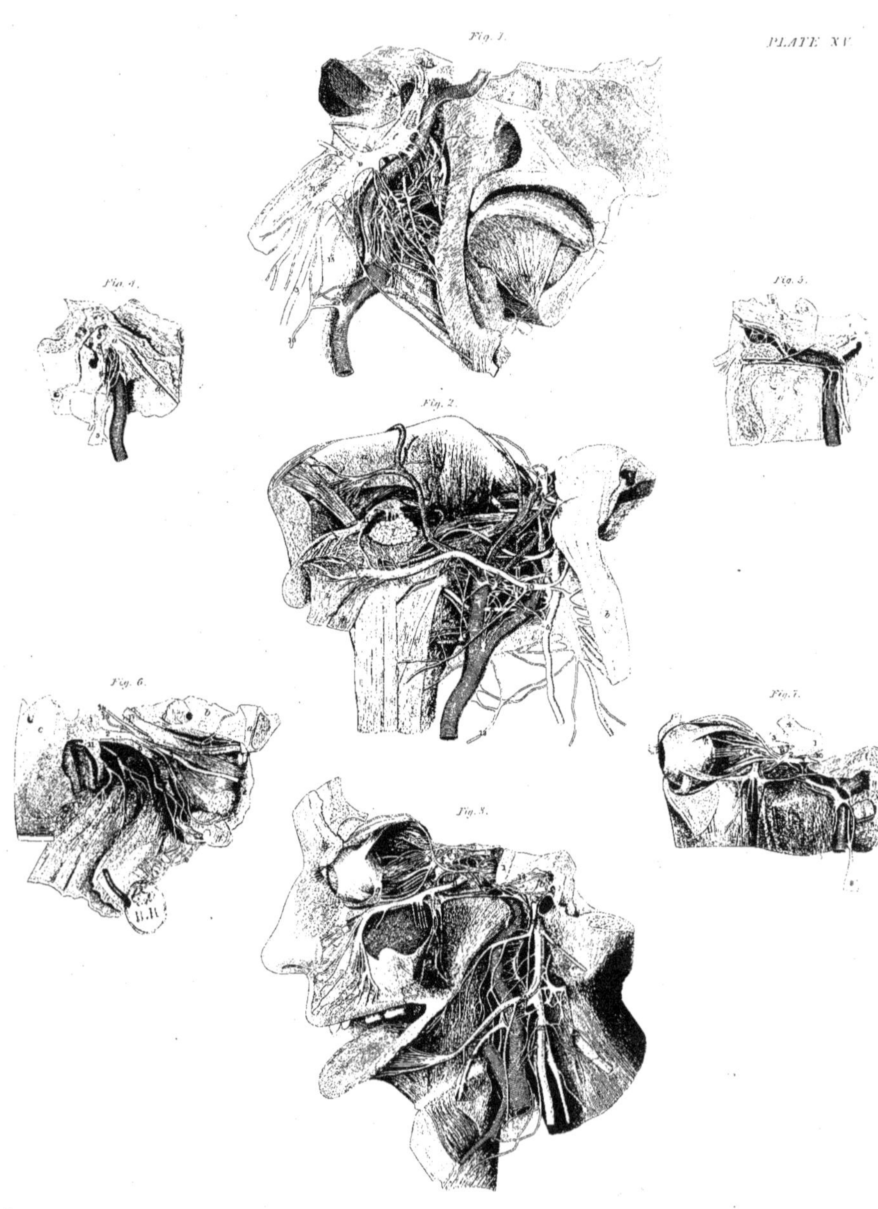

Fig. 1.
PLATE XV.
Fig. 4.
Fig. 5.
Fig. 2.
Fig. 6.
Fig. 7.
Fig. 8.
Drawn by West.
Engraved by Finden.

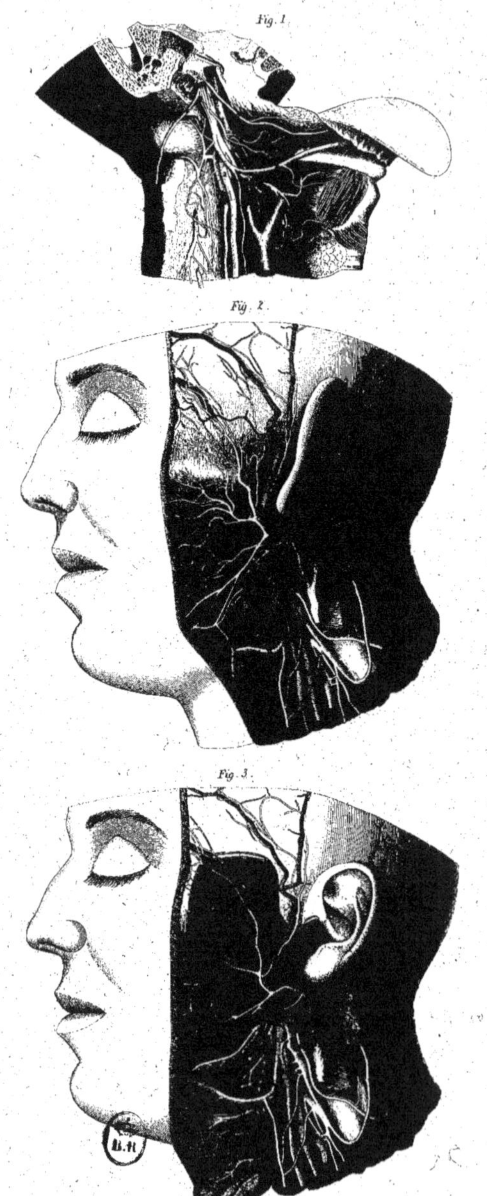
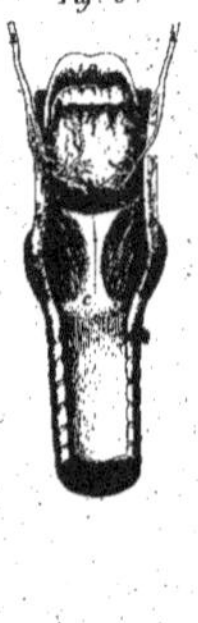
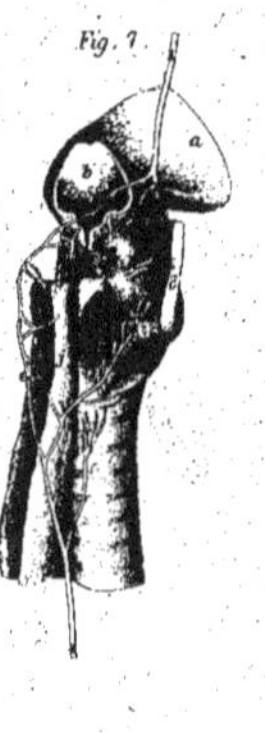

Drawn by Watt.

Engraved by Finden.

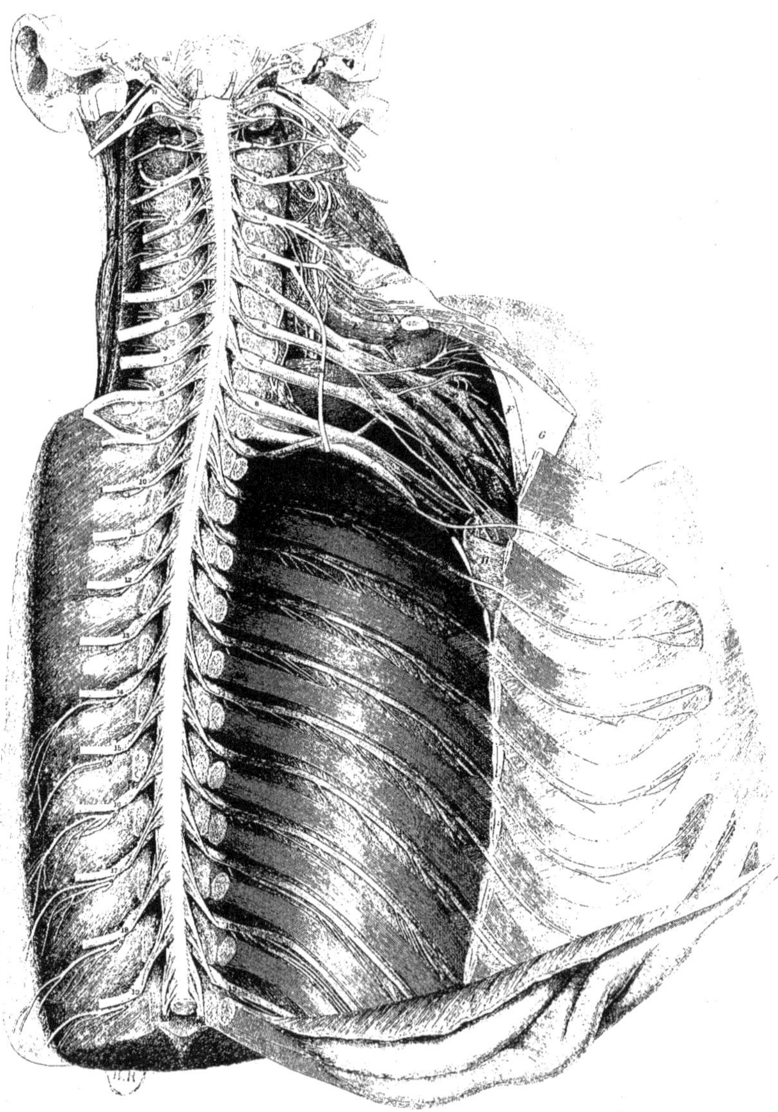

Drawn by West.
Engraved by Finden.

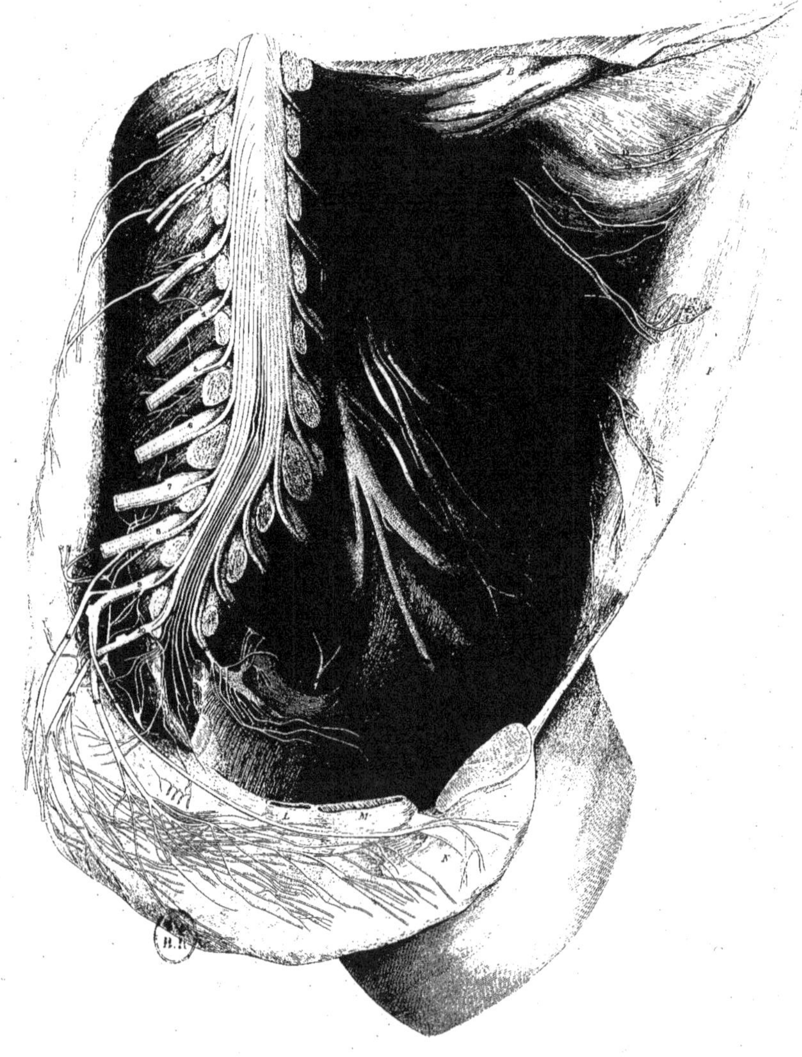

Drawn by West.

Engraved by Finden.

Fig. 1.

Fig. 2.

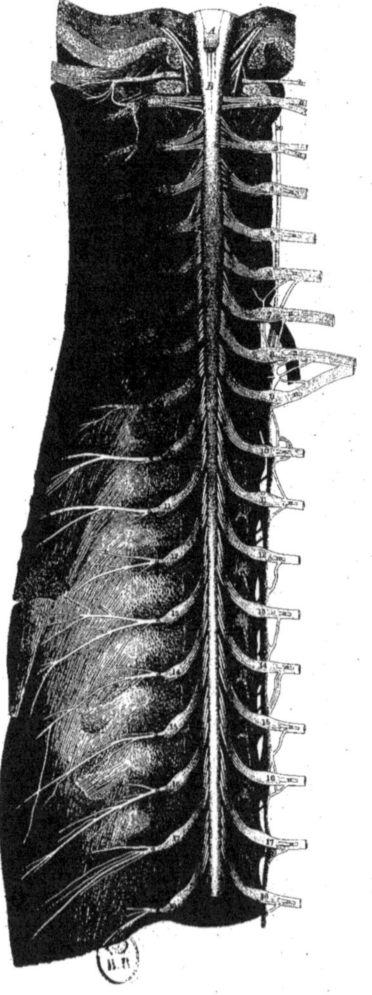

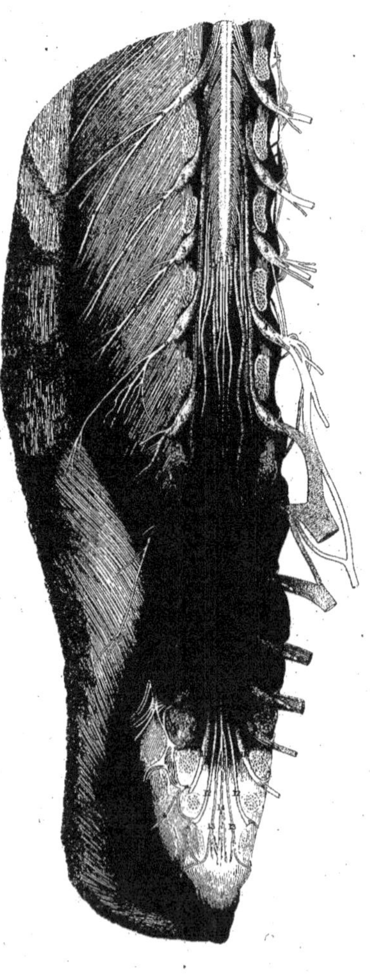

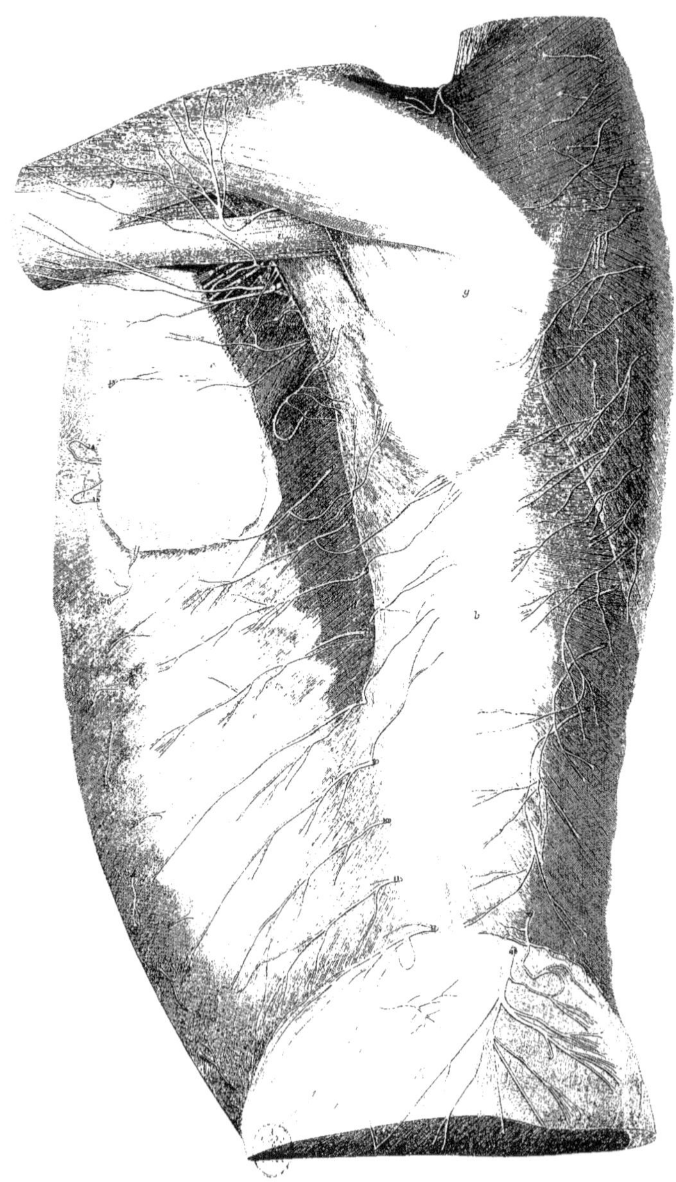

Drawn by West.

Engraved by Finden.

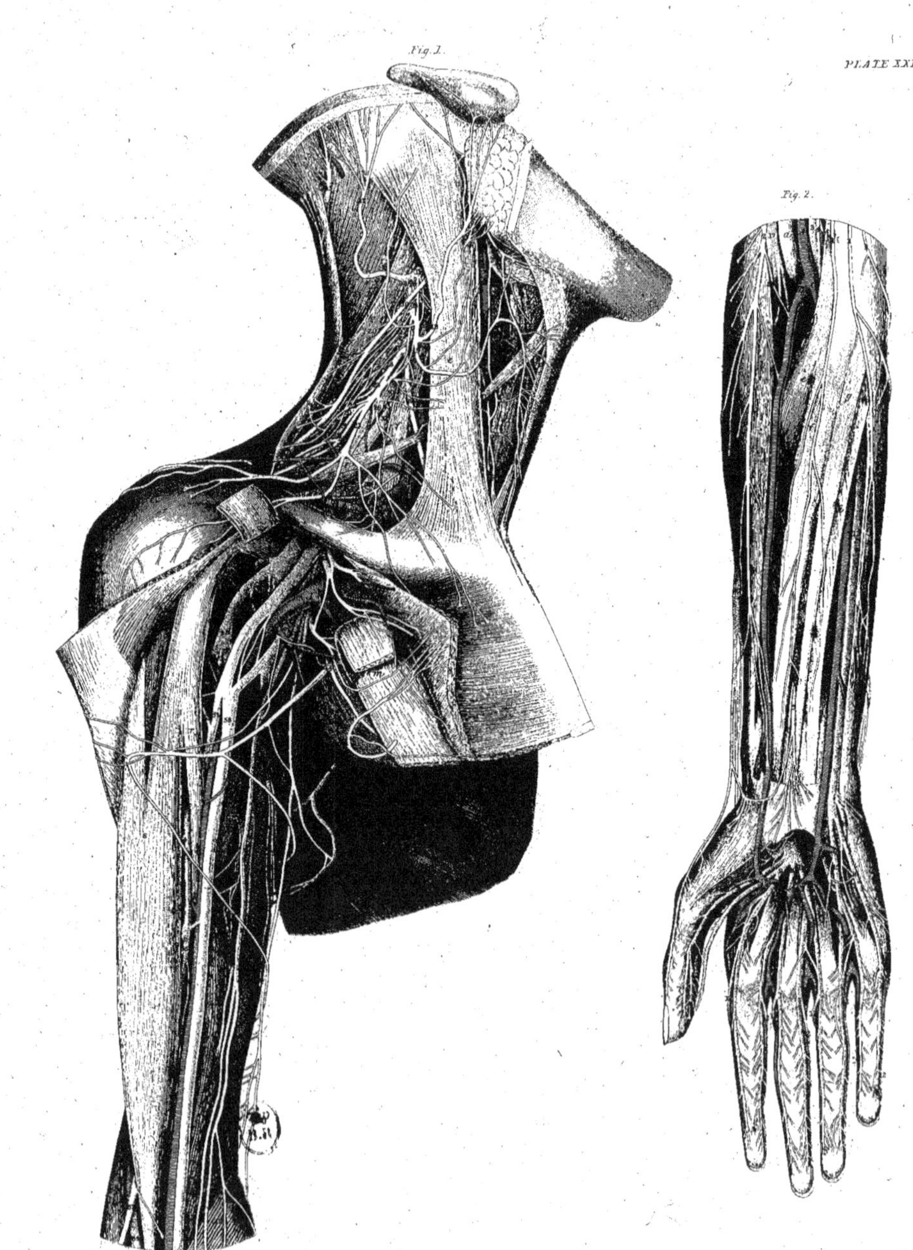

Fig. 1.
PLATE XXI.
Fig. 2.
Drawn by West.
Engraved by Finden.

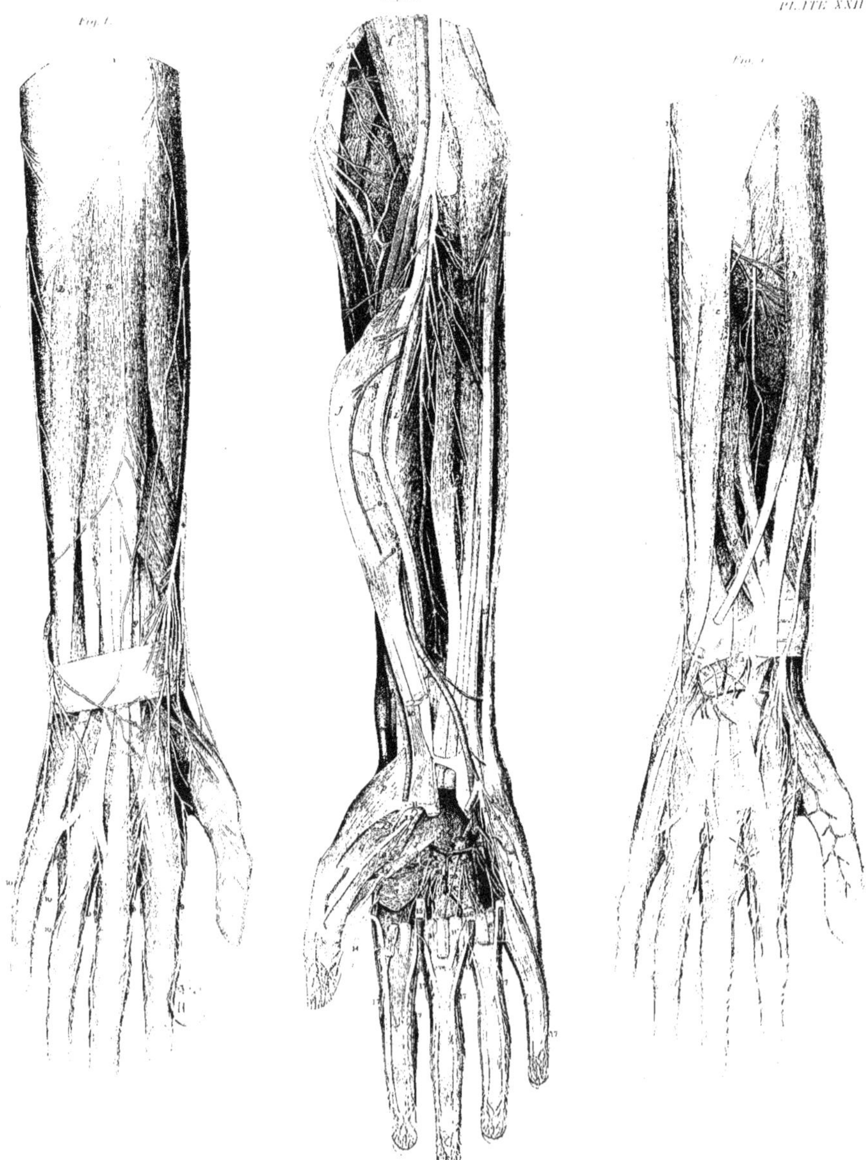

Fig. 1.
Fig. 2.
Fig. 3.
Drawn by Best
Engraved by J.

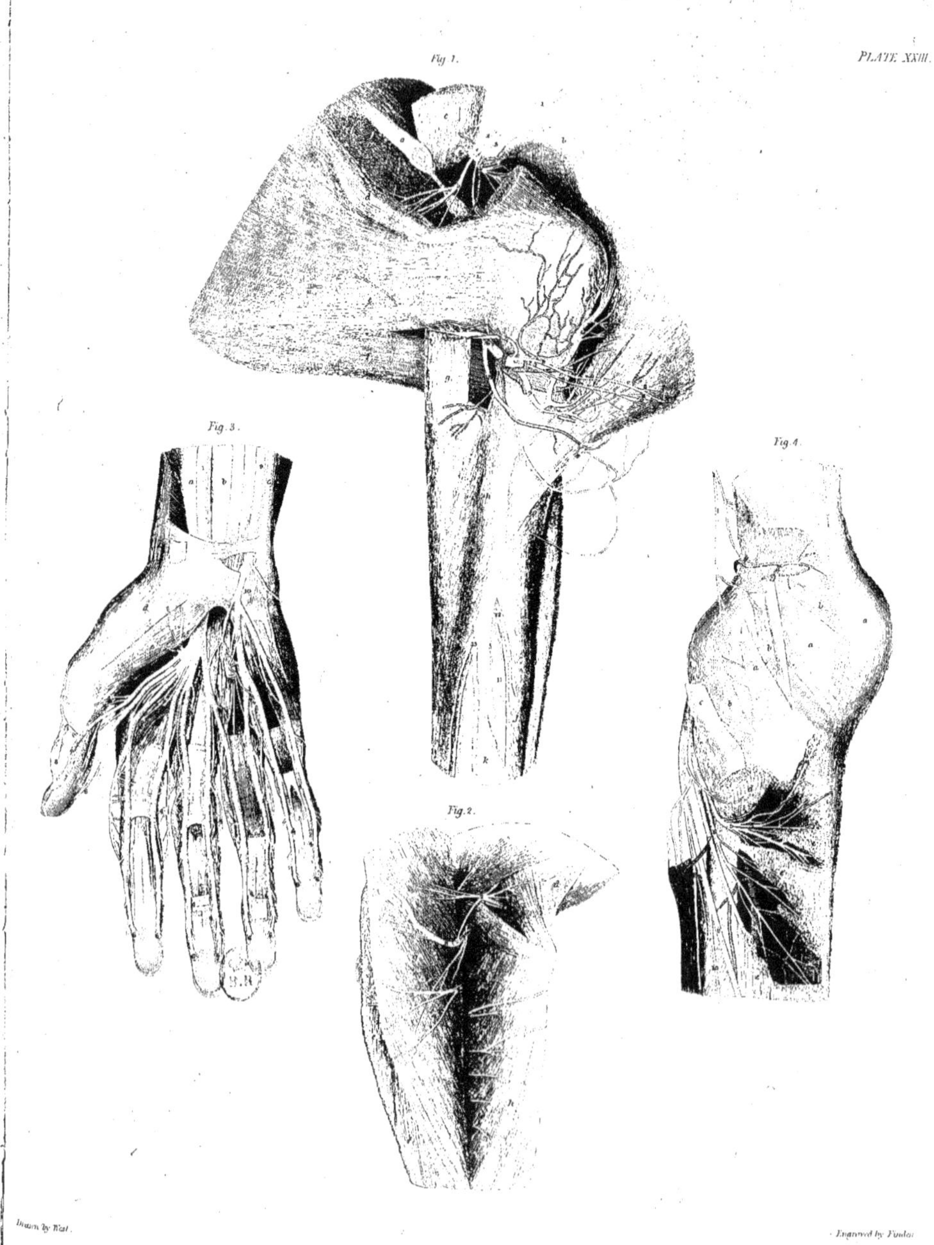

Fig.1.
Fig.3.
Fig.4.
Fig.2.

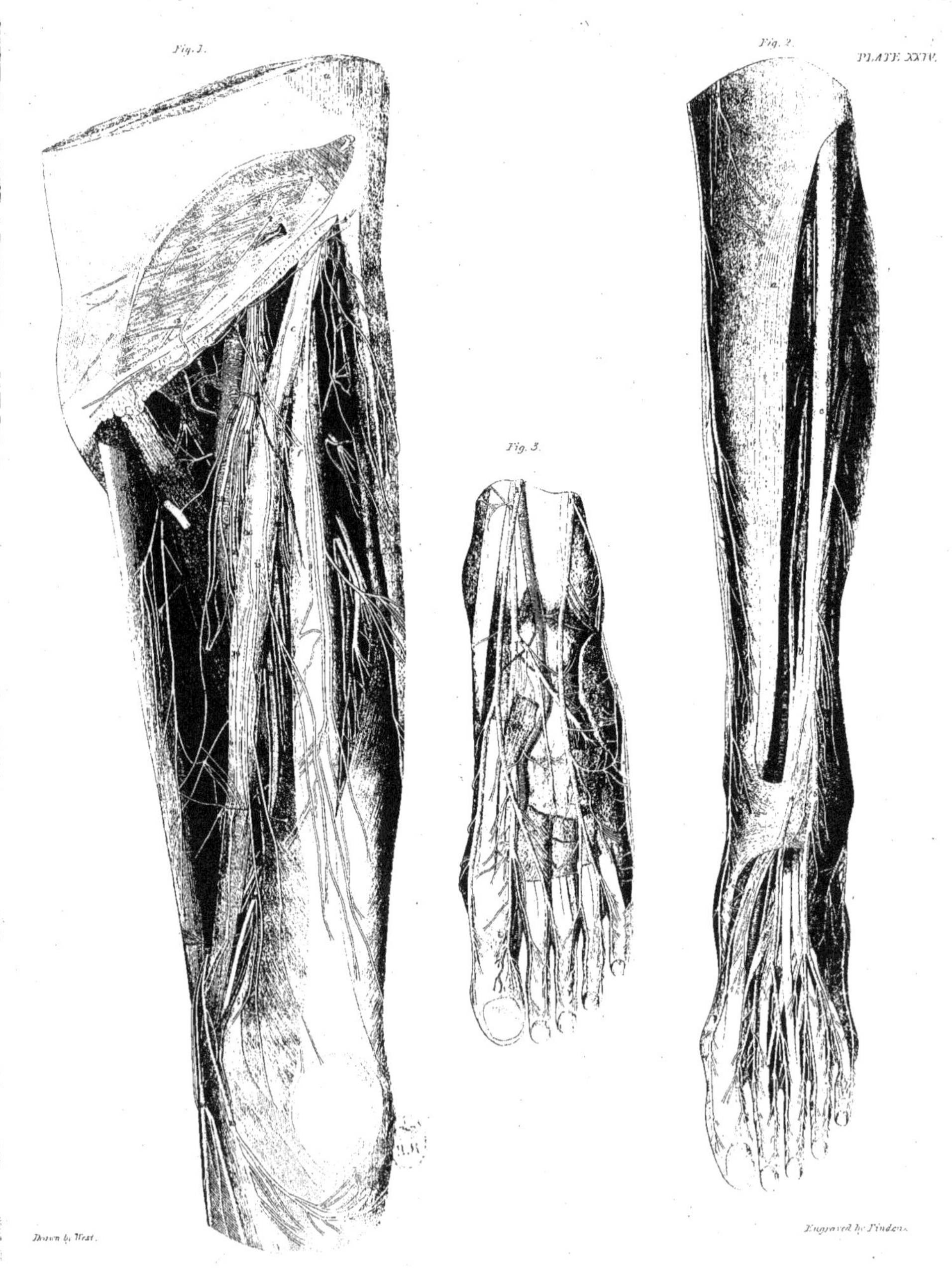

Fig. 1.
Fig. 2.
PLATE XXIV.
Fig. 3.
Drawn by West.
Engraved by Finden.

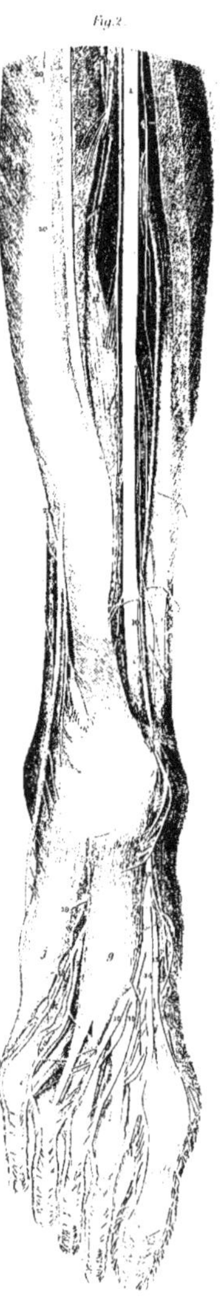

Fig. 1.
PLATE XVI.
Fig. 2.
Fig. 3.
Drawn by West.
Engraved by Kinder.

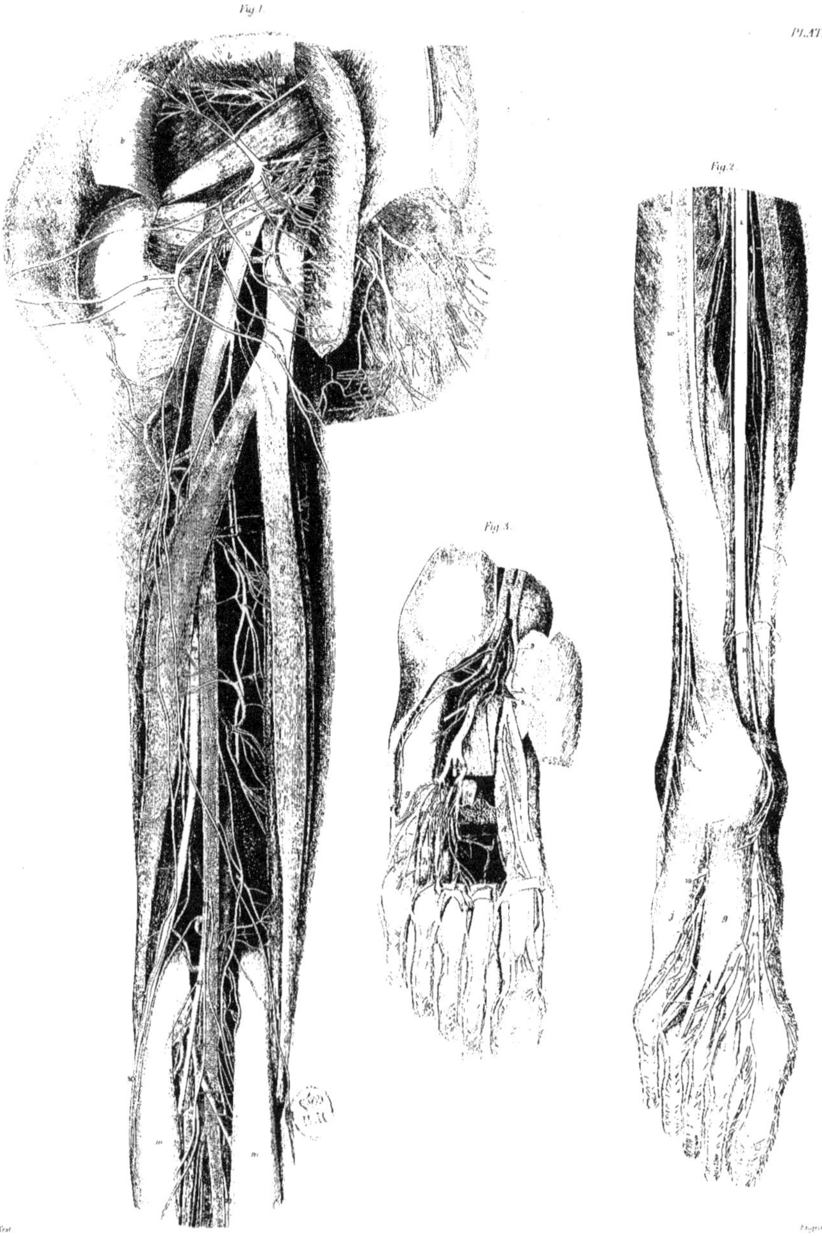

www.ingramcontent.com/pod-product-compliance
Lightning Source LLC
Chambersburg PA
CBHW051240050726

47594CB00001B/238